U0251585

编委会

物理因子治疗
理论与实践

Physical Agents Theory and Practice

四川大学出版社
SICHUAN UNIVERSITY PRESS

图书在版编目（CIP）数据

物理因子治疗理论与实践 / 贾程森，易江主编 . 一
成都：四川大学出版社，2022.6
ISBN 978-7-5690-5452-1

Ⅰ . ①物… Ⅱ . ①贾… ②易… Ⅲ . ①物理疗法－高
等学校－教学参考资料 Ⅳ . ① R454

中国版本图书馆 CIP 数据核字（2022）第 078388 号

书　　名：物理因子治疗理论与实践
　　　　　Wuli Yinzi Zhiliao Lilun yu Shijian
主　　编：贾程森　易　江

选题策划：王　军　段悟吾　许　奕
责任编辑：许　奕
责任校对：张　澄
装帧设计：墨创文化
责任印制：王　炜

出版发行：四川大学出版社有限责任公司
　　　　　地址：成都市一环路南一段 24 号（610065）
　　　　　电话：（028）85408311（发行部）、85400276（总编室）
　　　　　电子邮箱：scupress@vip.163.com
　　　　　网址：https://press.scu.edu.cn
印前制作：四川胜翔数码印务设计有限公司
印刷装订：四川省平轩印务有限公司

成品尺寸：185mm×260mm
印　　张：19.5
字　　数：466 千字

版　　次：2022 年 8 月 第 1 版
印　　次：2022 年 8 月 第 1 次印刷
定　　价：89.00 元

本社图书如有印装质量问题，请联系发行部调换

四川大学出版社
微信公众号

前言

　　物理因子治疗是现代物理治疗的重要方法之一，对于康复治疗从业者来说，物理因子治疗理论与实践是必须要掌握的内容。国内多数物理因子治疗教材，都是以物理因子的种类来命名章节，逐一阐述生物物理学特征、治疗作用、治疗技术以及临床应用，知识理解难度比较大，容易混淆。在临床应用上，内容多限于适应证和禁忌证，较为抽象。

　　为了便于康复治疗从业者系统地学习物理因子治疗，本书增加了"炎症和组织愈合与物理因子""疼痛控制与物理因子"等内容，阐释了物理因子在炎症和组织愈合、疼痛控制中的作用；在章节上，将常用的物理因子划分为冷热因子、电刺激、声波、电磁波和机械因子，分类介绍，降低了各种物理因子的学习难度；在临床应用的内容上，增设了"处方示例"部分，详细阐述了某种物理因子在临床病例中的应用处方和逻辑，便于学习者理解和实际应用。

　　本书的编写者都是多年从事康复治疗教学和临床带教工作的老师，也是一线的临床工作者，熟知各项物理因子治疗的进展和应用。尽管各位编写者都秉着精益求精的精神，认真编写各个部分和章节，但书中仍有一些不足之处，恳请读者及时指出，以便再版时修订和完善。

目录

第一章　物理因子治疗概论 ……………………………………（1）
　　第一节　物理因子治疗的定义 ………………………………（1）
　　第二节　物理因子治疗的发展史 ……………………………（1）
　　第三节　物理因子的分类与作用 ……………………………（3）

第二章　炎症和组织愈合与物理因子 …………………………（9）
　　第一节　炎症与组织愈合过程 ………………………………（9）
　　第二节　影响组织愈合的因素 ………………………………（12）
　　第三节　各类组织愈合的特点 ………………………………（13）
　　第四节　物理因子对组织愈合的效应 ………………………（15）

第三章　疼痛控制与物理因子 …………………………………（16）
　　第一节　疼痛的定义与分类 …………………………………（16）
　　第二节　疼痛机制 ……………………………………………（18）
　　第三节　疼痛评估 ……………………………………………（20）
　　第四节　疼痛治疗 ……………………………………………（22）

第四章　热　疗 …………………………………………………（25）
　　第一节　概　述 ………………………………………………（25）
　　第二节　石蜡疗法 ……………………………………………（28）
　　第三节　中药熏蒸 ……………………………………………（34）
　　第四节　泥疗法 ………………………………………………（37）

第五章　冷　疗……………………………………………………………（40）

　　第一节　概　述…………………………………………………………（40）

　　第二节　冷疗的生理效应和治疗作用…………………………………（40）

　　第三节　冷疗的治疗技术………………………………………………（43）

　　第四节　冷疗的临床应用………………………………………………（45）

　　第五节　处方示例………………………………………………………（46）

第六章　直流电疗法…………………………………………………………（47）

　　第一节　概　述…………………………………………………………（47）

　　第二节　单纯直流电疗法………………………………………………（49）

　　第三节　直流电药物离子导入…………………………………………（56）

　　第四节　经颅直流电疗法………………………………………………（64）

第七章　低频脉冲电疗法……………………………………………………（74）

　　第一节　概　述…………………………………………………………（74）

　　第二节　神经肌肉电刺激………………………………………………（77）

　　第三节　功能性电刺激…………………………………………………（83）

　　第四节　经皮电神经刺激………………………………………………（89）

　　第五节　生物反馈疗法…………………………………………………（97）

第八章　中频电疗法…………………………………………………………（107）

　　第一节　概　述…………………………………………………………（107）

　　第二节　干扰电疗法……………………………………………………（110）

　　第三节　调制中频电疗法………………………………………………（117）

第九章　超声波………………………………………………………………（124）

　　第一节　概　述…………………………………………………………（124）

　　第二节　超声波的生理效应和治疗作用………………………………（129）

　　第三节　超声波的治疗技术……………………………………………（133）

　　第四节　超声波的临床应用……………………………………………（135）

　　第五节　处方示例………………………………………………………（139）

第十章　冲击波………………………………………………………………（141）

　　第一节　概　述…………………………………………………………（141）

　　第二节　冲击波的生理效应和治疗作用………………………………（142）

　　第三节　冲击波的治疗技术……………………………………………（143）

　　第四节　冲击波的临床应用……………………………………………（147）

　　第五节　处方示例………………………………………………………（150）

第十一章　磁场疗法……………………………………………………………(153)

　　第一节　概　述………………………………………………………………(153)

　　第二节　磁场疗法的生理效应和治疗作用…………………………………(157)

　　第三节　磁场疗法的治疗技术………………………………………………(162)

　　第四节　磁场疗法的临床应用………………………………………………(167)

　　第五节　处方示例……………………………………………………………(169)

第十二章　经颅磁刺激…………………………………………………………(171)

　　第一节　概　述………………………………………………………………(171)

　　第二节　经颅磁刺激的生理效应和治疗作用………………………………(173)

　　第三节　经颅磁刺激的治疗技术……………………………………………(174)

　　第四节　经颅磁刺激的临床应用……………………………………………(179)

　　第五节　处方示例……………………………………………………………(185)

第十三章　高频电疗法…………………………………………………………(187)

　　第一节　概　述………………………………………………………………(187)

　　第二节　高频电疗法的生理效应和治疗作用………………………………(192)

　　第三节　高频电疗法的治疗技术……………………………………………(195)

　　第四节　高频电疗法的临床应用……………………………………………(208)

　　第五节　处方示例……………………………………………………………(211)

第十四章　光　疗………………………………………………………………(213)

　　第一节　概　述………………………………………………………………(213)

　　第二节　红外线………………………………………………………………(216)

　　第三节　紫外线………………………………………………………………(221)

　　第四节　激光疗法……………………………………………………………(233)

第十五章　水　疗………………………………………………………………(244)

　　第一节　概　述………………………………………………………………(244)

　　第二节　水疗的生理效应和治疗作用………………………………………(246)

　　第三节　水疗的治疗技术……………………………………………………(253)

　　第四节　水疗的临床应用……………………………………………………(261)

　　第五节　处方示例……………………………………………………………(264)

第十六章　压力疗法……………………………………………………………(267)

　　第一节　概　述………………………………………………………………(267)

　　第二节　压力疗法的生理效应和治疗作用…………………………………(267)

　　第三节　压力疗法的治疗技术………………………………………………(270)

第四节　压力疗法的临床应用 …………………………………………（276）

第五节　处方示例 ………………………………………………………（281）

第十七章　牵　引 …………………………………………………（282）

第一节　概　述 …………………………………………………………（282）

第二节　牵引的生理效应和治疗作用 …………………………………（283）

第三节　牵引的治疗技术 ………………………………………………（287）

第四节　牵引的临床应用 ………………………………………………（295）

第五节　处方示例 ………………………………………………………（298）

第一章　物理因子治疗概论

第一节　物理因子治疗的定义

物理因子（physical agents，PA）由能量和物质组成，用于帮助人体恢复健康，它包括热、冷、电流、声波、电磁波和机械因子（水、压力、牵引）。物理因子治疗简称理疗，是现代物理治疗的重要方法之一，是将物理因子作用于人体，通过神经、体液、内分泌的生理调节机制，来达到保健、预防、治疗和康复目的的治疗方法。物理因子治疗在应用中应当遵循国际功能、残疾和健康分类（international classification of functioning，disability and health，ICF），不仅注重人体结构－病理改变（治疗疾病），还应当关注功能的恢复和提高。

物理因子治疗是康复医学、临床医学以及保健医学中不可或缺的一种治疗方法。它常常被用来治疗临床各亚专科病症所致功能障碍（尤其在早期阶段）引起的各种疼痛，也可以成为某些病症的主要治疗手段，比如高频电疗、光疗治疗炎症及组织不愈合，体外冲击波治疗足底筋膜炎等。物理因子治疗是整合于康复治疗过程中的，选择正确的物理因子治疗方法，可以加速整个康复进程。比如中枢神经系统损伤患者在软瘫期给予神经肌肉电刺激可以预防肌萎缩，维持关节活动度，改善神经肌肉的控制能力；采用改善足下垂的功能性电刺激在适当的时机刺激偏瘫侧腓总神经，使患者在迈步期产生踝背屈，可以纠正步态；进行软组织牵伸前，使用热疗增加软组织的延展性，可以增强牵伸效果并减少组织撕裂的风险等。因此，在多数疾病的康复过程中，物理因子治疗都可有效介入。物理因子治疗在调节人体生理机制、促进功能康复和增强适应能力方面具有不可估量的意义。

第二节　物理因子治疗的发展史

物理因子治疗具有悠久的历史。公元前 4 世纪，古希腊的希波克拉底就开始倡导应用冷水和热水治疗多种疾病。《黄帝内经》中也有用水治病的记载。最初，水疗主要通过浸泡来传递温度、压力及化学刺激。如今水疗已成为辅助运动训练的有效手段，患者可以利用水的浮力、阻力在水中进行肌力训练、耐力训练、平衡训练、步行训练等。

公元前 46 年，古罗马医生 Scribonius Largus 在 *Compositiones Medicae* 中，建议患有痛风或头疼的患者去触摸电鳐，强力的电击可能有一定的治疗效果。而后在实验过程中，人们发现静电会对人的精神状态产生影响，开始用静电治疗神经功能失调和失眠症。1831 年，Faraday 发现了感应电，之后低、中频电疗在缓解疼痛、兴奋神经肌肉、松解粘连等方面取得了良好疗效。直流电技术也是较早应用的电疗之一，虽然操作起来相对烦琐，但其某些功效不可替代，例如直流电氯化钙导入是治疗手部或足部小范围氢氟酸烧伤的有效方法。1874 年，Robert Bartholow 医生进一步研究证实电刺激可以引起肌肉收缩，开创了功能性电刺激的先河。现在，功能性电刺激已广泛应用于运动控制以及呼吸、膀胱、直肠的功能障碍的治疗，经过改良的经颅直流电刺激还可以直接作用于头部，调控大脑皮质的兴奋性。20 世纪 20 年代发展起来的短波、超短波、微波治疗一直使用至今，主要用于消炎、镇痛。

光疗起始于日光浴。公元前 5 世纪，希波克拉底就提出应用太阳光治病。我国《墨经》一书中有对光疗的叙述。18 世纪末至 19 世纪中，丹麦的 Niels Finsen 医生运用人工光源进行光疗，将蓝紫光和紫外线用于治疗红斑狼疮。1960 年，Theodore Maiman 发明了第一台红宝石激光器，而后激光技术飞速发展，人们利用不同介质产生了不同颜色、不同波长、不同功率的激光。2000 年，采用特殊发散技术的高能量激光大大提高了激光疗法的疗效和效率。而关于光疗的研究到现在都没有停止。2018 年 5 月 18 日，中国科学技术大学生命科学学院熊伟教授研究组与化学学院黄光明教授研究组合作在 *Cell* 杂志上发表了题为 "Moderate UV Exposure Enhances Learning and Memory by Promoting a Novel Glutamate Biosynthetic Pathway in the Brain" 的研究成果，认为适度的紫外线照射可通过促进大脑中新的谷氨酸生物合成来提高学习和记忆能力。

我国是最早发现和应用磁场疗法的国家，东汉末年《神农本草经》中就有用磁治病的相关记载。磁石可治疗"周痹风湿，肢节肿痛""除大热烦满及耳聋"。公元 129 年，古希腊医生 Galen 用磁石治疗腹泻。公元 502 年，古罗马医生 Aetus 发现手握磁石可以减轻手足疼痛、痉挛、惊厥。16 世纪，瑞士医学家 Paracelsus 用磁石治疗脱肛、水肿、黄疸等。20 世纪 50 年代末期，我国生产出"磁性降压带"，20 世纪 60 年代初研制出低频交变磁场磁疗机，1974 年研制出旋转磁疗机。国外在 19 世纪末发明了磁椅、磁床、磁帽等磁疗用品。随着科技的进步，磁场疗法有了突破性的进展：1985 年，英国的 Barker 教授发明了经颅磁刺激；我国于 2009 年研发出经颅磁刺激设备。不同于传统磁场疗法，经颅磁刺激这种高强度磁场可直接作用于中枢神经系统，调节脑内代谢和神经电生理活动。

在临床广泛应用及众多正向研究结果的支持下，物理因子治疗保持着旺盛的生命力。而且，随着科技的进步，体外冲击波、经颅磁刺激、经颅直流电刺激、高能量激光、功能性电刺激、振动疗法等新技术不断涌现，扩大了物理因子治疗的适用范围，提高了疗效，进一步肯定了物理因子治疗在医疗领域的重要性。当然也有一些物理因子的应用尚缺乏疗效证据，其中一个重要原因就是缺少大样本高质量的随机对照研究。因此，物理因子治疗尚有许多需要深入研究的领域，值得广大临床、科研工作者进一步探索。

第三节 物理因子的分类与作用

物理因子是通过不同形式的能量（包括热能、电磁能、声能、机械能等）作用于人体的。进行物理因子治疗时，每种治疗方式都是以能量转移或转变的形式作用于人体的。不同形式的能量作用于人体后可能会产生相似的效果，例如石蜡疗法可以使组织升温，超声波、电磁波会产生热效应。但各种物理因子产热的机制及能量传递的形式不同。蜡疗通过传导将热能传递给组织，电磁波可以将电磁能转化为热能，超声波可以将机械能转化为热能。各种形式的能量及其转移的机制在后面的各个章节会有详细的讨论。

一、物理因子的分类

由于物理因子的种类繁多，且某些物理因子可产生多样效应，例如水疗可同时兼有温度刺激效应和机械刺激效应，超声波兼有机械性效应和热效应，因此很难用某一种分类方法来明确地划分各种物理因子。本书基于不同的能量形式，将物理因子大致划分为五类：冷热因子、电疗因子、声波、电磁波、机械因子。物理因子的分类见表1-1。

表1-1 物理因子的分类

物理因子分类	疗法名称
冷热因子	热疗（石蜡疗法、中药熏蒸、泥疗法）
	冷疗
电疗因子	直流电疗法（单纯直流电疗法、直流电离子导入疗法、经颅直流电疗法）
	低频电疗法（神经肌肉电刺激疗法、功能性电刺激疗法、经皮电神经刺激疗法、生物反馈疗法）
	中频电疗法
声波	超声波疗法
	冲击波疗法
电磁波	磁场疗法
	经颅磁刺激疗法
	高频电疗法
	光疗（红外线疗法、紫外线疗法、激光疗法）
机械因子	水疗
	压力疗法
	牵引

（一）冷热因子

冷热因子通过传导、对流、辐射、蒸发等方式传递热能，以提高或降低目标组织的温度，例如热敷、冰袋、石蜡疗法等。作用的部位和冷热因子不同，温度变化可能是浅表的，也可能是深层的，对不同组织的影响也各不相同。例如，热敷会使表面组织的温度升高，而超声波则使更深层的组织产热，并在超声吸收系数较高的组织中产生更多的热量，如肌腱和骨骼。

（二）电疗因子

电刺激（electrical stimulation，ES）利用电流来诱导感觉变化（感觉级 ES）和肌肉收缩（运动级 ES）。电流的效果和临床应用因电流的波形、强度、持续时间和方向以及作用的组织类型不同而异。电流以适当的方向流动可以吸引或排斥带电粒子，改变细胞膜的通透性，以促进药物的透皮渗透，控制水肿，促进组织愈合。肌肉收缩与离子活动的变化有关。这种活动可以通过表面肌电检测到，并反馈给患者以促进或抑制肌肉活动。这就是所谓的肌电生物反馈。

（三）声波

临床上常用到的声波包括超声波和冲击波。超声波是一种可产生多种效应的物理因子，是一种由交变压缩波和稀疏波组成的机械振动状态（或能量）的传播形式。连续超声对深部组织的热效应可明显增强循环、代谢率、软组织延展性和减轻疼痛。脉冲超声用于促进组织愈合或通过非热效应促进药物透皮渗透。当波的运动速度超过了波的传播速度时，这种波动形式称为冲击波。冲击波作用于人体，通过力化学信号转导产生生物学效应，改善血液循环，促进组织修复。

（四）电磁波

电磁波的运用形式通常有紫外线、红外线、激光、超短波等。电磁辐射的频率和强度决定了其作用效果和深度。例如，频率为 $7.5 \times 10^{14} \sim 1.0 \times 10^{15}$ Hz 的紫外线辐射，会使皮肤出现红斑，但不会产生热量。频率为 $1.0 \times 10^{5} \sim 1.0 \times 10^{6}$ Hz 的连续超短波，会在组织的表层和深层产生热量。脉冲超短波提供较低平均强度的能量，因此不产生热量，这种干预现在被称为非热短波疗法。

（五）机械因子

机械性效应是指增加或减少作用于身体的外力产生的效应。通常运用的机械因子疗法包括水疗、牵引、压力疗法等。水可以为运动提供阻力、静水压力和浮力，牵引降低组织结构之间的压力，而压力疗法则与之相反。水的使用可分为浸入和非浸入两种。浸入水中可增加浸入区周围的压力，并提供浮力。水的流动会在局部产生压力，该压力可用作局部运动的阻力。牵引常用来缓解神经或关节的结构性压力，这些压力会导致疼痛或感觉的变化。牵引可以防止或减少受压结构的损伤。牵引的减压效果可能是暂时的，也可能是永久的，取决于病理性质以及牵引的力量、持续时间和方法。压力疗法通常用来控制或减轻水肿，预防骨质疏松等。施加压力的强度、持续时间和方法应根据不同个体的需要而定。

二、物理因子的作用

物理因子的作用主要是控制炎症，加速愈合，减轻疼痛，改变胶原蛋白的延展性，或调节肌张力。

（一）物理因子与组织愈合

组织愈合包括炎症阶段、增生阶段和成熟阶段。不同阶段有不同的干预目标和可使用的物理因子。冷热因子可以改变循环和化学反应的速率。机械因子控制运动并改变流体流动。电磁波改变细胞功能，特别是细胞膜的通透性和转运性。许多物理因子都可以影响炎症和愈合。如果使用得当，可以加速恢复，减少愈合延迟的不良后果；如果选择不当或误用，则会加重损害或减缓恢复。

1. 初始损伤

外伤后立即进行清创、干预的目标是防止感染和进一步的损伤。冷疗通过收缩血管来限制局部血流，从而控制出血和肿胀。如果皮肤已经破损，伤口被污染，可用中性温水或冷水采取非浸泡式水疗清洗受伤部位。

2. 急性炎症

在急性炎症阶段，干预的目标是控制疼痛、水肿、出血，以及炎性介质的释放和活性。冷疗、水疗、ES 和短波疗法（short wave therapy，SWT）可以用来控制疼痛，然而，热疗、间歇性牵引和运动级 ES 是不合适的。冷疗和压迫有助于控制出血，抑制炎性介质的活性和释放。然而，如果患者正在服用高剂量分解性糖皮质激素，则可能导致由于炎症被抑制而延迟愈合，此时不应使用冷疗，因为它可能进一步抑制炎症，延缓组织愈合。

3. 慢性炎症

如果急性炎症由于种种原因迁延为慢性炎症，那么治疗的目标是防止或减少关节僵硬，控制疼痛，增强循环。减少关节僵硬最有效的干预措施是热疗和运动疗法。浅表的结构，如皮肤和皮下筋膜，可使用热敷或石蜡疗法。深层组织，如肩关节或髋关节囊，则需要使用超声波或透热疗法（超短波疗法）。运动可以是主动运动或由 ES 产生，并可与热疗结合，如患者在温水中运动。

4. 增生阶段

一旦进入增生阶段，干预的首要目标就是控制瘢痕组织的形成，保持足够的血液循环，恢复或维持力量和灵活性，促进功能恢复。静态压力衣可以控制浅表瘢痕组织的增生，预防挛缩的发生和发展。热疗、电疗、压力疗法、水浸或运动疗法等可增强循环。

5. 成熟阶段

在成熟阶段，干预的目标是恢复或维持力量和灵活性，并控制瘢痕组织的增生。因此，治疗应侧重于促进新生组织结构的功能正常化，通常可运用功能性电刺激、肌电生物反馈、运动疗法或水中运动疗法等。如果是瘢痕体质或严重烧伤患者，在整个重塑阶段应继续使用静态压力衣控制瘢痕的增生。

（二）物理因子与疼痛

疼痛是一种不愉快的感觉和情感体验，与实际或潜在的组织损伤有关。疼痛通常被认为是提示人们可能存在进一步损伤的警示信号。然而，它也可能干扰正常的活动，继发造成功能障碍。例如，疼痛会影响睡眠、工作或日常生活。疼痛可能是由潜在的病理原因引起的，如关节炎症或神经受压。在大多数情况下，减轻疼痛可以提高人的活动参与水平。物理因子治疗是缓解疼痛的措施之一。

1. 急性疼痛

对于急性疼痛，干预的目标是控制疼痛和相关的炎症，避免引起疼痛的原因进一步加剧。许多物理疗法，包括感觉级 ES、冷疗和激光疗法，都可以减轻或消除急性疼痛。

2. 慢性疼痛

慢性疼痛是指在损伤或疾病预期的恢复时间内无法消除的疼痛。慢性疼痛干预的目标是促进功能恢复和提高应对技能。水中运动疗法可用于改善某些慢性疼痛患者的运动功能，运动级 ES、肌电生物反馈可用于增强虚弱患者的肌力。

3. 牵涉痛

牵涉痛是指某些内脏器官病变时，在体表一定区域产生感觉过敏或疼痛感觉的现象。常用于减轻牵涉痛的物理因子治疗有热疗、冷疗或 ES 等。例如由脊神经根功能障碍引起的四肢神经根性疼痛可应用脊柱牵引或 ES。脊柱牵引可以减少神经根压迫，从而缓解疼痛，而感觉级 ES 可以调节疼痛在脊髓水平的传递。

4. 恶性肿瘤引起的疼痛

对于恶性肿瘤引起的疼痛，必须特别注意避免使用可能促进肿瘤组织生长或转移的因子。由于某些恶性肿瘤的生长与局部循环相关，因此超声波和透热疗法等具有深部透热效应和增强循环的方法通常禁止用于恶性肿瘤区域。然而，对于晚期恶性肿瘤患者，虽然可能对疾病进展产生不利影响，但仍可考虑在患者知情同意的情况下采用以上止痛干预措施改善患者的生命质量。

5. 复杂性区域疼痛综合征

复杂性区域疼痛综合征（complex regional pain syndrome，CRPS）是一种被认为涉及交感神经系统过度激活的疼痛类型。物理因子治疗可以用来减轻 CRPS 引起的疼痛。一般来说，对受累区域进行低水平的感官刺激可能是有效的。具有较强刺激的疗法可能无法被患者忍受，并加重疼痛。

（三）物理因子与活动受限

虚弱或神经损伤导致的失用，以及使用外部设备（如石膏、支架或外固定器）等可引起活动受限，继发组织僵硬和挛缩。可以针对活动受限的原因选择适当的物理因子治疗。

当活动受限是由肌无力引起时（排除肌源性疾病），治疗应以增加肌力为目的。这可以通过积极的辅助主动运动、水中运动或功能性 ES 等产生反复的超负荷肌肉收缩来实现。

当静止和所有运动出现疼痛限制时，首要治疗目标是降低疼痛的严重程度。当疼痛发生在主动运动时，这表明收缩组织（如肌肉或肌腱）损伤，而没有完全断裂。当主动运动和被动运动都受到疼痛限制时，可能表明非收缩组织（如韧带或半月板）损伤。物理因子治疗可以通过促进组织愈合或控制疼痛来帮助恢复活动。

主动运动和被动运动可因软组织缩短而受限。短时间的软组织缩短可通过拉伸来逆转。胶原蛋白是皮肤、肌腱、骨软骨和结缔组织的主要支持蛋白。含有胶原蛋白的组织由于被固定在缩短的位置或长期处于受限的运动范围而缩短。为了使软组织恢复到正常的功能长度，必须拉伸胶原蛋白。在拉伸之前或在拉伸的同时使用热疗，以增加软组织的延展性，从而促进更安全、有效的拉伸。值得注意的是，单独提高组织温度并不能延长组织长度，所以热疗必须结合拉伸来达到治疗目的。

（四）物理因子与肌张力异常

肌张力受神经和生物力学因素的影响，会因病理、预期需求、疼痛和体位不同而变化。肌张力异常通常是神经病理学的直接结果，也可能是其他组织损伤引起疼痛的继发表现。中枢神经损伤，如脑外伤或脑卒中（中风），可导致受累区域肌张力增加或降低，而周围运动神经损伤，如神经压迫、牵引或切断，可降低受累区域的肌张力。

物理因子治疗可暂时改变肌张力。通过对高张力肌肉应用热疗或较长时间的冷疗可直接降低肌张力，也可通过功能性 ES 或快速冰刺激拮抗肌肉收缩间接降低肌张力。对于肌张力过低的患者，干预的目标是增加肌张力，快速冰刺激或功能性 ES 可能是有益的。过去，一般不建议使用功能性 ES 或快速冰刺激，因为担心这会进一步增加肌张力。然而，研究表明，对高张力肌肉使用功能性 ES 可能通过增加肌力和主动控制来改善功能。肌张力不高的患者应避免热疗，因为这可能会进一步降低肌张力。对于肌张力不稳定的患者，治疗的目的是使肌张力正常化，可以应用功能性 ES 使肌肉在功能活动期间适时收缩。

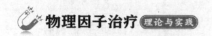

疼痛可能会增加或降低肌张力。物理因子治疗可以通过改变神经传导、神经敏感性或肌肉生物力学特性调节肌张力，或通过减轻疼痛或消除疼痛病因间接改变肌张力。

（贾程森）

主要参考文献

［1］沈滢，张志强. 物理因子治疗技术［M］. 北京：人民卫生出版社，2019.

［2］燕铁斌. 物理治疗学［M］. 3 版. 北京：人民卫生出版社，2018.

第二章　炎症和组织愈合与物理因子

第一节　炎症与组织愈合过程

含有血管的组织在受伤后发生一系列复杂、动态的反应。人体各组织愈合过程在整体上是相似的，分为三个阶段：炎症阶段、增生阶段、成熟阶段。三个阶段的时间因损伤程度、类型不同而有差异，并且通常有重叠。物理治疗师在临床上需经常处理各种损伤、手术后康复问题，因此有必要了解炎症与愈合的生理反应过程，以便及时识别与干预异常情况。

一、炎症阶段

炎症阶段一般持续 1~6 天，正常组织在受伤后即刻发生复杂的血管反应、止血反应、细胞反应和免疫反应。急性炎症以血管和血细胞反应为中心，血管内液体和白细胞可随循环系统被运送到全身受伤部位，白细胞经过黏附、渗出、趋化、吞噬和释放等，局限和杀灭损伤因子，清除坏死组织，从而产生强大而复杂的保护反应。

红、肿、热、痛、功能障碍是炎症的特征性表现。受伤部位血流增加，称作充血，这是急性炎症区域温度上升和发红的主要原因。肿胀是由局部血管扩张和通透性增加，血管内液体渗透到组织间隙引起的。疼痛是由肿胀压迫和受损细胞释放化学介质刺激疼痛受体而引起的。疼痛和肿胀进一步引发功能障碍。

受伤后，破裂的血管立即产生反应，试图将伤口与外界环境隔离。小动脉收缩，血小板聚集，血凝块形成，离断的淋巴管封闭。这种迅速且重要的机制保护机体避免过度失血，减少暴露，减少细菌污染机会。

受伤几分钟后，受伤处血管扩张，导致血流量增加。受伤处组织释放化学介质，包括组胺、前列腺素等，使未受伤处的血管也扩张。血管静水压升高，毛细血管和小静脉由于组胺和缓激肽的作用通透性增加，使血管内液体、细胞、大分子蛋白质进入组织间隙。淋巴管在正常情况下回收组织间隙中具有渗透压活性的粒子，此时无法满足要求，于是在渗透压的驱动下，更多液体进入组织间隙，发生水肿。水肿早期形成的液体大部分是水和电解质，只有很少量的蛋白质和细胞，这种液体称作漏出液，色清亮，密度小于 1.0g/L。当更多细胞和蛋白质穿过血管时，形成的液体称作渗出液，它同时含有脂肪和细胞残骸，浑浊黏滞，密度大于 1.0g/L。在感染性损伤中，渗出液还常含有大量

9

白细胞及细菌，称作脓。

单核细胞首先发挥吞噬作用，之后数天巨噬细胞出现，攻击并吞噬伤口中的细菌和坏死组织。炎症细胞对修复至关重要。巨噬细胞释放化学信号，吸引纤维母细胞形成瘢痕组织。如果巨噬细胞数量不足或功能异常，将不能释放足够信号来吸引纤维母细胞，导致愈合延迟。

炎症过程中，炎症细胞和其他细胞释放或者体液中产生、参与或引起炎症反应的化学物质称为炎性介质。例如肥大细胞、嗜碱性粒细胞、血小板可释放组胺，组胺是先驱炎性介质之一，可造成血管扩张，小静脉通透性增加。全身任何细胞在受伤时几乎都可产生前列腺素，它可增加血管通透性，造成痛觉过敏，吸引白细胞合成其他炎性介质，引起发烧等。血液中的凝血因子Ⅻ也是一种炎性介质，它在血管损伤后接触血管内皮负离子时活化，并在炎症过程中具有多重作用，一方面可以启动凝血过程，另一方面通过活化其他胞浆蛋白增加血管通透性，此外它还可以激活补体路径。炎性介质举例见表2—1。

表 2—1　炎性介质举例

产生的结果	炎性介质
血管通透性增加	①缓激肽 ②C3a、C5a ③血小板活化因子 ④组胺 ⑤前列腺素
血管舒张	①组胺 ②血清素 ③前列腺素
疼痛	①前列腺素 ②缓激肽
趋化作用	①SIS细胞因子家族 ②血小板因子—4家族
发烧	①前列腺素 ②白介素—1、白介素—6

二、增生阶段

增生阶段一般从第3天开始，于第3周结束（3~21天）。血管再生、上皮化、伤口收缩、胶原合成四个过程在增生阶段同时发生，以重建组织。

（一）血管再生

该过程由巨噬细胞释放生长因子诱导启动。伤口边缘的完整血管形成凸起幼芽长进受伤组织，随着内皮细胞向前移动及后续细胞增生而形成一条细胞索，之后细胞索逐渐出现管腔，形成新生的毛细血管，进而彼此吻合构成毛细血管网。新生的毛细血管使新生组织呈鲜红色，玻璃样透明，称为肉芽组织。此时，新生组织非常脆弱，容易出血。

（二）上皮化

创伤发生 24 小时以内，伤口边缘的表皮基底增生，并在血凝块下面向伤口中心移动，形成单层上皮，覆盖于肉芽组织的表面，当单层上皮细胞彼此相遇时，则停止前进，并增生、分化为鳞状上皮。健康的肉芽组织可提供上皮再生所需的营养及生长因子。

（三）伤口收缩

伤口收缩发生在受伤后 2~3 天，伤口边缘的整层皮肤及皮下组织向中心移动，使伤口迅速缩小，直到 14 天左右停止。伤口收缩的意义在于缩小创面，甚至可使伤口缩小 80%。伤口收缩是由伤口边缘新生的肌成纤维细胞的牵拉作用引起的。若伤口收缩失去控制，可能造成挛缩。植皮可使伤口收缩停止。

（四）胶原合成

成纤维细胞可以合成胶原。成纤维细胞在机体受伤后受趋化作用影响，移行到受伤部位。成纤维细胞摄取合成蛋白质所需的前 α－多肽链。三条前 α－多肽链互相缠绕成绳索状的前胶原蛋白分子，并被分泌到细胞外。在肽内切酶的作用下，前胶原蛋白分子被切去分子两端球状构形部分，形成原胶原蛋白分子。原胶原蛋白分子平行排列聚合成胶原原纤维。若干胶原原纤维经糖蛋白黏合成粗细不等的胶原纤维。早期，成纤维细胞产生的胶原纤维属于Ⅲ型胶原，较薄弱，没有连续的组织结构。此时伤口的张力强度仅有正常组织的 15%。约 12 天后，初期形成的Ⅲ型胶原逐渐被Ⅰ型胶原代替，Ⅰ型胶原更加成熟、强韧。伤后 3 周，伤口部位张力强度可达正常组织的 20%，6 周后可达正常组织的 80%。成纤维细胞也可产生玻尿酸、蛋白多糖，它们可以吸收水分，增加细胞间质总量。蛋白多糖和胶原的含量比例决定了瘢痕的结构。

根据受伤组织的性质和处理情况，伤口愈合分为一期愈合和二期愈合。

一期愈合：见于组织缺损较小、创缘整齐、无感染、经黏合或缝合后创面对合严密的伤口，例如手术切口，这种伤口中只有少量血凝块，炎症反应轻微，表皮再生在 24~48 小时可将伤口覆盖。肉芽组织在第 3 天就可从伤口边缘长出并很快将伤口填满，5~6 天胶原纤维形成（此时可以拆线），2~3 周完全愈合，留下一条线状瘢痕。一期愈合的时间较短，形成瘢痕较小。

二期愈合：见于组织缺损较大、创缘不整、裂开、无法整齐对合或伴有感染的伤口。这种伤口的愈合与一期愈合有以下不同：①坏死组织多或由于感染继续引起局部组织变性、坏死，炎症反应明显。只有等到感染被控制，坏死组织被清除以后，再生才能开始。②伤口大，伤口收缩明显，从伤口底部及边缘长出多量的肉芽组织将伤口填平。③愈合的时间较长，形成的瘢痕较大。

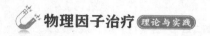

三、成熟阶段

成熟阶段是愈合过程最长的阶段，一般从第 9 天开始，可以持续超过 1 年。在这个时期内，瘢痕中成纤维细胞、巨噬细胞、肌纤维母细胞和微血管的数量逐渐减少，组织水分含量下降。随着胶原不断成熟和血管减少，瘢痕颜色变得淡白。

胶原是种糖蛋白，目前发现人体中存在 27 种胶原。所有的胶原分子都是由三条多肽链紧密缠绕形成的一个三股螺旋链。骨骼、皮肤和肌腱主要含有 I 型胶原，成熟瘢痕也主要含有 I 型胶原。软骨富含 II 型胶原，肠道、子宫、成人血管含有 III 型胶原。

在成熟阶段，合成和沉积的主要是 I 型胶原，比增生阶段中沉积的 III 型胶原更强韧。在整个成熟阶段，胶原的合成和分解必须达到平衡。这个过程可持续 12~24 个月。如果瘢痕组织比周围组织更红润，代表重塑仍在进行。瘢痕富含胶原纤维，但没有弹力蛋白，所以瘢痕没有弹性，需要有较多皱褶才能让它们附着的结构有活动度。如果合成大于分解，胶原过度沉积，则会出现瘢痕增生或者蟹足肿。瘢痕增生是指瘢痕表面隆起，但仍在原本伤口范围之内。蟹足肿是指瘢痕扩张出原本瘢痕边缘并侵入周围组织。临床可以采用手术、药物、压力、照射疗法治疗。

胶原合成需要氧气，但分解不需要。当氧浓度低时，成熟过程会倾向分解，形成一个较软、较小的瘢痕。临床上可长期使用压力衣来降低局部氧浓度，以促进胶原分解，例如烧伤患者穿压力衣控制瘢痕。

胶原排列随成熟阶段的推进变得越来越有规律。目前有两个理论来解释这种现象：诱导理论、压力理论。诱导理论认为瘢痕组织试图模仿原先组织的特点，如关节韧带受伤后形成的瘢痕结构与韧带更相似，而不会与距离只有几毫米的关节囊结构相似。压力理论认为胶原的沉积和排列受到伤口内在压力和外在压力影响。研究显示，愈合过程中使用牵拉可增加瘢痕张力强度，而固定不动或不受应力将减弱强度。

愈合反应的三个阶段环环相扣，每个阶段对下个阶段都是必要的。炎症反应是愈合和修复的必要部分。急性炎症过程可能有四种结果：第 1 种是最理想的，即由类似组织再生替代受伤的组织，如骨折愈合；第 2 种最为常见，即瘢痕愈合，如皮肤切口的愈合；第 3 种是由感染产生脓肿；第 4 种是进展成慢性炎症。

正常情况下，急性炎症持续不超过 2 周，如果持续 4 周以上，称作亚急性炎症。慢性炎症则持续数月或数年。

慢性炎症是炎症持续活跃，组织破坏、愈合同时进行的状态。慢性炎症可由两种因素诱发：一种是持续暴露于致伤因子（如积累性外伤）或者其他影响愈合的因子；另一种是免疫反应，既可能存在对外来异物的反应（如植入物、缝线等），也可能存在自身免疫性疾病（如类风湿性关节炎）。

第二节　影响组织愈合的因素

许多局部和全身因素可以影响或调控炎症与愈合过程。

一、局部因素

局部因素包括伤口血供、类型、尺寸、感染情况等。血供丰富的组织，如头皮，愈合能力强。缺血部位，如动脉闭塞或过度压迫造成的伤口，愈合能力弱。手术切口比钝伤愈合快，尺寸较小的伤口愈合快。骨骼上的软组织由于附着在骨表面，不易使伤口边缘相互靠近而愈合慢。感染通常阻碍愈合，在愈合并发症中，约一半是由局部感染引起的。感染减少胶原纤维生成，并且促进其分解。

二、全身因素

全身因素包括年龄、药物、营养、疾病等。儿童伤口闭合速度比成人快，老年人由于纤维母细胞和肥大细胞数量少、上皮化速度慢等，伤口愈合慢。许多疾病，如周围血管疾病、未控制的糖尿病、高血压、艾滋病等，均会影响伤口愈合速度。药物，如类固醇抗炎药，以多种方式阻断炎症过程：抑制炎症细胞边集、转移、吞噬，增加感染机会，抑制伤口收缩和上皮化，降低已闭合伤口的强度等。营养对组织愈合非常重要，受伤后常引发过度代谢状态，如大面积烧伤的患者就处于长期过度代谢状态，营养摄入不足相当于在炎症和愈合过程中"燃料"不足，愈合就会变慢。热量、蛋白质、矿物质、维生素、水摄入不足均可能阻碍伤口愈合。例如维生素、锌缺乏会阻碍上皮化、胶原合成；蛋白质缺乏会抑制胞噬作用，加大感染风险。但在实际临床中，患者罕见缺乏某种单独的营养成分，而是常常由于整体营养不足导致愈合异常。

第三节　各类组织愈合的特点

一、骨骼愈合的特点

骨骼具有强大的再生能力。骨折愈合一般分为三个阶段。

第一阶段：血肿机化期。骨折断端出血，局部形成血肿，血肿机化产生纤维性连接，帮助稳定骨折部位，减少疼痛和脂肪栓塞的可能性，此阶段持续1~2周。

第二阶段：原始骨痂形成期。在成骨细胞作用下，骨痂不断成长，产生骨性愈合。少量活动刺激骨痂形成，大量活动抑制骨痂形成。上肢需4~6周，下肢需6~8周。

第三阶段：骨痂塑形改造期。原始骨痂被板层骨代替，骨折部位形成坚强的骨性连接，约3个月时可完全负重。通过不断重塑，受力处逐渐加强，不受力处骨痂逐渐被吸收，接近正常骨性结构，总的持续时间从六个月到两年不等。

二、骨骼肌愈合的特点

骨骼肌细胞再生能力有限。肌肉可能由于肌肉营养不良症出现萎缩无力，也可能由于过度牵伸或者猛力收缩造成拉伤，还可能受外力作用造成钝挫伤。成人患肌肉营养不良症或者多发性肌炎时，肌纤维死亡后，切片发现存在骨骼肌再生。然而目前尚未发现创伤后肌肉再生现象，主要通过瘢痕修复。

三、肌腱和韧带愈合的特点

肌腱发生急性损伤后通常表现出典型的愈合反应并伴随瘢痕形成。愈合过程是肌腱内各种不同细胞和生长因子协同作用产生一个级联反应的过程，历经急性炎症期（72小时内出现）、细胞增生期（1周内发生）和重建期（损伤后8周左右形成纤维瘢痕）。

胶原合成在伤后1周逐渐活跃，增生初期细胞和胶原排列与肌腱长轴垂直，但排列方式从第10天开始转变，损伤后8周左右形成纤维瘢痕，纤维瘢痕与肌腱长轴平行排列。肌腱最终可达到接近再生的愈合状态。

根据参与细胞来源，肌腱愈合有内源性愈合和外源性愈合两种机制。内源性愈合机制认为，位于腱鞘和腱内膜的腱细胞被激活并参与损伤修复，控制肌腱愈合。外源性愈合机制认为，纤维母细胞和炎症细胞从肌腱外周和血管迁移到病变部位，产生细胞浸润，随后在损伤部位迁移和增殖，重组肌腱基质（extracellular matrix，ECM）并引发肌腱修复。如果没有滑膜鞘或者滑膜鞘没有受伤，内源性愈合和外源性愈合是平衡的，粘连比较少见。如果滑膜鞘受伤，外源性愈合占优势，通常会发生粘连。

机械外力是促进正常胶原纤维排列，胶原重塑至成熟形态，并达到理想张力的必要条件。有控制的活动可以加速肌腱愈合和促进肌腱修复的强度提高。但过早介入肌肉主动收缩可能影响愈合，甚至造成肌腱再次断裂，因此伤后3周内应只进行有控制的被动活动。

韧带和肌腱的愈合过程相似。韧带类型与损伤程度均会影响其修复过程。关节囊外韧带（如膝关节内侧副韧带）受伤后通常可以引发正常的愈合反应，但是关节囊内韧带（如膝关节前十字韧带）愈合能力却非常有限。在临床上，膝关节内侧副韧带受伤后一般无须手术治疗，局部固定，维持撕裂韧带断端相接触就可以帮助韧带愈合。而膝关节前十字韧带受伤常须通过重建手术进行治疗。这种差异可能与关节滑液囊环境、血管新生受限等因素有关。早期进行有控制的被动活动同样可以促进韧带愈合。

四、软骨愈合的特点

软骨因为缺乏血管、淋巴、神经，愈合能力有限。软骨受伤时无法形成血凝块，吸引炎症细胞，诱发愈合反应。但是当软骨和软骨下骨同时受伤时，软骨下骨的血管组织可引发修复反应，2周内肉芽组织开始分化成软骨细胞，8周内可看到正常形态的新生软骨。但新生软骨蛋白聚糖含量低，容易退化。

五、神经组织愈合的特点

神经组织受伤后自我再生非常有限。神经细胞一旦坏死，无法再生，例如心搏骤停患者，心脏停搏超过4分钟后，脑细胞发生坏死水肿，此过程不可逆，即一旦坏死不能再生。在外周神经系统，神经元胞体存活和部分神经鞘保存的前提下，受伤的神经纤维有一定的再生能力。

第四节　物理因子对组织愈合的效应

受伤当下，治疗目标是预防进一步伤害和出血，清除污染物。可使用静态加压装置，例如护具、石膏、弹力绷带，固定并支持受伤部位，也可使用辅具减少受伤部位应力，如下肢受伤使用拐杖。冷疗可以使血管收缩，增加血液黏稠度，帮助控制出血，减轻炎症反应。脉冲式灌洗可以用于清理伤口，但水应当是常温或较冷的。这个阶段应当禁用热疗，避免增加血流，导致血管扩张而造成进一步出血、水肿。还应当避免具有运动效应的神经肌肉电刺激，以免受伤加重。

急性炎症期的治疗目标是控制疼痛、水肿、出血，减轻炎症反应，加速过渡到增生阶段。许多物理因子治疗，如冷疗、水疗、感觉级电刺激、间歇性短波透热疗法可以控制疼痛。冷疗、压迫、感觉级电刺激可以减轻水肿。冷疗、压迫可以控制出血。间歇性超声、激光疗法、间歇性短波透热疗法可以使炎症期加速过渡到增生阶段。急性炎症期应同样避免使用热疗。

慢性炎症的治疗目标是防止关节僵硬，控制疼痛，增加循环，尽快过渡到增生阶段。热疗和牵伸可有效防止关节僵硬，浅层组织如皮肤和皮下组织，可使用热敷或石蜡疗法。深层组织如肩或髋关节囊，需要使用超声或者热透疗法。热疗、电疗可减轻疼痛。另外电刺激、压迫、温水浴、对比浴可增加循环。

增生阶段的治疗目标是保证循环畅通、维持肌力与软组织柔韧度。热疗、电疗、压迫、对比浴可促进循环，为新生组织提供所需要的氧和养分。水因为有浮力可以减少负重，减轻受伤组织应力。水中运动可以增进循环、维持肌力与柔韧度。

成熟阶段受损组织已经基本完成修复并接近最终状态，治疗目标是控制瘢痕组织生成、维持肌力与软组织柔韧度。烧伤患者在整个重塑期使用压力衣控制瘢痕是必要的，它可以控制表皮瘢痕组织生成，减少挛缩发生率，使瘢痕更加平整、美观。伸展前使用热疗提高牵伸效果。运动级 ES 配合肌力训练有利于力量恢复。

（陈倩倩）

主要参考文献
[1] 姜勇. 病理生理学［M］. 北京：高等教育出版社，2011.
[2] 曹昭懿. 物理因子治疗学［M］. 台北：爱思唯尔，2009.
[3] BEHERENS B J，BEINER H. Physical Agents Theory and Practice［M］. Philadelphia：F. A. Davis Company，2014.

第三章　疼痛控制与物理因子

第一节　疼痛的定义与分类

一、疼痛的定义

国际疼痛研究协会（International Association for Study of Pain，IASP）将疼痛定义为一种与实际或潜在的组织损伤有关的、不愉快的感觉和情绪体验。它通常是保护身体避免继续受伤的预警信号，也是促使患者就医的最常见原因。疼痛影响患者功能，限制其活动能力。康复治疗工作中面对的疼痛症状常与创伤、退化性疾病引起的神经系统或骨骼肌肉系统炎症有关。有些疼痛能够完全消除，如手术后疼痛，有些疼痛原因不明，无法或者很难完全消除，如复杂性区域疼痛综合征。但不管是哪种疼痛，康复过程中积极的疼痛控制都可帮助患者提高活动能力和社会参与度。

二、疼痛的分类

目前疼痛尚无统一的分类。

（一）依据发生原因，疼痛分为伤害反应性疼痛、炎症性疼痛、神经病理性疼痛、心因性疼痛

伤害反应性疼痛又称生理性疼痛，是指在生理状态下，伤害性刺激（包括冷刺激、热刺激、机械刺激、化学刺激等）直接兴奋伤害性感受器，使伤害性感受器激活或敏化引起的疼痛，例如针扎皮肤产生的短暂刺痛。

炎症性疼痛是指由创伤、手术、感染等导致组织损伤或潜在损伤而产生的疼痛，伴有红、肿、热、痛等症状，例如阑尾炎造成的腹痛。

神经病理性疼痛是指中枢或外周躯体感觉神经系统损伤或疾病直接造成的疼痛，也称作神经源性疼痛，例如各种神经卡压综合征。复杂性区域疼痛综合征。

心因性疼痛是指未发现器质性病理改变，精神心理因素在发病过程中起到重要作用的一类疼痛，例如紧张性疼痛。当长期精神压力大或处于心理冲突状态时，如果不能排解，可能出现头痛、背痛、牙痛等症状，疼痛随精神压力加大而加重，随精神压力减轻而消退。

（二）依据持续时间，疼痛分为急性疼痛、慢性疼痛

急性疼痛是因急性受伤或疾病产生的有害刺激造成的不愉快的感觉、知觉、情绪体验，并连带有自主神经系统反应和行为反应，持续时间一般短于 6 个月。急性疼痛具有生物学上的意义、效果和时间限制。它是一种保护机制，通过限制活动来避免进一步损伤，有利于组织愈合。当损伤消失后，疼痛就会消除。如急性踝扭伤患者，当患足承重时，会感受到急性疼痛，这种疼痛在数天或数周内限制行走等活动，以避免损伤扩大。当炎症减轻，组织修复后，踝部疼痛逐渐消退，患者功能恢复正常。

慢性疼痛是持续 6 个月以上的疼痛，可能由慢性病引起，如关节炎、慢性胰腺炎，也可能没有明确的起因，如纤维肌痛（一种弥漫性的骨骼肌肉组织疼痛）。慢性疼痛与神经失调和心理反应活化有关，疼痛持续时间已经超过了各类组织正常愈合所需时间，即使躯体没有损伤或潜在损伤，患者仍然有持续的疼痛。

各地区慢性疼痛患病率差异大。一般来讲，经济发达地区慢性疼痛报告率高，这与患者更加及时寻求医治有关。然而经济发达地区慢性疼痛得到控制的比例并没有提高，提示慢性疼痛治疗具有一定复杂性。

与慢性疼痛有关的情绪，如焦虑、沮丧、悲观、抑郁等，会进一步影响患者的认知和功能。部分患者认为疼痛是灾难性的，这使他们身体更加虚弱，并进一步影响工作和社交。患有抑郁症和失能性慢性疼痛的患者生活质量更差，躯体症状更严重。研究证实，即使仅治疗抑郁症，也能减轻疼痛，提高生活质量。这反映了心理与疼痛的复杂关系。

严重且持续时间长的急性疼痛转化成慢性疼痛的风险很高。在条件允许的情况下，应尽早识别，以预防慢性疼痛。例如手术后急性疼痛的程度重、持续时间长，与慢性疼痛的出现相关。所以对于手术患者，术中应避免神经损伤，术后应积极控制疼痛。

（三）依据部位，疼痛分为躯体性疼痛、内脏性疼痛、神经源性疼痛

躯体性疼痛又可分为浅表痛和深部痛。浅表痛源自皮肤或皮下组织，此部位含有丰富的疼痛感受器，疼痛范围明确、固定，持续时间短；深部痛源自韧带、肌腱、骨等，这些部位疼痛感受器较少，疼痛呈钝痛，定位不准确，持续时间较长。

内脏性疼痛感觉模糊，定位不准确。内脏对切割、烧灼反应不敏感，但缺血、炎症、牵拉、痉挛等刺激可造成剧烈疼痛。内脏性疼痛有时会表现为牵涉痛，即某部位病变却引发另一部位或区域的疼痛，如心肌缺血可表现为左下颌、左肩或左臂疼痛，胆囊炎可表现为右肩疼痛。

神经源性疼痛来源于周围神经系统或中枢神经系统的疾病或损伤。外周神经病变包括幻肢痛、复杂性区域疼痛综合征、糖尿病周围神经疾病等。中枢神经原发性病变多见于脑干、丘脑、皮质的损伤。

第二节 疼痛机制

一、疼痛传导

疼痛传导包括三个主要阶段：外周感觉神经到脊髓、脊髓到脑干/丘脑的神经网络、丘脑到大脑的神经网络。

最先接收疼痛刺激的是伤害性感受器，它们是分布于身体组织中的游离神经末梢，可以感受机械刺激、化学刺激以及热刺激等伤害性刺激，其神经元位于脊髓背根神经节中。当伤害出现时，组织受损释放组胺、缓激肽、前列腺素、5-羟色胺（5-HT）、P物质、H^+、K^+等致痛物质，刺激伤害性感受器发放冲动并通过神经纤维将冲动传入脊髓。

外周神经纤维有两种分类标准。根据传入/传出纤维的传导速度和后电位的差异，Erlangerhe 和 Gasser 将其分为 A、B、C 三型，其中 A 纤维又分为 Aα、Aβ、Aγ、Aδ四个亚型。Lloyd 和张香桐将传入纤维分为 Ⅰ、Ⅱ、Ⅲ、Ⅳ 四型，其中 Ⅰ 型纤维进一步分为 Ⅰa、Ⅰb 两个亚型。

两个分类标准可相互对照，见表 3-1。目前人们认为与疼痛有关的神经纤维主要是小直径的有髓 Aδ（Ⅳ）神经纤维和无髓的 C（Ⅳ）神经纤维。

表 3-1 神经纤维分类

传入纤维		传入/传出纤维	直径（μm）	传导速度（m/s）	作用
Ⅰ	Ⅰa	Aα	12.0～20.0	70.0～120.0	本体感觉、躯体运动
	Ⅰb	Aα	12.0～20.0	70.0～120.0	本体感觉、触压觉
Ⅱ		Aβ	5.0～12.0	30.0～70.0	触压觉
Ⅲ		Aγ	3.0～6.0	15.0～30.0	支配梭内肌
Ⅳ		Aδ	2.0～5.0	12.0～30.0	温度觉、疼痛
		B	<3.0	3.0～15.0	自主神经节前纤维
		C	0.4～1.3	0.5～2.3	疼痛、温度觉、自主神经节后纤维

伤害性刺激作用于皮肤，达到一定强度后可出现两种不同性质的疼痛：快痛和慢痛。快痛尖锐且定位清楚，刺激时即发生，撤除刺激后很快消失。慢痛在接受刺激后0.5～1.0秒才出现，定位不清楚，性质多变，常表现为烧灼痛，疼痛强烈，难以忍受，撤除刺激后还会持续一段时间，并伴有情绪反应及心血管和呼吸等方面的变化。Aδ纤维传导快痛，兴奋阈值较低，C纤维传导慢痛，兴奋阈值较高。Aδ、C纤维除了传递痛觉，还传递温度觉。而其他大直径有髓神经纤维传递触觉、温度觉及本体感觉等。

两类纤维将伤害性冲动信号传入脊髓灰质后角。其中80%的痛觉冲动是由C纤维

18

传导的，进入脊髓后角立即换神经元，交叉到脊髓对侧之后上传。其余传导痛觉刺激的神经纤维是有髓的 Aδ 纤维，通过外侧脊髓丘脑侧束上升至丘脑。C 纤维数量比 Aδ 纤维多，而且传入中枢的方式不同。Aδ 纤维基本上是单神经元的联系方式，而 C 纤维则经过多次换神经元，反复双侧交叉，传入中枢。

脊髓中有多个通路传导疼痛，其中最重要的两个通路是脊髓丘脑束和脊髓网状丘脑束。脊髓丘脑束投射到丘脑腹外侧核和丘脑后核，接受快速传导的冲动，即快痛，最后投射到大脑皮层，与头面部、躯体感觉接受有关，有精确的定位分析能力。脊髓网状丘脑束纤维长短不一，短的纤维在脑干经分支与网状系统形成突触联系，再经中间神经元投射到丘脑内侧；少量长的纤维可直接达到丘脑内侧，最后投射到大脑皮层和边缘系统，无法对感觉精确定位，与慢痛的情绪和内脏反应有关。

头面部痛觉传递不同于躯体其他部位，主要由三叉神经传导至三叉神经核群换神经元，投射到丘脑腹后内侧核，经内囊枕部投射到大脑皮层。

二、神经源性疼痛的发生机制

神经源性疼痛症状复杂多变，患者常有自发痛、痛觉过敏、触诱发痛等临床表现。自发痛是指没有外界刺激而感到的疼痛。痛觉过敏是对来自损伤区域或损伤区域外的刺激产生增加的疼痛反应，痛觉过敏时机体对疼痛的感觉阈值降低，轻微刺激即可引起疼痛感觉。触诱发痛也叫痛觉超敏，表现为生理状态下原本不能引起痛觉的刺激（如轻触）所诱发的疼痛。神经源性疼痛的主要发生机制如下：

（一）外周敏化

外周伤害性感受器的一个重要特点是几乎不发生适应现象，相反，重复刺激可以使伤害性感受器敏感性增加。近年来研究发现，在一般生理状态下，有相当数量的 C 纤维对常规伤害性刺激不起反应，但在组织炎症时可产生强烈的持续性反应，这类感受器被称为静息伤害性感受器。

伤害性感受器兴奋机制尚未完全清楚。伤害刺激作用时，引起受损组织释放内源性致痛物质，如 5-HT、前列腺素、缓激肽、ATP、P 物质、K^+、H^+、组胺等。它们使感受器去极化，达到阈值后产生电冲动。

组织损伤或炎症可以释放多种因子，引起伤害性感受器兴奋性升高，阈值变低，对疼痛刺激更敏感。

（二）中枢敏化

中枢敏化是指脊髓内传导疼痛的神经元启动阈值降低，甚至在原本的传入冲动停止后，脊髓内仍继续存在神经元发放冲动，扩升了敏感性以至于疼痛感觉范围超出原本受伤部位。

（三）交感神经的作用

正常情况下，伤害性刺激引发疼痛时也常连带激活交感神经，导致出汗、心跳加快、血压升高等反应。

但在某些病理状态下，交感神经参与了疼痛的发生和持续过程，如复杂性区域疼痛综合征。复杂性区域疼痛综合征是一种持续性的疼痛状态，通常继发于创伤、术后、脑卒中、脊髓损伤等。持续的疼痛与刺激事件不相符，临床特征包括：

（1）感觉过敏，诱发性疼痛（轻触、关节活动、深压导致疼痛）。

（2）肤色改变，肤色不对称，肤温不对称（差别>1℃）。

（3）水肿，出汗不对称。

（4）运动范围缩小（肌力弱、消瘦、肌张力障碍、震颤），皮肤、头发、指甲生长异常，严重者可致截肢。

激活交感神经可加重复杂性区域疼痛综合征患者的疼痛，并引起上述各种症状。在多种疼痛模型中，化学损毁或切除交感神经可明显减轻疼痛。但目前尚不完全清楚交感神经影响疼痛的确切机制。临床上切断交感神经仅对部分复杂性区域疼痛综合征患者有效。

三、疼痛调节

（一）闸门理论

闸门理论讨论的是脊髓层级对疼痛的调节。进入脊髓灰质后角的传入纤维传递的信息是复合的，它们同时接受伤害性和非伤害性信息冲动。大直径的有髓纤维激动后会减缓或抑制小直径的 Aδ 和 C 纤维传递伤害性冲动，并减轻疼痛。经皮神经电刺激即是根据闸门理论开发的物理治疗。

（二）下行性抑制系统

下行性抑制系统是指从高级中枢发出，经脑干等结构对有脊髓上行的伤害性刺激信号产生抑制性作用。

内源性阿片类物质（endogenous opioid peptide，EOP）是由人体神经细胞合成并存在于其细胞内，具有镇痛作用的一类物质。EOP 有五大类：脑啡肽、内啡肽、强啡肽、孤啡肽、内吗啡肽。EOP 广泛存在于中枢神经系统和外周神经系统，在脑部主要分布于中脑导水管周围灰质（periaqueductal gray，PAG）、孤束核、丘脑下核等。

PAG 在内源性痛觉调制系统中起到核心作用。PAG 含有大量 EOP，电刺激 PAG 可以产生强大的镇痛作用。而大脑产生的镇痛作用大都被证实通过 PAG 实现。

除了 PAG，延髓头端腹内侧核群、延髓和脑桥背外侧网状神经核等也产生下行性抑制作用。

第三节　疼痛评估

治疗疼痛前，我们要对疼痛的来源、性质、强度、持续时间等方面进行评估。目前有多个对疼痛定性和定量的评估工具，帮助临床工作者尽可能准确客观地测量疼痛。

一、视觉模拟评分法

视觉模拟评分法（visual analogue scale，VAS）：一条长 10cm 的线段，线段一端代表无痛，另一端代表最高程度的疼痛，要求患者将疼痛感受标记在直线上，见图 3-1。

无痛　　　　　　　　　　　　最高程度的疼痛

图 3-1　视觉模拟评分法

二、数字评分法

数字评分法（numeric rating scale，NRS）：要求患者在 0 到 10 之间选择一个数字代表疼痛强度，其中 0 代表无痛，10 代表最高程度的疼痛，见图 3-2。

0　1　2　3　4　5　6　7　8　9　10

无痛　　　　　　　　　　　　最高程度的疼痛

图 3-2　数字评分法

三、疼痛脸谱量表

临床上有很多类似 VAS 和 NRS 的评分方法，如在 NRS 的基础上添加脸谱图形和文字解释，以适用于抽象理解能力有限的患者，如儿童和老年人，见图 3-3。

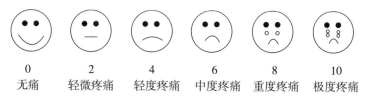

| 0 | 2 | 4 | 6 | 8 | 10 |
| 无痛 | 轻微疼痛 | 轻度疼痛 | 中度疼痛 | 重度疼痛 | 极度疼痛 |

图 3-3　疼痛脸谱量表

目前 VAS 和 NRS 是快速测量疼痛程度的最佳方式，有利于动态评估治疗效果，适用于临床及科学研究。

四、McGill 疼痛问卷

McGill 疼痛问卷（McGill pain questionnaire，MPQ）于 1975 年被发表，是目前应用较广泛的多维度评估工具。它可以评估疼痛的部位、强度、时间特性以及疼痛造成的感觉和情绪。它包含 78 个描述疼痛性质及伴发感觉/情绪的词汇（如尖锐的、撕裂的、钝的、折磨的、令人害怕的等）。MPQ 有效可靠，但填写较为复杂，要求患者有较高的阅读能力，这限制了它的临床使用。目前研究者发展出了简化 McGill 疼痛问卷（short form MPQ，SF-MPQ）。SF-MPQ 包含 15 个描述语。Dworkin 等人改良了 SF-MPQ，增加了 6 个神经病理性疼痛条目，称作 SF-MPQ-2，目前已有中文版，有效性和可靠性已通过多中心验证。

除了上述工具，临床上还有新生儿疼痛量表（neonatal infant pain scale，NIPS）、用于测量阿尔茨海默病及言语障碍患者的 Abbey 疼痛量表（Abbey pain scale）等。

第四节　疼痛治疗

疼痛控制日益受到重视。国际疼痛研究协会从 2004 年起将每年的 10 月 11 日定为"世界镇痛日"。疼痛治疗的目标包括去除病因、调控疼痛、增强患者功能与社会参与。治疗常通过控制炎症、增强大脑下行抑制、调整神经传导等机制达到控制疼痛的效果。其中药物治疗是最传统的治疗方法。

一、药物治疗

（一）非甾体类抗炎药

非甾体类抗炎药是一类具有解热、镇痛作用的药物，绝大多数兼有抗炎效果，常见药物包括对乙酰氨基酚、布洛芬、萘普生等，对轻、中度慢性钝痛效果显著，但对剧痛和内脏平滑肌绞痛无效，无药物耐受和生理性依赖（成瘾）现象。非甾体类抗炎药在临床上用于治疗轻、中度疼痛，或者与阿片类药物合并使用治疗中、重度疼痛。很多传统非甾体类抗炎药有增加胃痛和胃肠道出血的风险，但新型的 COX−2 抑制型非甾体抗炎药，如塞来昔布等，其消化道不良反应明显减少。

（二）阿片类药物

阿片类药物包括吗啡、可待因、哌替啶、美沙酮等，通过激活体内阿片类受体产生镇静和镇痛作用，在临床上用于治疗中、重度疼痛，如术后疼痛及癌性疼痛。对于严重的急性疼痛应给予足量药物积极控制。但长时间使用阿片类药物会产生药物耐受和成瘾现象。药物耐受是指重复使用一个剂量，效应降低，增大剂量才能获得和初始剂量相同的药物效应。

（三）抗抑郁药

三环类抗抑郁药可辅助治疗慢性疼痛。它可以增强下行性疼痛抑制，改善心境，有直接镇痛作用，也可增强阿片类药物的镇痛效果。

二、神经阻滞

神经阻滞通过阻断伤害性冲动传入，阻滞由疼痛引起的血管收缩、肌痉挛、局部组织缺血缺氧等，减少疼痛引起的生理功能紊乱。神经阻滞包括椎管内阻滞、交感神经阻滞、局部神经阻滞等。

三、手术治疗

神经破坏及切断术，如颈髓前侧柱切断术可治疗单侧体神经恶性疼痛。但有时手术会诱发更严重的疼痛或者其他类型的疼痛。在选择手术时应当多方论证，充分考虑利弊。

四、物理因子治疗

多种物理因子治疗可以用于缓解急性疼痛和慢性疼痛，且通常没有明显不良反应，与药物没有交互反应，长时间使用不会产生生理性依赖，总体上使用风险小。

物理因子治疗可通过不同机制产生止痛效果。如高频经皮神经电刺激、热疗通过向脊髓输入非伤害性感觉刺激起效。低频神经电刺激通过内生阿片系统产生较持久的止痛作用。物理因子治疗使用得当能有效避免受伤风险，如热敷包，只要避开感觉受损部位，一般不会造成烫伤。而且患者经过培训经常可以独立使用居家物理因子治疗仪，如在家使用红外线灯、电刺激仪等，以更好地控制疼痛。

五、综合疗法

疼痛的发生和持续不仅涉及机体生理上的改变，而且包含感觉、情绪、认知和社会层面的改变，治疗目标也应由消除疼痛转变成建立对疼痛正确的认知，控制疼痛，减少疼痛相关的负面情绪，提高功能，帮助患者重获对症状及生活的掌控感。临床治疗中单独使用一种治疗方法通常效果有限，对疼痛患者尤其是慢性疼痛患者应采取综合疗法，包括药物治疗、手术、物理因子治疗、患者教育、运动疗法、认知行为治疗等。

六、安慰剂效应与反安慰剂效应

物理治疗师还应特别注意在疼痛的临床治疗中存在安慰剂效应和反安慰剂效应。

（一）安慰剂效应

安慰剂是一种外观与药物相似，但无任何治疗作用的"模拟药物"，服用后一般不会导致真正药物会产生的生理反应。安慰剂最初用于排除在医学临床试验中由患者心理因素或者医生主观因素造成的误差。第二次世界大战期间，前线无吗啡，在紧急情况下使用盐水当麻醉剂为伤兵开展手术，竟然成功地产生了良好的镇痛效果。

安慰剂效应不是人的主观臆想，其生理效应确实存在。一般认为安慰剂镇痛的机制包括两种：一种机制是条件反射，指患者多次使用镇痛药物效果明显的情况下，对患者使用相同外观的安慰剂，仍会产生镇痛效果。通过条件刺激（如药物的颜色和形状）与无条件刺激（药理作用）多次联合之后，条件刺激单独出现就能诱发与有效药物接近甚至相同的效果，即产生安慰剂效应。另一种机制是暗示效应，这种效应能被纳洛酮阻断，提示安慰剂的主要效应由内源性阿片肽介导。暗示可以分为语言暗示和非语言暗示。通过给患者提供积极的导语产生相应的预期效应，进而减轻症状，这在很多研究中都已得到证实。语言暗示、安慰剂效应与患者的期望有关，患者确信会好起来的信念会促使其实际好转。

（二）反安慰剂效应

反安慰剂效应是指患者因为怀疑药物的疗效、对治疗者不信任、本身的悲观心理等引起一种与安慰剂效应相反的效果，表现为治疗效果差甚至病情加重。例如曾经接受治疗时引发不适症状，再次治疗时将容易再次出现不适。当患者对治疗者不信任或对其治疗方案持怀疑态度时，治疗效果经常很差。

很长时间以来，人们认为安慰剂效应与反安慰剂效应是一枚硬币的两个面，都是由内源性阿片肽介导的。但研究证实并非如此，反安慰剂效应实质上是预期性焦虑使疼痛阈值降低，由胆囊收缩素介导。

（陈倩倩）

主要参考文献

[1] 黄国志. 疼痛康复［M］. 北京：人民卫生出版社，2019.

[2] 曹昭懿. 物理因子治疗学［M］. 台北：爱思唯尔，2009.

[3] 李彦平. 实用疼痛治疗学［M］. 北京：人民卫生出版社，2005.

[4] CHEN X, CHENG H G, HUANG Y, et al. Depression symptoms and chronic pain in the community population in Beijing, China ［J］. Psychiatry Research, 2012, 200 (2): 313-317.

[5] TOSHIHIKO S, ZHUO W, PERMSAK P, et al. A comparison of chronic pain prevalence in Japan, Thailand, and Myanmar ［J］. Pain Physician, 2013, 16 (6): 603-608.

[6] OHAYON M M, STINGL J C. Prevalence and comorbidity of chronic pain in the German general population ［J］. Journal of Psychiatric Research, 2012, 46 (4): 444-450.

第四章　热　疗

第一节　概　述

热疗（thermal therapy）是利用各种方式将热传递给机体，从而治疗疾病的一种方法。应用传导热治疗疾病有着悠久的历史，《礼记》和《黄帝内经》中就记载过热疗。常用的传热介质有石蜡、地蜡、泥、热气流、醋、坎离砂等。热疗操作简单，适应证广，疗效佳，已在国内外众多医疗机构甚至患者家中得到广泛应用。

一、热疗的物理特性

（1）热：分子、原子、电子等物质微粒的一种无规则的运动状态。

（2）内能：物体的动能与势能之和。动能由分子的无规则运动产生，势能由分子之间的相应位置决定。

（3）传导：两种不同温度的物体接触时，热能借由分子的撞击从高温部分传至低温部分。传导是固体热能传递的唯一方式。热传导的速度和传递热能的总量受到多因素的影响：两种物体的温差越大，热量传递的速度越快；物体的导热性越强，热量传递的速度越快；两种物体的接触面积越大，所传递热量的总量越大。

（4）对流：一种循环物质与另一种不同温度的循环物质直接接触而传递热能的方式，是液体或气体传播能量的方式。在同样的时间内，热对流所传递的热能多于热传导。

（5）辐射：热能未经过直接接触从温度较高的物体向温度较低的物体传递的方式。物体发热的能量以光的速度沿直线向周围传播。几乎所有的物体都能够通过辐射的方式散发或者吸收热能。

（6）热量：由温差所引起的内能转移的能量。

（7）比热容：表示物体吸热或放热性能的物理量。比热容是指使单位质量的某种物体温度升高（或降低）单位温度所需要吸收（或释放）的热量。分子运动的能力取决于分子的结构，由于每一种物质的分子运动能力不同，所以不同物质的比热容也是不同的（表4-1）。其中，水的比热容较高，适宜作为传热媒介。实际上湿热敷、冰敷等物理因子治疗都是利用水作为媒介。

表 4-1 常见物质和组织的比热容

物质	比热容 [J/(kg·℃)]
水	4.19
空气	1.01
人体	3.56
皮肤	3.77
肌肉	3.75
脂肪	2.30
骨骼	1.59

（8）热平衡：温度不同的物体相互接触时，内能会从高温物体向低温物体传递，且内能的总和保持不变，即高温物体放出的热量等于低温物体吸收的热量，该现象叫作热平衡。

（9）熔解：物体由固态变为液态的过程。

（10）凝固：物体由液态变为固态的过程。

（11）熔解热：单位质量的固体在熔点变成同一温度的液体时所吸收的热量，单位为 J/kg。

（12）凝固热：单位质量的液体在凝固点变成同一温度的固体时所释放的热量，单位为 J/kg。

（13）汽化：物质由液态变为气态的过程。

（14）液化：物体由气态变为液态的过程。

（15）汽化热：单位质量的液体在凝固点变成同一温度的固体时所释放的热量，单位为 J/kg。

二、热疗的生物学作用

（一）对细胞、组织代谢和炎症的作用

1. 促进细胞化学反应

热可以影响细胞的化学反应。通过测定体外单细胞在不同温度下耗氧量的变化，可发现其代谢过程随温度的升高而加快。其代谢规律：在一定温度范围内，表现为正相关；当温度升高超过这一范围后，则表现为负相关；达到某一温度时，细胞代谢停止，细胞死亡。而对于多细胞构成的器官，温度对其功能的作用更为复杂，不仅与温度变化的方向有关，还与温度变化速度有关。

2. 促进组织代谢

热可以加强组织代谢。在一定范围内，温度每升高 1℃，基础代谢率增高 2~3 倍，

从而增加组织摄氧量，改善组织营养，促进组织代谢。

3. 影响炎症反应

热可加剧急性炎症反应，但对慢性炎症有明显的治疗作用。热可以增强组胺、缓激肽、前列腺素、白细胞趋化因子等化学介质对炎症的作用，增加周围血液中的白细胞总数，出现核左移，提升单核－吞噬细胞系统的吞噬能力。另外，热可使血管扩张、血管通透性增加，有利于排出组织代谢产物和对营养物质的吸收，从而抑制炎症反应。

（二）对神经系统的作用

1. 镇痛

热可使周围神经系统的疼痛阈值升高，从而起到良好的镇痛作用。

2. 降低肌张力

当皮肤局部接收到热刺激时，局部自主神经纤维和躯体神经纤维的传导速度加快，引起脊髓相应节段反应和全身反应，降低肌张力。

（三）对心血管系统的作用

热对心血管系统主要表现为局部作用，通过神经、体液机制使局部血管扩张，改善局部血液循环，但对淋巴循环无明显作用。

1. 改善血液循环

当皮肤接收到热刺激后，通过局部皮肤温热感受器中的神经轴突反射，引起组胺、前列腺素和血管舒缓素的释放，使得毛细血管扩张、血流加快，促进血液循环，改善组织营养，加快组织再生。

2. 增强心功能

当机体大范围接收到热刺激时，会引起心率加快，心肌收缩力增强，血压升高。当热刺激持续较长时间后，则会导致心肌收缩力减弱，甚至心脏扩大，发生心力衰竭。

（四）对皮肤及软组织的作用

皮肤有丰富的血管，这些血管在扩张状态下能容纳全身血液循环量的 30%，可以调节全身血液的分布。皮肤血管的特征是动－静脉吻合支在机体热交换过程中发挥重要作用，经皮肤散去的热量可达总热量的 60%～80%。

1. 软化瘢痕

一些油质的传热介质加热后冷却凝固时，可对皮肤产生压力和润滑作用，使皮肤保持柔软弹性，防止皮肤松弛而形成褶皱，并可软化瘢痕组织，缓解因瘢痕挛缩所致的疼痛。

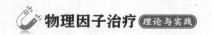

2. 促进创面修复

热刺激能促进上皮组织再生，使皮肤血管扩张，改善皮肤营养和代谢，促进皮肤伤口和溃疡的愈合，改善皮肤功能。

（五）对肌肉组织的作用

热刺激能使正常的肌肉从疲劳中迅速恢复。热刺激作用使肌肉充血，代谢得到改善，乳酸被充分氧化。热刺激还能缓解病理性肌痉挛。热刺激作用于肌梭，使其降低冲动发放的频率。

（六）对呼吸系统的作用

适当的热刺激可以引起深呼吸运动，但持久而强烈的热刺激可导致呼吸浅快。

（七）对消化系统的作用

热刺激可缓解胃肠平滑肌的痉挛。直接作用于胃部的温热刺激可使胃黏膜血流量增加，促进胃肠蠕动，增加消化液的分泌。

第二节　石蜡疗法

石蜡疗法（paraffin therapy）是指利用加热熔解的石蜡作为传导热的介质，将能量传递给机体来治疗疾病的方法。

一、石蜡的物理化学性质

石蜡是石油的蒸馏产物，由高分子碳氢化合物构成，是一种白色或淡黄色半透明的无水、无臭、无味的固体。其化学结构式为 C_nH_{2n+2}，是含有 16~35 个碳原子的正烷烃，有少量的异构烷烃和环烷烃。石蜡呈中性，不易与酸、碱发生反应，在一般情况下不与氧化物发生反应，不溶于水，微溶于酒精，易溶于乙醚、汽油、苯、煤油、氯仿等。

石蜡熔点为 30~70℃，沸点为 350~560℃。治疗用石蜡的相对密度为 0.9，熔点为 50~56℃，沸点为 110~120℃。当石蜡加热到 100℃ 或更高温度时，在与氧气充分接触的条件下，容易被空气中的氧气氧化变质。医用高纯度石蜡含油量为 0.8%~0.9%。

石蜡的热容量大（表 4-2），导热性差（导热系数为 0.00059），比热容为 0.50~0.78cal/（g·℃）[1cal/（g·℃）=4186.8J/（kg·℃）]，热传导过程缓慢，为良好的带热体。由于其不含水分和其他液体物质，而且气体与水分不能透过，几乎不会发生对流现象，使热不能对流，热量不易向四周扩散，因而其蓄热性能大。石蜡疗法可在较长时间里使局部皮肤温度升高，并保持在 40~45℃。

表 4-2 石蜡在不同温度下的热容量（J/K）

熔点 (℃)	温度 (℃)								
	50	55	60	65	70	75	80	90	100
45.9	0.553	0.581	0.616	0.650	0.681	0.692	0.746	0.779	0.832
50.5	—	0.553	0.561	0.589	0.638	0.668	0.709	0.764	0.832
53.1	—	—	0.612	0.642	0.695	0.708	0.732	0.799	0.872
61.3	—	—	—	0.573	0.611	0.639	0.660	0.699	0.810

石蜡冷却时，能放出大量的热。每千克石蜡熔解或凝固时，吸收或放出的热（熔解热或凝固热）平均为 39cal（1cal＝4.1868J），见表 4-3。蜡层越厚，熔解石蜡的温度越高，由液态变为固态的过程就越慢，保存温热的能力就越强。

表 4-3 不同熔点石蜡的熔解热

熔点 (℃)	熔解热 (cal/kg)
52.2	38.9
57.3	40.6
60.9	41.7
65.4	43.9

石蜡具有良好的可塑性、黏滞性和延展性。石蜡在常温下为固体，加热到熔点时变为液体，再冷却到一定温度时便凝固成半固体。凝固后的石蜡能在 70～80 分钟内保持在 40～48℃，且能随意伸缩变形，紧贴于体表各部位。

二、石蜡疗法的治疗作用

（一）温热作用

由于石蜡具有热容量大、导热性能小的特点，在治疗时可对机体产生较好的温热作用。石蜡的作用深度可达皮下 0.2～1.0cm，能使皮肤达到较高温度并保持较长时间。使用时局部温度升高较快（8～12℃），经过 5～12 分钟后温度缓慢下降，在 30～60 分钟内可保持较高的温度。

（二）机械作用

石蜡较好的可塑性与黏滞性使其能够与皮肤紧密接触，同时随着温度的降低，石蜡的体积逐渐缩小（10%～20%），产生对皮肤轻微的挤压力量，使得温热作用能够更好地向深部组织传递。

（三）化学作用

石蜡对人体的化学作用很小，并且其化学作用取决于石蜡中矿物油的含量和成分。

医用高纯度的石蜡，含油量为 0.8%～0.9%，对皮肤瘢痕有润泽作用，使之柔软、富有弹性。若在石蜡中加入某种化学物质或油类物质，治疗时能产生相应的化学作用，如刺激上皮组织生长，有利于皮肤浅表溃疡和创面的愈合。

三、石蜡疗法的治疗技术

（一）设备

实施石蜡疗法需要熔点为 50～56℃的医用石蜡、电热熔蜡槽，也可采用双层套锅隔水加热熔蜡。还需要其他的辅助用品，如耐高温的塑料布、木盘或搪瓷盘、铝盘、搪瓷筒、铝勺、排笔、保温棉垫、0～100℃温度计、小铲刀、毛巾等。

（二）石蜡的制备

1. 选蜡

选择精炼的石蜡，其外观洁白，无杂质，为中性，不含有水溶性酸碱，以 7∶1 的比例加入凡士林制成混合物。熔点在 54～56℃的石蜡最适宜蜡饼法，蜡浴用的蜡熔点稍低。

2. 加热

石蜡的加热需要采用特殊方法。

（1）加热方法：加热熔解石蜡一般用水浴加热法，如隔水加热法，双层套锅外层装水，内层装蜡，通过加热水，将石蜡加热到 60～65℃，间接达到使内层石蜡熔解的目的。也可使用密闭式加热法，在密封的金属槽内装入石蜡，槽外有指示管与之连接，可以显示熔化的情况。金属槽底部用电或热蒸汽加热，恒温装置调控温度。石蜡熔化完全，打开金属槽下方的出口开关，液态石蜡流入所用容器。

（2）注意事项：不可将熔蜡锅直接放在炉子上加热，因为这样会使底层石蜡烧焦变味，不仅影响石蜡的可塑性与黏滞性，还可能引起燃烧，变质的石蜡会使皮肤发生炎症反应。每次熔解的石蜡应根据使用部位的需要而定，一般每次 300～500g。

3. 石蜡的清洁

石蜡在使用一段时间后，因汗液、皮屑、尘埃等杂质混入，其热容量、可塑性和黏滞性降低，影响治疗效果，甚至会造成不良反应，如对皮肤产生不良刺激。因此，石蜡在使用 1～3 个月后，应进行清洁，并加入 15%～25%的新蜡。常用的石蜡清洁方法有以下几种。

（1）水洗清洁法：每次治疗结束后，立刻使用流动的清水冲洗取下的石蜡块，以清除黏附在石蜡表面的汗液、毛发、皮屑等杂质。

（2）沉淀清洁法：将石蜡加热到 100℃，30 分钟后，可起到消毒作用。然后用纱布或细孔筛对熔化的石蜡进行过滤，搅拌并静置。静置后，清洁的石蜡浮在上层，杂质沉淀在底部，凝固后切除底部富含杂质的石蜡。

（3）水煮清洁法：将石蜡放入水中加热至80~90℃，搅拌静置10分钟后，杂质溶于水中，静置后下沉，而石蜡的比重小于水，浮于水上，取出上浮石蜡，弃去水和杂质即可。

（4）白陶土清洁法：向熔解的石蜡中加2%~3%白陶土或白土，加热至90℃，搅拌30分钟，石蜡内的杂质即可被白陶土吸附并沉淀于底部，凝固后切除污染蜡块。

（5）滑石粉清洁法：向熔解的石蜡中加入2%~3%滑石粉，静置后将澄清的蜡液倒出或待蜡液凝固后将下层污染蜡切除。

4. 石蜡的重复使用

石蜡可重复使用，每次蜡疗的损失量为5%~10%，一般每1~3个月加入一次新蜡。重复使用的次数一般不超过7次。应用在创面、溃疡面或体腔污染处的石蜡不可重复使用。

5. 石蜡的消毒

将石蜡加热到100℃，经过15分钟即可达到消毒目的。

（三）常用方法

1. 蜡饼法

将熔化的石蜡倒入特制的搪瓷盘中，蜡液厚度为2cm左右，待其自然冷却至表面温度45~50℃，此时石蜡外层凝固，内部为半液态。治疗师将蜡块取出，直接敷于治疗部位，包裹保温，进行治疗。治疗时间为20~30分钟。此法适用于躯干、四肢、面部等的治疗（图4-1），可根据治疗部位大小将石蜡切成大小不同的饼块。治疗开始时注意不要用力挤压蜡饼，以免内部蜡液溢出而烫伤患者。治疗完毕后，取下蜡块立刻用急流水冲洗，然后放回蜡槽内。每日或隔日治疗1次，15~20次为1个疗程。

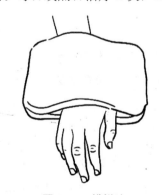

图4-1 蜡饼法

2. 刷蜡法

刷蜡法又称蜡浴疗法，该法适用于身体凹凸不平的部位或面部的治疗，如亚急性扭伤、挫伤等。患者取舒适体位，暴露治疗部位，石蜡熔化后，待温度降至 50～60℃时，将手、足浸入蜡液，然后迅速提出，待蜡液在治疗部位冷却凝固形成一层蜡膜，再浸入蜡液中，如此反复多次，直至蜡膜厚 0.5～1.0cm 形成蜡套，此时再浸入蜡液中后不再提起。治疗时间为 30～40 分钟，可每日 1 次。治疗时应注意：每次浸蜡的深度都应低于首次，以防烫伤皮肤。进行手部治疗时应将手指分开。

3. 浸蜡法

浸蜡法适用于手或足的治疗，其优点是保温时间长。石蜡熔化后，待温度降至 50～60℃时，将手或足浸入蜡液中，然后迅速提出，待蜡液在治疗部位冷却凝固形成一层蜡膜后，再次浸入蜡液中，如此反复进行，直至蜡膜厚度达 0.5～1.0cm 形成蜡套，此时再浸入蜡液中后不再提起（图4-2）。治疗时间为 30～40 分钟，每日 1 次。治疗时应注意：每次浸入蜡液时蜡的边缘不可超过第一层蜡膜边缘，以免烫伤。治疗完毕后，患者将手或足从蜡液中提出，待凝固后将蜡膜层剥离，冲洗后放回蜡槽内。

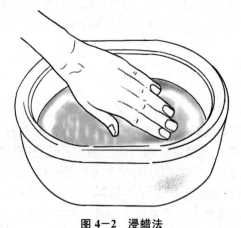

图4-2 浸蜡法

4. 蜡袋法

将石蜡熔化后装入特制塑料袋中，凝固后密封备用。治疗时，将蜡袋放入热水中使石蜡熔化，在治疗部位垫一块毛巾，再将蜡袋置于其上。此方法只是利用蜡袋的温热作用。

5. 石蜡绷带疗法

在消毒过的石蜡中加入适量的维生素或 20%～30% 的鱼肝油配置成混合物，敷于患处，用绷带包扎。此法可用于治疗伤口溃疡，具有促进愈合、防止瘢痕增生的作用。

6. 栓塞法

将消毒后的液态石蜡直接灌入阴道内，或用浸透石蜡的纱条填塞到瘘管和窦道中，用于治疗阴道炎、宫颈炎，并起到促进瘘管和窦道愈合的作用。

四、石蜡疗法的临床应用

（一）适应证

（1）软组织挫伤、腱鞘炎、滑囊炎、腰背肌筋膜炎、冷冻肩。

（2）术后、烧伤、冻伤后软组织粘连、瘢痕及关节挛缩、关节纤维性强直。

（3）颈椎病、腰椎间盘突出症、慢性关节炎、外伤性关节疾病。

（4）周围神经损伤、神经炎、神经痛、神经性皮炎。

（5）慢性肝炎、慢性胆囊炎、慢性胃肠炎、胃十二指肠溃疡、慢性盆腔炎。

（二）禁忌证

（1）皮肤对石蜡过敏。

（2）感染或开放性伤口、严重皮肤病、传染性皮肤病。

（3）高热、恶性肿瘤、周围循环严重障碍、结核病、出血倾向、心力衰竭或肾衰竭。

（4）局部严重性水肿、深部放射性治疗、1岁以下的婴儿等。

（三）注意事项

（1）应对患者皮肤状况做全面检查和评价。对存在感觉功能障碍者应适当降低治疗时的温度；对皮肤存在破损者应预先用消毒纱布覆盖，然后进行治疗。

（2）治疗开始前，应向患者解释治疗中将出现和可能出现的反应及应对方法。

（3）治疗开始前，首先测量石蜡温度，要求准确。

（4）治疗中应随时注意观察患者反应，若出现不适或皮肤过敏现象，应停止治疗，及时处理。

（5）治疗室内应保持空气流通，要有通风设备，防止石蜡加热过程中释放出的有毒气体对人体造成损害。地面最好采用石材，以便于清洁。

（6）采用蜡饼法治疗时，石蜡饼可置于保温箱中保温备用，以免蜡饼变硬变凉。

五、处方示例

患者，女，34岁，对称性手指小关节肿痛2年，晨僵，曾多方治疗，但始终不能治愈。就诊时类风湿因子（RF）为103.5单位。目前药物治疗处方为：中药每日1剂水煎服；甲氨蝶呤10mg，每周服1次（先从少量开始，逐渐加量）；来氟米特20mg，每日服1次，每日分3次服。

评定结果：近端指间关节、掌指关节、腕关节均肿胀，有挤压痛，但无关节变形；舌淡红，苔薄白，脉沉弦；VAS评分：6/10。

临床诊断：类风湿性关节炎。

康复诊断：近端指间关节、掌指关节、腕关节疼痛导致活动受限。

治疗目标：①减轻局部疼痛、肿胀（近期）。②恢复各关节活动度（远期）。

治疗方案：该患者每日到康复医学科进行热疗，运用石蜡疗法中的浸蜡法，将患肢浸入蜡液中，然后迅速提出，待蜡液在治疗部位冷却凝固形成一层蜡膜后，再次浸入蜡液中，如此反复进行，直至蜡膜厚度达 0.5~1.0cm 形成蜡套，此时再浸入蜡液中后不再提起。治疗时间为 30~40 分钟，每日 1 次。

第三节　中药熏蒸

中药熏蒸又叫蒸汽疗法、汽浴疗法、中药雾化透皮疗法，是以中医理论为指导，利用药物煎煮后所产生的蒸汽，通过熏蒸机体达到治疗目的的一种中医外治疗法。早在《黄帝内经》中就有"摩之浴之"之说。实践证明，中药熏蒸作用直接，疗效确切，适应证广，无毒副作用。常用的方法有局部熏蒸疗法和全身蒸汽浴疗法。

一、中药熏蒸的生理效应和治疗作用

（一）热传导作用

中药熏蒸能使局部血管扩张，加速血液循环，增强细胞通透性，从而加速血肿的消退和水肿的消散。中药熏蒸还能促进新陈代谢，增强巨噬细胞的吞噬能力，具有消炎作用。

（二）气流颗粒运动作用

采用中药熏蒸治疗时，加热后气流中微小的固体颗粒对患处起到按摩、摩擦等机械治疗作用；软化瘢痕、粘连组织和松解挛缩的肌腱；降低末梢神经的兴奋性，降低肌张力，起到解痉和镇痛作用。

（三）独特的药物治疗作用

中药熏蒸可根据不同的疾病选择不同的中药配伍进行治疗。熏蒸药物中逸出的中药粒子（为分子或离子）作用于体表直接产生杀虫、杀菌、消炎、止痒、治痛等作用，或经透皮吸收入人体，通过激发组织细胞受体的生物化学过程发挥治疗作用，进而消除病灶，以达到消炎、镇痛、消肿等目的。

二、中药熏蒸的治疗技术

（一）局部熏蒸疗法

利用蒸汽做局部熏蒸能治疗局部病变。中药熏蒸兼有温热作用和药物作用。药物通过温热作用渗入局部，有利于吸收。

1. 熏蒸法

将配伍好的中药放入熏蒸仪的药槽中，加水煮沸 30 分钟，将治疗部位直接置于蒸汽上方进行熏蒸。腰腿痛或肢体活动不便的患者可采取仰卧位（图 4-3），每次治疗时间为 20~40 分钟，每日 1 次。急性炎症及扭挫伤患者治疗 3~7 次为 1 个疗程，慢性病患者治疗 15~20 次为 1 个疗程。

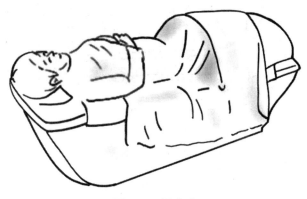

图 4-3　熏蒸法

2. 喷熏法

先将药物煎取滤液，放在蒸汽发生器内，再加热蒸汽发生器，将喷出的药物蒸汽直接对准治疗部位喷熏 20 分钟，治疗疗程同熏蒸法。

3. 药物配方与适应证

（1）用于急性风湿性关节炎、急性扭挫伤等新伤：川芎 10g、川木瓜 10g、牛膝 10g、乌药 15g、五加皮 10g、三桠苦 30g、豹皮樟 30g、鸡血藤 20g、过江龙 30g、半枫荷 30g、山大颜 30g、络石藤 30g。以上药方一般可用 20 人次，可根据药源酌情增减。

（2）用于慢性肌肉劳损、慢性关节炎、关节功能障碍等陈伤：艾叶 15g、川柳 15g、细辛 15g、炙川草乌 15g、桂枝 30g、仲翁草 15g、透骨草 15g、威灵仙 15g、茜草 15g。此方又称为八仙逍遥散，上述药量一般可用两周左右。

（3）用于慢性盆腔炎：小茴香 50g、炮姜 20g、醋元胡 15g、益母草 20g、五灵脂 15g、没药 15g、当归 15g、川芎 20g、生蒲黄 15g、肉桂 15g、白花蛇舌草 20g、败酱草 20g。上药水煎后，将热药液置入中药熏蒸器熏下腹部。

（二）全身蒸汽浴疗法

全身蒸汽浴疗法需在蒸疗室进行。蒸疗室包括全身熏蒸仪、洗浴室、休息室。将配伍好的中药放入熏蒸仪的药槽中，加水煮沸 30 分钟，嘱患者仅穿内衣进入熏蒸仪，将头部暴露（图 4-4）。蒸汽温度在 40℃ 左右为宜，一般治疗时间为 20~40 分钟，治疗结束后进入洗浴室进行温水淋浴，入休息室休息 10~20 分钟后方可离开。治疗每日或

隔日 1 次，10～15 次为 1 个疗程，休息 2 周后可开始第 2 个疗程。药物配方：鸡血藤
210g、防风 120g、桑寄生 120g、射干 120g、石菖蒲 120g、青木香 230g、荆芥 120g、
桂枝 120g、淫羊藿 120g、艾叶 12g、香樟 12g。上述药物一般可用两周，可酌情增减。

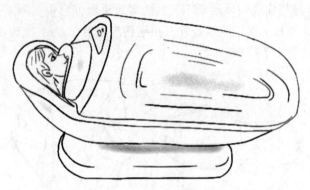

图 4-4　全身蒸汽浴疗法

三、中药熏蒸的临床应用

（一）适应证

适应证：风湿性关节炎，腰肌劳损，扭挫伤，瘢痕挛缩，上呼吸道感染，高血压病
Ⅰ、Ⅱ期，神经衰弱，神经痛，荨麻疹，慢性盆腔炎，功能性闭经等。

（二）禁忌证

严重心血管疾病患者、恶性贫血患者、孕妇、经期女性、活动性肺结核患者、皮肤
温度感觉障碍者、高热患者禁用。年老、体弱者慎用。

四、处方示例

患者，女，56 岁，近日来出现头脑胀痛、咽喉肿痛，曾服用头孢、脑宁等药物，
静脉滴注地塞米松、头孢克肟、清开灵等效果不佳，遂来院治疗。患者头脑胀痛、咽喉
肿痛、面红目赤、口干口苦、食欲不振、大便干结、小便黄赤、舌红苔黄腻、脉滑数。
四诊合参，患者肺胃热盛、气机不利。中医诊断为头痛（风热型）。

评定结果：VAS 评分，6/10。

临床诊断：三叉神经痛。

康复诊断：头痛影响患者正常生活。

治疗目标：①减轻头部疼痛（近期）。②恢复各关节活动度（远期）。

治疗方案：该患者每日到康复医学科进行热疗，运用中药熏蒸进行治疗。药物配
方：菊花 20g、连翘 30g、薄荷 9g、透骨草 50g、川芎 30g、白芷 15g、细辛 15g、白僵
蚕 56 个。上方用水煎后熏蒸患处及左侧耳孔每天 1 次，每次 20～40 分钟，至患者症状
明显减轻，继续用上方熏蒸 10 天。

第四节 泥疗法

泥疗法（mud therapy）是将加热至适当温度的含有对人体有益矿物质的泥，以浴或湿敷布的形式作用于机体表面治疗疾病的方法。治疗泥有淤泥、泥煤、腐殖土、黏土和人工泥。泥疗法有着较为悠久的历史，在我国古代医学中，东晋葛洪的《肘后备急方》、唐代孙思邈的《千金要方》等，都有泥疗的记载。李时珍的《本草纲目》中曾说及泥与人体的关系。中医认为，脾属土，自然界的泥土可敷于人体，凡与脾相关的疾病，用泥疗法疗效明显。

一、泥疗法的生理效应和治疗作用

治疗泥的成分如下。

（1）矿物质：主要成分为硅酸盐，并含有大量氧化物、磷酸、氯、氟、硫、氮、氨等无机物质。

（2）有机物质：主要成分为蛋白质、氮化合物及脂类。

（3）泥浆：占泥总重量的 $35\%\sim97\%$，主要成分为溶于泥浆中的矿物盐、胶体及氧、二氧化碳、氯、氮等气体。

（4）微生物：治疗泥中含有一定数量的微生物，其中起到主要作用的是硫化氢弧菌、脱硫螺菌和各型白硫菌属等。

（5）其他：某些治疗泥中含有维生素、激素、氨基酸、抗生素、噬菌体等。除此之外，泥中还有某些放射性物质，与皮肤之间产生微电流。

（一）生理效应

（1）温热作用：泥疗法最主要的作用是温热作用，其作用机制与其他热疗相同。其治疗特点是作用持久、温和，在患者可耐受较高温度的情况下不出现皮肤烫伤，从而使更多的热量传导进入体内，起到更好的治疗作用。

（2）机械作用：治疗泥具有强大的抗剪切能力，黏滞性高，比重大，与治疗部位紧密贴合产生挤压力和摩擦力等机械刺激，使温热作用达到更深的部位。

（3）化学作用：治疗泥中含有的无机物等化学物质，经过皮肤吸收或吸附于皮肤和黏膜表面的化学感受器上，对机体产生相应的治疗作用。

（二）治疗作用

泥疗法与石蜡疗法等其他热疗的治疗作用相同，主要通过温热作用、机械作用和化学作用起到改善血液循环、促进新陈代谢、改善组织营养、解痉、镇痛等作用。

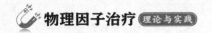

二、泥疗法的治疗技术

（一）治疗泥的选择

泥疗法应选择无致病菌和感染菌，具有良好黏稠性、可塑性的泥，要求腐败分解度为 50%～60%。

（二）加热方法

泥疗法可采用以下两种方法加热：①天然加热法，利用阳光将治疗泥加热至 38～45℃；②人工加热法，利用水浴锅、蒸汽、电加热等方法将治疗泥加热至 40～55℃。

（三）治疗方法

（1）泥浴法：将身体或治疗部位浸于液态泥中（图 4-5），可根据需要进行全身泥浴和局部泥浴。全身泥浴温度为 39～42℃，时间为 5～15 分钟；局部泥浴温度为 39～48℃，时间为 15～30 分钟。身体强壮者可每日 1 次，一般体质者每隔 1～2 日 1 次。治疗结束后用 35～37℃的温水冲洗治疗部位，冲洗结束后卧床休息 30～40 分钟后方可离开。

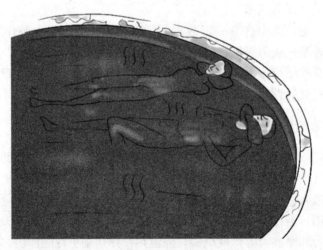

图 4-5　泥浴法

（2）泥饼法：可用于全身治疗或局部治疗。患者采用平卧位，在治疗部位加泥至 3～5cm 厚，然后用治疗巾或一次性薄膜保温。温度及治疗时间同泥浴法。

（3）泥罨包法：将准备好的泥加热后放在特制的布袋中，置于患部。

（4）电泥疗法：在泥疗过程中联合使用电疗，一般常用中频电疗法，使泥中的钙、镁、铁、氯、碘等离子在直流电的作用下导入人体。其治疗效果是泥疗和电疗的双重叠加。

三、泥疗法的临床应用

（一）适应证

适应证：风湿性关节炎与类风湿性关节炎、骨性关节炎、腱鞘炎、肌痉挛、骨折愈合缓慢、神经炎、神经痛、周围神经损伤、静脉曲张、慢性前列腺炎、慢性盆腔炎、瘢痕增生、慢性溃疡、妇科疾病等。

（二）禁忌证

禁忌证同石蜡疗法。

（三）注意事项

（1）全身泥浴加温时应充分搅拌，务必使之均匀受热，否则会造成烫伤。

（2）对治疗泥的质量应进行鉴别，选择各项指标均合格的泥。

（3）治疗时应随时观察患者反应，如发现大量出汗、头晕、心悸等不良反应，应立即停止治疗并对症处理。

（4）泥疗法的剂量，尤其是全身泥浴的剂量是根据温度、黏度、治疗时间而定的。应遵循循序渐进的原则，逐渐增加剂量。

（5）泥疗法治疗后应注意休息，不要做日光浴、游泳及长时间散步。

四、处方示例

患者，女，37岁，经行5天，量多，色黯，伴腹痛、便溏。白带色黄、量多、有异味。B超提示：盆腔炎，宫颈明显增厚，约37mm，盆腔积液约16mm，曾服用数种激素、抗生素等，没有明显疗效。

评定结果：近端指间关节、掌指关节、腕关节均肿胀，有挤压痛，但无关节变形；舌淡红，苔薄白，脉沉弦；VAS评分：6/10。

临床诊断：慢性盆腔炎。

康复诊断：月经量多、腹痛、便溏影响患者生活。

治疗目标：①减少盆腔积液（近期）。②改善经期血色、流量及腹痛症状（远期）。

治疗方案：该患者每日到康复医学科进行局部泥疗，运用泥饼法进行局部治疗。患者均采用平卧位，在下腹部加泥至3~5cm厚，然后用治疗巾或一次性薄膜保温。治疗时间为30~40分钟，每日1次。

（朱嘉卉）

主要参考文献

[1] 燕铁斌. 物理治疗学［M］. 3版. 北京：人民卫生出版社，2018.

[2] 乔志恒，华桂茹. 理疗学［M］. 2版. 北京：华夏出版社，2013.

[3] 张维杰，彭怀晴，蓝巍. 物理因子治疗技术［M］. 武汉：华中科技大学出版社，2012.

第五章 冷 疗

第一节 概 述

一、定义

冷疗（cold therapy）是指运用比人体温度低的物理因子刺激皮肤或黏膜以治疗疾病的一种物理治疗方法。冷疗通常使用低于体温的冷水、冰、冷气体等，通过冷刺激引起机体一系列的功能变化，以达到治疗目的。

二、发展历史

冷疗在医学上的应用历史悠久，最早可以追溯到公元前 2500 年，埃及人利用冷来治疗伤口与炎症。在拿破仑时代曾记载一名叫多米尼克·让·拉雷的外科医生利用冷来协助截肢手术。在我国汉墓出土的《五十二病方》中有用井底的冷泥外敷以止血、止痛和消肿的记载。《后汉书》中有华佗用冷水治疗热病之验案。从汉代至明代，《肘后备急方》《本草拾遗》《儒门事亲》《本草纲目》等均对冷疗的应用有所记载。随着基础和临床研究的进展，冷疗现已广泛应用于多种疾病的治疗。

冷冻疗法是在冷疗法的基础上发展起来的，冷冻疗法在我国起步较晚，但发展迅速。外科、眼科、妇科、皮肤科、耳鼻喉科都开展了冷冻疗法。冷冻疗法作为一种新兴的医疗技术在良性肿瘤、恶性肿瘤的治疗中得到迅速发展。

第二节 冷疗的生理效应和治疗作用

冷刺激作用于人体皮肤或黏膜后，通过直接刺激作用和神经体液反射作用，引起人体局部或全身生理功能改变，从而起到治疗作用。

冷疗的治疗方法和治疗时间不同，所产生的治疗作用也不同。瞬间的冷刺激能提高组织的兴奋性；而持续、长时间的冷刺激会使组织的兴奋性下降，甚至导致抑制性反应。

一、对神经系统的作用

（一）兴奋作用

短暂较深的冷刺激对神经系统具有兴奋作用，比如急救时用冷水喷面部，能使昏迷的患者苏醒等。

（二）抑制作用

持续的冷刺激对神经系统则起抑制作用，降低神经兴奋性，降低神经传导速度，起到局部神经阻滞的作用。

持续长时间的冷刺激使运动神经和感觉神经的传导速度降低，这可能与以下因素有关：寒冷对神经膜的直接刺激、ATP 失活、皮肤感觉器的传入冲动受抑制等。局部颅脑低温可降低颅内压，有效减少脑脊液的分泌，降低颅脑的能量消耗，提高对缺氧的耐受性。

局部持续冷刺激对周围神经有阻滞传导的作用。冷刺激可使神经轴突反射减弱，当温度降低到6℃时，运动神经受抑制；继续下降到1℃时，感觉神经受抑制。

二、对局部组织温度的作用

冷刺激可使局部组织温度明显下降，由于皮肤中冷觉感受器比热觉感受器数目多，因此对冷刺激较为敏感，对局部组织温度的影响要显著高于热刺激。

三、对血液循环的作用

（一）对周围血管的作用

短时间冷刺激作用于局部组织后，受刺激的部位血液循环得到改善，局部表现为反应性充血、皮温升高、发红，可防止局部组织因缺血受到损伤。与此同时，通过脊髓反射引起对称部位和深部血管扩张，使血流量增加，改善局部血液供给和组织缺血缺氧状态。

长时间冷刺激（一般超过30分钟）使血管的舒张力丧失，皮下浅层小血管扩张，外周血流量减少，皮温下降，出现发绀。冷刺激通过神经轴突反射可引起浅表血管收缩，血管通透性下降，局部渗出、漏出减少，起到减轻炎症反应和预防、消除肿胀的作用。

（二）对心血管的作用

局部或全身的冷刺激会引起血压升高，在正常人中，这种反应持续时间较短，血压改变的幅度小于10mmHg，但对于高血压患者，可能导致病情急剧加重，故高血压患者应慎用。

冷疗不会造成心脏的过度负荷。局部心脏冷敷会使迷走神经兴奋，心率减慢，心排血量减少，从而使得血压下降，因此对于心内膜炎、心肌炎、早期冠脉供血不足的患者可酌情使用。

四、对组织代谢的作用

冷刺激能使局部温度降低，局部耗氧量减少，组织代谢率下降，使炎性介质活性降低，减轻代谢性酸中毒，从而减轻急性炎症反应。

（一）对皮肤的作用

局部冷刺激首先引起皮肤、肌肉和关节等的温度降低。短时间冷刺激使皮肤出现刺痛感，随着冷刺激时间的延长和温度的降低，皮肤发白僵硬。低于冰点的长时间冷刺激使皮肤组织苍白坚硬并轻度隆起，这种现象叫作凝冻。细胞和皮肤破坏的低温临界值为$-20 \sim -10 ℃$，因此一般冷疗不会造成局部组织损伤。

（二）对肌肉组织的作用

短时间冷刺激可兴奋肌肉，促进骨骼肌的收缩；长时间冷刺激可使肌梭传入纤维、α-运动神经元和γ-运动神经元的活动受到抑制，使骨骼肌的收缩期、舒张期及潜伏期延长，降低肌张力和肌肉的收缩力，因此可缓解肌痉挛。

五、对消化系统的作用

研究发现，冷疗对消化系统具有一定的促进作用和抑制作用。促进作用是指对腹部冷敷4~18分钟，会引起大部分胃肠道反射性活动增强，胃液和胃酸分泌增多。抑制作用是指当饮用冷水时，冷水直接接触胃壁，胃血流量减少，胃酸、胃液分泌减少，胃排空时间延长。

六、对炎症和免疫反应的作用

（一）对炎症的作用

冷疗对急性炎症有较好的治疗作用，其原理是冷刺激促使局部血管收缩、降低组织的代谢率、抑制炎性渗出物和出血、减少炎性介质的释放、减轻疼痛，但对亚急性和慢性炎症患者可能造成组织损坏。

（二）对免疫反应的作用

局部短时间的冷刺激可降低炎性介质的活性，对类风湿性关节炎、寒冷性荨麻疹患者有一定的治疗效果，但其作用机制仍需进一步研究。

第三节　冷疗的治疗技术

一、所需物品

进行冷疗所需物品较简单，如常用的浴桶、浴盆、毛巾、水袋、冰水、冰块、冰袋等，以及冷喷雾（氯乙烷）、冷空气吹风等。

二、治疗方法

（一）冷敷法

1. 冰敷袋法

（1）普通冰袋法：将碎冰块灌入冰袋 1/2 或 1/3，排除袋内空气，夹紧袋口，敷于患部，在需要较长时间和较冷条件时采用。治疗时间根据病情而定，一般为同一部位 15～20 分钟，若需较长时间或较深部位冷疗，可替换医用冰袋，最长治疗时间：在同一部位间隔 1～2 小时使用，总时间不超过 24～48 小时。随时查看冰袋有无漏水及被敷部位皮肤情况，若局部皮肤苍白、青紫或有麻木感，应立即停止使用，以防冻伤。治疗结束，移去冰袋，擦干皮肤，检查皮肤和治疗的生理反应。

1）间接冰敷法：将冰块隔着衬垫或毛巾放在治疗部位，可避免冰冻的突然刺激，使皮肤温度缓慢下降，治疗时间一般为 20～30 分钟。

2）直接冰敷法：将冰块直接放在治疗部位，这种治疗方法刺激强烈，因此治疗时间应较短，一般为 5～10 分钟。

（2）化学冰袋法：化学冰袋又称保健冰袋，采用高分子材料研制而成，内为二氧化硅凝胶水合物或聚乙烯醇，可保存在冰箱或冰柜中。其特点是柔韧，不渗水，在低温下可保持较长时间，但不会像冰一样使皮肤产生较低温度，一般不出现感觉缺失现象。化学冰袋特别适用于不需要过强、过长时间的冷疗。如化学冰袋太凉，可加绒布套包裹。治疗时间可根据病情需要而定。控制水肿、疼痛或出血的治疗时间为 10～20 分钟，对于烧伤等必须即刻急救的情况，可维持应用数小时。须较长时间治疗者，可采用更换冰袋的方法，以保持冰袋和患者之间的温差相对稳定。

（3）冰块按摩法：用冰块在治疗部位上来回移动按摩，此方法治疗时间一般为 5～15 分钟。进行治疗时，应密切观察患者皮肤，不能引起皮肤的凝冻。

2. 冷湿巾敷法

将毛巾放入混有冰块的冷水中完全浸透，然后拧去多余水分，再将毛巾敷于患处，每 2～3 分钟更换一次毛巾，交替运用冷却的毛巾治疗，约 10 分钟或直至皮肤感觉缺失，全部治疗时间为 20～30 分钟。此方法适用于大面积受累的痉挛或疼痛性肌痉挛。

3. 循环冷敷法

循环冷敷法用循环冷却装置进行治疗，分为体外法和体腔法两种。

（1）体外法：用金属或塑料小管制成盘或鼓状置于体表，冷水或冷却剂在管内循环以达到制冷的目的。

（2）体腔法：用大小合适的管子连接一球囊，置于体腔内，再从管子中通以冷水而达到冷却治疗的目的，如胃肠道的局部冷疗。体腔法以临床医生操作为主，康复治疗师参与较少。

（二）浸泡法

浸泡法是指将肢体浸入冷水中进行治疗，根据浸入部位的多少分为局部浸泡法、全身浸泡法、喷射法等。

1. 局部浸泡法

将病变部位直接浸泡在冷水（0~5℃）中，治疗开始时患者可有刺痛感，首次浸入时间为2~3秒，随后将患者肢体从冷水中取出擦干，进行主动或被动运动，待肢体温度恢复后再次浸入冷水，浸入时间逐渐增加到20~30秒，依次反复进行，总治疗时间为4~5分钟。局部浸泡法能减轻疼痛，缓解痉挛，恢复肢体运动能力，适用于手指、肘、足等关节病变患者及偏瘫患者上下肢肌痉挛的治疗。

2. 全身浸泡法

患者将身体在冷水中短暂浸泡，水的温度根据病情而定，浸泡时间以患者出现冷反应（如寒战）为准。首次浸泡时间为1分钟，随后浸泡时间逐渐增加至3~10分钟。全身浸泡法适用于全身性肌痉挛患者，起到缓解痉挛的作用，有利于患者进行主动和被动运动，也适用于无力性便秘、肥胖症的患者。

3. 喷射法

喷射法是利用喷射装置将冷冻剂或冷空气直接喷射于治疗部位，使局部组织温度降低的一种治疗方法，常用于治疗四肢关节、烧伤创面等凹凸不平和范围较大的部位。治疗时间因病情不同而异，最短治疗时间为20~30秒，最长可达15分钟。较常用的为间隔喷射法，如使用氯乙烷喷射治疗，距离治疗部位20~30cm，间隔30秒至1分钟，一次治疗反复喷射3~10次，治疗过程需密切关注皮肤情况。

第四节　冷疗的临床应用

一、适应证

（1）疼痛或痉挛性疾病：落枕、急性腰扭伤、肩痛、颈椎病、偏头痛、残肢痛、瘢痕痛、偏瘫或截肢后肌痉挛。

（2）软组织损伤：适用于运动损伤早期水肿、血肿的急救和止痛，如韧带扭伤、肌肉拉伤、撕裂伤、肌腱炎、滑囊炎等。

（3）内脏出血：利用体腔循环冷敷法对出血（如肺出血、食管出血、胃十二指肠出血等）部位进行局部冷疗，可有效控制出血。脑卒中患者在急性期对头部进行冷敷（冰帽、冰毯）可减少颅脑损伤。

（4）烧伤、烫伤的急救治疗：适用于面积在 20％以下、Ⅰ～Ⅲ度热烧伤，也适用于四肢部位的烧伤、烫伤，可在损伤早期用冷水浸泡损伤部位，直至疼痛消失。

（5）早期蛇咬伤的辅助治疗。

（6）其他：可用于高热、中暑的物理降温治疗，扁桃体术后喉部出血水肿的治疗，类风湿性关节炎、重度颅脑损伤的亚低温治疗，由冷刺激引起的支气管哮喘、寒冷性荨麻疹的冷脱敏治疗。

二、禁忌证

（1）内科疾病：高血压，心、肺、肾功能不全。

（2）过敏：冷过敏反应。

（3）血液循环障碍：血栓闭塞性脉管炎、雷诺病、皮肤感觉障碍、断肢再植术后等。

三、注意事项

（1）治疗前应向患者说明治疗时的正常感觉和可能出现的不良反应，说明治疗作用，缓解患者的紧张情绪。

（2）治疗时注意防止局部出现冻伤。

（3）在进行冷疗时，应注意对非治疗部位进行保暖。

（4）喷射法禁用于头面部，以防造成眼、耳、鼻、呼吸道等的损伤。

（5）冷过敏反应的处理方法如下：

若在冷疗过程中，患者出现头晕、恶心、面色苍白、血压下降等反应，应立即停止治疗，让患者仰卧，并采取提升体温的措施，如对身体其他部位进行保暖、饮用温热水等。对疑有冷过敏反应的患者，治疗前应先进行过敏试验。

冷疗有时会引起局部疼痛，一般无需特别处理。但是反应强烈甚至由疼痛导致休克的患者，需立即停止治疗，卧床休息并全身复温。

冷疗的温度过低或治疗时间过长时，局部组织可能出现水疱、渗出和水肿，甚至导致皮肤、皮下组织坏死。对轻度冻伤部位，需注意预防感染；对严重冻伤部位，应该严格进行无菌穿刺抽液，并进行无菌换药。

第五节　处方示例

患者，男，18 岁，在 1 小时前踢足球时不慎扭伤右侧踝关节，出现外踝前下方疼痛、肿胀，行走困难。体格检查发现外踝前下方肿胀，有压痛，关节内翻活动受限，外翻正常。X 线检查排除骨折。

评定结果：右侧踝关节肌力为 4 级；VAS 评分：6/10。

临床诊断：右侧踝关节外侧副韧带扭伤。

康复诊断：右侧踝关节内翻活动受限。

治疗目标：消除局部肿胀，减轻疼痛，恢复患者正常踝关节活动度。

治疗方案：将冰袋放置踝关节扭伤部位，治疗 15~20 分钟后，移去冰袋，做局部踝关节主动和被动运动，每日 2~3 次。

（朱嘉卉）

主要参考文献

[1] 燕铁斌. 物理治疗学［M］. 3 版. 北京：人民卫生出版社，2018.

[2] 乔志恒，华桂茹. 理疗学［M］. 2 版. 北京：华夏出版社，2013.

[3] 李梦来，黄雪梅. 冷疗发展应用概述［J］. 内蒙古中医药，2011，30（9）：3.

[4] 张维杰，彭怀晴，蓝巍. 物理因子治疗技术［M］. 武汉：华中科技大学出版社，2012.

第六章　直流电疗法

第一节　概　述

直流电（direct current，DC）具有大小（电压高低）和方向（正负极）都不随时间（相对范围内）变化的特点。脉动直流电：方向（正负极）不变，但大小（电压高低）随时间变化，只有经过滤波以后才变成平滑直流电，当然其中仍存在脉动成分（称纹波系数），其大小取决于滤波电路的滤波效果。

直流电所通过的电路称为直流电路，由直流电源和电阻构成闭合导电回路并形成恒定的电场。在电源外，正电荷从高电势处经电阻流向低电势处；在电源内，靠电源的非静电力作用，再从低电势处到达高电势处。在直流电路中，电源的作用是提供不随时间变化的恒定电动势，为在电阻上消耗的焦耳热补充能量。如果考虑到趋肤效应和各种损耗（绝缘材料的介质损耗、磁感应的涡流损耗、架空线的电晕损耗等），输送同样功率交流电所用导线截面积大于或等于直流电输送所用导线截面积的 1.33 倍。在直流电路中，电子在阴极、负极、负磁极形成，并向阳极、正极、正磁极移动。不过，物理学家定义直流电为从正极到负极的运动。

直流电对人体的作用取决于其在组织中引起的物理、化学变化。人体的内环境是一个相对复杂的导体，在直流电场的作用下，体内进行着电泳、电渗、电解，同时体内的pH 值、细胞膜通透性、离子浓度、蛋白质水平、胆碱酯酶水平等均随之产生相应的变化。直流电可以起到扩张血管、促进局部血液循环、改善局部的营养和代谢、加快骨折愈合、调节神经系统等作用，通常被用来改善慢性炎症、血栓性静脉炎、缺血性溃疡、骨折、神经损伤的症状。直流电既可以用于全身治疗，也可以用于局部治疗，还可以将电极放入体腔内进行治疗等。将电极放置于对症的穴位上进行治疗，称为直流电穴位疗法。直流电疗法是应用较早的电疗法之一，但单纯使用直流电进行治疗相对较少，而在此基础上开展的离子导入疗法和低频电疗法沿用至今。

一、直流电的电解效应

人体内的体液是组织及细胞进行代谢和各种功能活动的场所，也称为内环境。体液中含有的各种电解质，对维持细胞内液与细胞外液之间的酸碱平衡、神经肌肉兴奋性及渗透性等具有重要作用，其中一些微量元素是许多酶的激活剂。体液中主要的阳离子有

K^+、Na^+、Ca^{2+}、Mg^{2+}，而主要的阴离子有 Cl^-、HCO_3^{3-}、HPO_4^{3-}、SO_4^{2-} 等。所以可以把人体的体液理解为电解质溶液，而人体组织是电解质导体能够导电。在使用直流电进行治疗时，两个电极之间存在着稳定不变的电势差，引起人体组织内的各种离子向一定的方向移动而形成电流。由离子移动而引起体液中离子的浓度变化是直流电产生作用的基础。

当直流电作用于电解质溶液时，溶液中的离子发生定向迁移以及在电极表面发生一系列的化学反应，这一过程称为电解。电解质在水中电解时，一部分被解离成阳离子和阴离子，而后被水分子包围，称为离子的水化。直流电通过电解质溶液时，一方面，阳离子会向阴极迁移并在阴极上获得电子而还原成原子或原子团，电子从外电路进入溶液；另一方面，阴离子向阳极迁移并在阳极上放出电子而氧化为原子或原子团，电子离开溶液流入外电路。在电极上产生的这些原子或原子团，与溶剂发生进一步化学变化而产生的新物质，叫作电解产物。下面以氯化钠（NaCl）溶液为例说明电解过程。

直流电作用于氯化钠溶液，氯化钠溶液受水化作用自动解离成 Na^+ 和 Cl^-。通电时，Na^+ 向阴极移动，在阴极得到电子成为钠原子；Cl^- 向阳极移动，并在阳极释放出电子而变成氯原子。钠原子与水发生化学反应生成氢氧化钠并放出氢气，氯原子与水发生化学反应生成盐酸并放出氧气，最后在阴极产生碱性电解产物，在阳极产生酸性电解产物。

二、电泳与电渗

电泳与电渗是指直流电作用于胶体分散体系同时出现的两种现象。由于蛋白质为两性电解质，在碱性溶液中，蛋白质的羧基被解离出氢离子而带负电荷呈酸性；在酸性溶液中，蛋白质的氨基结合氢离子带正电荷而呈碱性。人体内的血液、淋巴和脑脊液等体液，在正常情况下为弱碱性，因此蛋白质表面带负电荷。正电荷离子被蛋白质表面的负电荷所吸引而形成一种独特的电荷分布：蛋白质表面的负电荷和这些负电荷所吸引的少数正电荷构成吸附层，吸附层四周的正电荷构成扩散层。吸附层虽有少数正电荷，但仍以负电荷居多，因此带负电，扩散层则由正电荷组成。在吸附层与扩散层之间存在一定的电位差，称为 Zeta 电位，反映胶体分散体系的稳定性。

当直流电通过人体时，蛋白质及其吸附层向阳极移动，称为电泳；扩散层的正电荷与其水化膜向阴极移动，称为电渗。由于蛋白胶体的移动影响了蛋白质的分布和密度，随着电渗的发生，阴极下的水分相对增多，而阳极则相对脱水。

三、改变酸碱度

在直流电作用下，Na^+、K^+、Ca^{2+}、Mg^{2+} 等阳离子向阴极移动，而许多酸根离子和有机酸则向阳极移动，同时在阴极产生碱性电解产物，而在阳极产生酸性电解产物，导致阴极的碱性升高，而阳极的酸性升高。两极的酸碱电解产物蓄积到一定的浓度时，会对组织造成化学性烧伤，使用直流电流进行治疗时必须注意这一点。可以用该方法来进行脱毛、治疗疣状痣等。也有研究表示，除非治疗剂量超过 80mA/min（正常剂量），否则皮肤酸碱度不会发生变化。

四、改变组织含水量

在直流电作用下发生的电泳和电渗，使得阴极水分子增加，蛋白质分散度升高，组织膨胀且松软，而阳极组织水分减少，蛋白质分散度降低，组织较为干燥且致密。

五、改变细胞膜通透性

电荷、水化膜、酸碱度和电解质均与蛋白质的稳定性有密切关系。在直流电阳极，由于脱水，偏酸，蛋白质分散度降低，易于聚集凝结，而且阳极 Ca^{2+} 浓度相对增高，细胞膜变得致密，因此阳极的细胞膜通透性降低，物质的经膜交换速度减慢。而阴极的组织含水量增加，偏碱，蛋白质分散度升高，而且阴极下 K^+ 浓度相对升高，细胞膜变得疏松，通透性增加，加速物质的经膜交换。

六、调节组织兴奋性

体液中各种电解质的比例协调是维持神经肌肉兴奋性的必要条件。在直流电作用下，体液中的 K^+、Na^+、Ca^{2+}、Mg^{2+} 都向阴极移动，由于 K^+ 和 Na^+ 的水化膜较薄，移动速度较快，所以在阴极 K^+ 和 Na^+ 的浓度相对升高，同时碱性升高，H^+ 浓度较低，所以阴极有提高组织兴奋性的作用，与此相反，阳极的 H^+ 浓度较高，所以阳极有降低组织兴奋性的作用。其关系如下：

$$神经肌肉兴奋性 = \frac{[K^+] + [Na^+]}{[Ca^{2+}] + [Mg^{2+}] + [H^+]}$$

直流电能改变细胞膜两侧原有的膜电位水平（改变膜的极化状态）。阴极使细胞膜的两侧形成外负内正的电位差，这个电位差使得细胞膜两侧原有的外正内负的膜电位的数值减少，使细胞膜处于一种低极化状态，造成应激性升高；而阳极使细胞膜的两侧产生一个外正内负的电位差，这与细胞膜两侧原有的电位差同向，膜电位增高而处于一种超极化状态，导致应激性降低。

（毛锐涛）

第二节　单纯直流电疗法

直流电疗法（galvanization）指运用直流电作用于人体，在体内产生一系列理化反应，并引起机体相应的生理反应，通过所产生的生理反应，改善病理生理过程，以达到治疗疾病的目的。

人体内的体液对直流电的导电效率最高。脑脊液、淋巴液、胆汁、血液等均属优良导体。神经、肌肉、脑、肾等也具有良好的导电性。而结缔组织、皮肤、脂肪、骨组织等导电性能较差，属不良导体。皮肤角质层的电阻最大，干头发、指甲等几乎完全不导电。皮肤之所以能导电，主要是因为汗腺管及其分泌物，但汗腺管与整个皮肤的面积相比很小，因此皮肤的电阻较大。而直流电药物离子导入恰恰主要通过汗腺管口进入人体

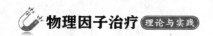

产生作用。当直流电经皮肤通过人体时，体内的离子、胶体粒子（蛋白质）和水分子朝一定的方向移动，产生电解、电泳和电渗等一系列理化反应。

一、单纯直流电疗法的生理效应和治疗作用

（一）生理效应

1. 促进局部小血管扩张和加强组织营养

直流电对血管舒张有显著作用。在直流电刺激作用下，末梢感觉神经和血管壁上的感受器反射性舒张末梢血管并释放组胺。同时在电解作用下，体内的微量蛋白质变性分解，引起组胺及血管活性肽等物质的释放。组胺继而可直接或通过神经轴突反射使小动脉舒张，增大内皮细胞间隙，使血管通透性增高。采用直流电疗法后，电极放置部位的皮肤充血潮红，局部血流量增加 140% 左右并可持续 30~40 分钟，皮温可升高 0.3~0.5℃。在血管扩张循环得到改善的同时加强了组织营养，提升了细胞活性并加速排出代谢产物。阴极作用较阳极更为明显。

2. 对神经系统的作用

（1）对中枢神经的作用：直流电对中枢神经的作用根据刺激强度、极性、机体的功能状态可引起不同的反应。在兴奋与抑制过程失调的情况下，可通过直流电进行调节。例如，将上行直流电通过脊髓（阳极置于腰骶部，阴极置于颈部），可使反射兴奋性增高；调换电极位置后，兴奋性降低。

（2）对自主神经的作用：直流电通过刺激皮肤或黏膜的感觉神经末梢感受器，反射性地影响自主神经功能，引起其支配的内脏器官的血管舒缩。例如，用直流电对肩颈区进行治疗，通过影响颈部交感神经以调节颅内、头颈部和上肢的血液循环。

（3）对运动神经的作用：直流电的极性、电流强弱、通断电情况等不同，运动神经及其支配的肌肉所产生的反应不同。在通断电的瞬间可引起其所支配的骨骼肌收缩，因为神经兴奋的基础是局部离子浓度的变化，变化越大，神经的反应越显著。直流电强度改变的速度越快，神经越易兴奋。相反，电流强度变化缓慢，则由于扩散作用，离子不能积聚至足以引起兴奋的浓度，肌肉就不会产生收缩。

（4）对感觉神经的作用：直流电对皮肤感觉神经末梢有刺激作用。当电流强度较弱时，有蚁走样感觉，随着电流强度的增加，会产生针刺、刺痛、灼烧痛等不适感。电流强度越大，疼痛越剧烈。电流强度变化过快时，可引起明显的灼烧痛。如果缓慢地增加电流强度，疼痛感则不明显。随着通电时间的延长，直流电引起的刺激感将逐渐减弱并出现轻微的温热感。身体不同部位的皮肤对直流电刺激的感觉反应并不相同，这与各部位的电阻及神经末梢分布的差异有关。

直流电对前庭神经、味觉、视觉等也有兴奋作用，引起相应的反应。

3. 对部分腺体的作用

当直流电通过唾液腺时，唾液分泌增加，而阳极部位唾液的增加更为明显。在直流

电作用下，胃腺的分泌功能也得到加强，阳极对胃腺的刺激作用比阴极明显，但是如果原来的胃酸过多，胃腺的分泌功能会受到抑制，阳极对胃腺的抑制作用也更为明显。

4. 对骨骼的作用

正常的骨干骺端带负电荷，骨折后负电荷的分布发生改变。动物实验证明，强度为 $10\sim20\mu A$ 的直流电阴极有促进骨折愈合的作用。研究显示，直流电阴极氧的消耗增加并产生 OH^-，从而使局部组织中的氧分压降低并提高阴极周围的 pH 值，而组织中氧分压降低和碱性环境有利于骨的形成。有学者认为直流电阴极能通过激活环腺苷酸而作用于骨和软骨细胞，在直流电场中，胶原纤维排列整齐有利于骨折愈合。

（二）治疗作用

1. 消炎镇痛，促进伤口愈合，软化瘢痕

直流电阴极有改善局部组织营养、促进伤口肉芽生长、促进伤口愈合、软化瘢痕、松解粘连和促进消散等作用。组织学观察发现，直流电作用 2 天后，成纤维细胞开始增殖，继而在内膜下形成肉芽。而阳极有减少渗出和水肿、消炎、镇痛的作用。因此直流电疗法常用以治疗神经炎、神经痛和神经损伤。

2. 镇静和兴奋作用

直流电阴极有提高局部组织兴奋性的作用，阳极有降低组织兴奋性的作用。用于全身治疗时，下行电流起到镇静作用，上行电流起到兴奋作用。因此直流电疗法常用以治疗神经官能症和外伤、炎症等引起大脑皮质功能紊乱的症状。

3. 促进静脉血栓溶解

动物实验观察到，在直流电作用下，血栓先从阳极一侧松脱，然后向阴极退缩。直流电作用 5 天后毛细血管和成纤维细胞自内膜长入血栓，血栓机化皱缩。临床用大剂量直流电治疗血栓静脉炎有一定疗效。

4. 促进骨折愈合

临床实践证明，$10\sim20\mu A$ 的直流电阴极有促进骨折愈合的作用。这种治疗需要将阴极电极（将不锈钢丝或克氏针套上硅胶管，露出金属顶端 $0.5\sim1.0cm$）直接插入骨不连处，阳极电极放置于附近的皮肤上，再用支具固定骨折并连续通电 $1\sim4$ 个月。

5. 对冠心病的治疗

接近生物电强度的弱直流电（$0.001mA/cm^2$）作用于心区刺激心血管反射区的皮肤感受器，反射性地对异常的冠状动脉舒缩功能进行调节，对冠心病有一定的疗效。阳极具有改善心肌缺血缺氧状况并促进心肌兴奋性，使心电传导正常化，消除心律不齐以及恢复心室收缩等功能。

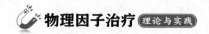

6. 对癌症的治疗

直流电电极下产生的强酸和强碱可破坏肿瘤细胞和组织。

二、单纯直流电疗法的治疗技术

（一）治疗方法、剂量与疗程

在使用直流电进行治疗时，选用两个面积不同的电极。面积较小的电极电流密度大，治疗作用较明显，称为治疗电极或作用极；而面积较大的电极电流密度小，产生的反应较弱，称为非治疗电极或非作用极。

电流密度是直流电刺激强度的指标，电流密度按照所选用的电极衬垫单位面积（每平方厘米）的电流强度计算，通常设置为 $0.05\sim0.20mA/cm^2$。最大不超过 $0.50mA/cm^2$，作用于儿童时建议为 $0.02\sim0.05mA/cm^2$。用于反射治疗时，电流强度应适当减小，例如治疗冠心病时建议为 $0.01mA/cm^2$。

建议每次治疗 15~20 分钟，每天或隔天一次，根据病情，每个疗程 10~20 次。

（二）电极片的放置方式

1. 对置法

两个电极分别放置在身体某部位的内、外两侧或者前、后面，例如膝关节内外侧对置、上腹部与腰部前后对置等。对置法多用于治疗头部、关节及内脏器官等的疾病。

2. 并置法

两个电极放在躯体的同一侧面，上下或左右并置。并置法多用于治疗较浅的组织，如周围神经和血管的疾病等。

3. 斜对置法

两个电极分别在身体某部位的内、外两侧的上、下部位斜形对置。不同的电极放置方法，是为了让电力线更好地通过病变部位或需要作用的部位。

（三）仪器设备

1. 直流电疗仪

直流电疗仪利用电子管或晶体管对交流电进行整流，经滤波输出平稳的直流电，通常电压在 100V 以下，电流输出在 0~50mA，连续可调。输出插口标明正（＋）、负（－）极性。有的仪器有极性转换开关和电流量程分流器。另外，干电池也可以用作直流电电源。

2. 配件

（1）输出导线：至少配备 2 条以不同颜色区分正、负极且绝缘良好的导线。通常红色为正极导线，阴极导线为其他颜色。

（2）电极：金属电极板通常选用 0.10~0.15cm 厚的铅板，铅板可塑性好，化学性能稳定，或选用 0.3cm 厚的导电橡胶板，制成不同面积的方形、长方形或圆形电极，或用于面部、肩颈区、乳房、脚踝等的特殊形状电极。

（3）导线夹：用于连接导线与电极板，若导线与铅板电极直接焊接固定，或导线带插头可直接插入导电橡胶电极的插口，则无需导线夹。

（4）衬垫：通常铅板电极的衬垫采用数层无染色的吸水性好的棉织品缝制而成，一般用白棉布叠成厚度 1cm 左右。衬垫的形状与所选用的电极相对应，长和宽超出电极边缘 1~2cm，避免酸碱产物直接刺激皮肤。

（5）其他用品：绝缘布、沙袋、固定带。

（四）操作方法

（1）选择与治疗部位所匹配的电极板和衬垫。打开直流电疗仪的电源，将电极板放在衬垫上，或将电极板插入衬垫的布套内，衬垫应较金属电极板边缘宽出 1~2cm 的距离。

（2）检查局部皮肤状况。如果存在抓伤、擦伤，需要用橡皮布或塑料布进行绝缘处理，如果破损严重则停止治疗。如果毛发过多，建议剃去或用温水浸湿。如果存在感觉迟钝或丧失，则不建议进行治疗。

（3）将衬垫用温水浸湿，紧密接触所需治疗部位的皮肤，其上依次放置金属电极板、胶布或塑料布，视情况选择沙袋、尼龙扣、绷带或利用自身体重固定电极。浸湿衬垫的作用：吸附和稀释电极下产生的酸性或碱性电解产物，避免发生直流电作用下的化学烧伤；同时湿润皮肤，降低皮肤电阻，使电流均匀分布。

（4）检查输出旋钮是否在零位，电疗仪电流表指针是否在零位，直流电疗仪的电流分流器是否在所需位置，导线所接直流电疗仪的输出插口的极性以及电极衬垫的极性是否正确、一致。

（5）在开始治疗前，向患者解释治疗时应有的感觉（治疗部位应有均匀的针刺感，或轻微的紧束感、蚁走感；眼部治疗时可出现闪光感等；头部治疗时口腔内可出现金属味等）。

（6）缓慢启动电位器，调节输出电流，使电流表指针平稳上升，逐渐增大电流强度，一般先达到所需电流强度的 1/2，同时询问患者感觉，待电流稳定、患者感觉明确后，再调节至治疗所需的电流强度，所达到的电流强度不要超过患者的耐受度。

（7）在治疗中如果患者感觉在电极下有局限性刺痛或烧灼感，应立即停止治疗，并在进行检查后视情况决定是否继续治疗。

（8）治疗结束后，先取下衬垫与电极，再关闭电源开关，检查治疗部位皮肤有无异常。整理导线，将衬垫消毒处理。

（五）注意事项

（1）定期检查直流电疗仪的电流输出是否平稳、正常，各开关按钮能否正常工作，导线、导线夹、电极是否完整无破损，各金属部分连接是否良好，导电橡胶电极是否存在老化、裂隙等情况。直流电疗仪及各类配件如果存在上述安全隐患，建议停止使用。

（2）用于治疗的金属电极板应保持平整，湿热衬垫的温度以手持不烫为度，湿度以手拧不滴水为度。治疗电极一般应小于非治疗电极。

（3）患者在疲劳或饥饿时不宜进行治疗，开始治疗前应去除治疗部位及其附近的金属物，治疗部位的皮肤存在小破损时可贴医用胶布防止电烧伤。

（4）在对关节或其他凹凸不平的部位进行治疗时，需注意使衬垫与皮肤保持较好的贴合度。确保治疗时电流得以均匀作用于治疗区域，防止电流集中于某一点。

（5）如果使用导线夹，导线夹下必须垫以绝缘布，同样，插口式电极需注意防止金属部分裸露而与皮肤直接接触造成损伤。

（6）在治疗过程中，操作者应经常检查直流电疗仪的各项参数是否平稳。同时注意观察并询问患者反应，如治疗部位存在局限性疼痛或烧灼感，应立即将电流调节归零，暂停治疗，检查电极板是否滑脱、金属与皮肤是否接触、局部皮肤有无烧伤等，是否继续治疗视情况而定。

（7）进行头部治疗时，应注意防止电流波动造成强烈刺激。治疗中应嘱患者注意保持体位，避免电极或衬垫滑脱。不得触摸直流电疗仪或与地面相接的金属物，避免造成触电或短路。

（8）治疗结束时应先确保电流输出归零，再取下电极和衬垫并进行清点，确保无遗漏后关闭电源。

（9）治疗结束后嘱患者切忌搔抓治疗部位，如局部出现明显充血、刺痒或小丘疹等，可外涂甘油乙醇（成分：甘油与水以1∶1的比例，加适量乙醇）。

（10）治疗使用过的衬垫必须清洁并消毒。使用后的电极板需去除表面的污垢与电解产物。

三、单纯直流电疗法的临床应用

（一）适应证

（1）神经系统病症：偏头痛、三叉神经痛、坐骨神经痛、神经衰弱、癔症、自主神经失调、面神经麻痹、周围神经损伤等。

（2）炎症：骨关节炎、肌炎、慢性胃炎、慢性结肠炎、末梢神经炎、淋巴结炎、淋巴管炎、慢性乳腺炎、慢性附件炎、角膜炎、结膜炎、鼻炎、慢性扁桃体炎、牙周炎、卡他性中耳炎等。

（3）其他：胃肠痉挛、高血压、闭经、功能性子宫出血、皮肤溃疡、硬皮病、皮肤瘢痕、术后粘连等。

（二）禁忌证

对直流电敏感者，存在严重心脏病、心力衰竭、传染病、恶性血液系统疾病、恶性肿瘤、急性湿疹者，局部有广泛或严重皮肤破损者，以及对直流电不能耐受者、皮肤感觉障碍者禁用。

（三）常用部位治疗

1. 眼—枕部疗法

选用两片适合眼部、面积约 4cm×5cm 的椭圆形电极，分别放置于闭合的双眼上，用分叉导线连接至电极一端，另一极选用面积 60~100cm² 的电极片放置于颈枕部，极性视需要而定。

2. 面部疗法

选取半面具形的治疗电极置于患侧面部，选择面积 200~300cm² 的非治疗电极置于肩胛间区或对侧上臂，极性视需要而定。

3. 咽部疗法

取两片面积 15~20cm² 的治疗电极对置于侧颈部，非治疗电极的面积建议为 50~80cm²，置于后颈部。电流为 3~6mA。

4. 心前区疗法

将面积为 120~150cm² 的两电极分别置于心前区和左肩胛部或左上臂外侧，极性视需要而定。

5. 肩颈区疗法

选用披肩形的衬垫和治疗电极置于肩及上背部（颈 6~胸 4）和锁骨上区。400~600cm² 的衬垫和非治疗电极放在腰骶部。通常肩颈区电极接阳极，腰骶部电极接阴极。首次治疗时电流强度不宜过大，以后每次递增 1~2mA 至所需的治疗强度。治疗时间建议从 6 分钟开始，每次递增 2~16 分钟为止。

6. 肩关节治疗

将两个面积 40~50cm² 的电极对置于肩关节前面和后面，建议治疗电流为 5~8mA。

7. 肘关节治疗

（1）并置法：将两个面积为 50~70cm² 的电极分别置于肩的上部和前臂屈侧的下 1/3 处。

（2）对置法：将两个面积为 30~50cm² 的电极分别置于肘关节的内、外侧。

8. 膝关节治疗

（1）并置法：将两个面积为 40～50cm² 的电极分别置于大腿中下段 1/3 处及小腿中上段 1/3 处，建议电流强度为 12～18mA。

（2）对置法：将两个面积为 40～60cm² 的电极分别置于膝关节的内侧和外侧，建议电流强度为 6～10mA。

9. 全身疗法

用分叉导线同时连接两组面积为 150cm² 的衬垫和电极于两侧腓肠肌处。将另一面积为 300cm² 的衬垫和电极置于肩胛间区。极性根据治疗需求而定。

（毛锐涛）

第三节　直流电药物离子导入

直流电药物离子导入（electrophoresis）是使用直流电，利用电学上"同性相斥，异性相吸"的原理将药物离子经皮肤、黏膜或伤口导入体内以达到治疗目的的方法。在药物溶液中，一部分药物解离成离子，如果阴极衬垫中含有带负电荷的药物离子或者阳极衬垫中含有带正电荷的药物离子，在直流电的作用下阴离子和阳离子将定向移动进入体内。

利用直流电进行药物离子导入具有以下特点：①直流电能将药物离子经完整皮肤导入体内；②用直流电导入体内的药物能保持原有的药理性质；③阳离子只能从阳极导入，阴离子只能从阴极导入。

药物可直接导入较浅表的病灶，且在局部达到较高的浓度和较长的作用时间。实践证明，在局部浅表组织内，青霉素经直流电阴极导入所达到的药物浓度比经肌肉注射的药物浓度要高出几十倍。用直流电进行链霉素眼部导入时，链霉素在前房及玻璃体中的浓度也比其他用药方法要高出许多倍。同时，由于直流电导入可在皮下组织形成"离子堆"，而不像其他用药方法会经血液循环很快排泄，所以导入的药物存留时间较长，作用持久。例如，经直流电导入肝素离子可在皮下组织中存留 24 小时以上，1 个疗程（12～15 次）的肝素导入疗效可维持长达两个月。

一、直流电药物离子导入的生理机制和治疗作用

（一）直流电药物离子导入的生理机制

1. 导入人体的途径及作用时间

人体表皮的角质层作为一道屏障，可以最大限度地减少水分流失，但这也是经皮给药的主要障碍。基于理论模型，药物可经表皮或附件途径通过角质层进行扩散。另外，

人体的皮肤表面有大量毛孔、皮肤腺和汗腺导管的开口。已经证明，药物离子主要经过皮肤汗腺导管口和毛孔进入人体，或经过黏膜上皮细胞间隙进入黏膜组织。汗腺导管的内径为 $15\sim80\mu m$，因此蛋白质（直径 $1\sim100\mu m$）等大分子物质也能经过汗腺导管进入体内，但皮肤内的毛囊和汗腺仅占表面积的 0.1%。在电场中离子的移动速度很慢，主要堆积在表皮内形成"离子堆"，在离子电渗的过程中，孔的打开具有时间依赖性，离子电渗后的关闭也具有时间依赖性。打开和关闭这些孔所需的时间取决于施加电流的持续时间和电流密度。药物离子通过渗透作用逐渐进入血液循环和淋巴系统。进入血液循环后，有的药物离子选择性地停留在对该药有亲和力的器官组织内，如碘主要停留在甲状腺，磷蓄积在中枢神经系统和骨骼等。但各种关于镇痛药的研究报告显示，被动扩散时局部组织穿透的最大深度在筋膜到浅表肌肉界面，并不归因于脉管系统，更深层组织的渗透取决于全身血管的吸收和分布。不同种类的药物离子存留的时间各不相同，可短至数小时，长达数十天。例如新霉素在局部皮肤内可存留 3～6 小时，链霉素可存留 6～12 小时，青霉素可存留 6～24 小时，碘和肾上腺素可存留 15～20 天。另外，体外给药避免了口服或注射药物带来的不良反应。例如口服药物可引起胃肠道刺激症状，注射给药容易引起感染、出血和疼痛等。而直流电药物离子导入不损伤皮肤，不引起疼痛，操作简单，患者易于接受。

2. 导入的药物浓度与影响因素

在电流强度一定的情况下，溶液药物浓度越大，导入的药物离子越多。不能溶解的药物是不能导入皮肤的，只有能溶解的、作为静脉注射用的药物才能采用直流电导入。此类给药途径绕过肝脏（肝循环），从而避免了肝脏对药物的降解作用。胃肠外给药的方式包括注射、被动经皮给药和使用电脉冲力（离子电渗疗法）或机械（声电渗疗法）。对于离子电渗疗法而言：①表现出显著的肝代谢；②依赖恒定的血浆浓度；③适用于局部或局部经皮组织。根据法拉第第一定律，离子导入的数量与所使用的电流量成正比。通常来说，通电时间越长，离子导入量越多。相同的导入设置下不同部位导入的难易程度也有差别，躯干最易，其次为上肢，下肢特别是小腿最不易。一般情况下，所导入的离子量仅为衬垫中药物离子总量的 2%～10%，在大多数情况下可以达到肌腱结构和下层软骨的深度，然而到达这个深度的药物的确切剂量是不确定的。实验证明，一些常用的溶液浓度在 5% 以下时，导入量随着浓度的升高而增加。而当浓度大于 5% 时，导入量几乎不再增加。但是当电流强度增至一定值，通电时间超过 30 分钟以上时，导入量也不再随之增加。血管收缩剂（如肾上腺素）可加在药物中以帮助维持组织局部浓度。

3. 导入的极性

根据化学结构式可以判定有效离子导入的极性。通常，从阳极导入金属、生物碱等带正电荷的离子，而非金属、酸根等带负电荷的离子从阴极导入。

例如导入氯化钾（钾离子为阳离子），可以提高神经肌肉的兴奋性，用于治疗周围神经炎和神经麻痹；导入乌药（主要成分为生物碱，含阳离子），可治疗骨质增生引起的关节疼痛和神经疼痛。治疗四肢关节部位骨质增生最常用的方法是将食醋（食醋的主

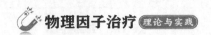

要成分为醋酸，含阴离子）作为导入的药物，因为四肢关节周围软组织较少，病变部位较浅，醋酸离子在电场的作用下，通过皮肤进入体内，在局部组织形成"离子堆"，药物浓度明显升高，然后逐渐与骨骼上的钙离子相互作用，减少钙盐沉着，消炎止痛，达到治疗骨质增生的目的。由于骨质增生有较长的发展过程，所需治疗时间较长，而直流电药物离子导入可使药物在体内停留的时间延长，因此作用时间也比较长。

（二）直流电药物离子导入的治疗作用

1. 直流电和药物的综合作用

直流电的生理作用与治疗作用是直流电药物离子导入产生作用的基础。因此，直流电药物离子导入既能发挥直流电的治疗作用，又有药物离子的治疗作用，两者作用可相互叠加，其疗效比单纯的药物或直流电治疗好。目前已经很少单独应用直流电疗法，多用直流电药物离子导入。

2. 神经反射作用

直流电药物离子导入还可引起神经反射性调节。由于直流电会引起组织理化性质的改变以及表层组织内药物的存留，构成了对内外感受器的特殊刺激，当电极放置在神经末梢分布比较丰富的部位时，通过感觉−自主神经节段反射机制影响相应节段的内脏器官和血管功能。局部作用与反射作用引起机体的一系列反应，具有局部治疗和全身治疗相结合的特点。

二、直流电药物离子导入的治疗技术

（一）仪器设备

直流电药物离子导入治疗仪及辅助配件的规格要求（电源电压）与直流电疗法选用的仪器基本相同。按照治疗需求遵照医嘱选择不同的药物配制成不同浓度的导入药液备用。药液必须新鲜、无污染。还需配备浸药所用的滤纸、纱布、衬垫，并注明阳极（＋）和阴极（−）。

（二）治疗方法

在治疗开始前，应向患者简要介绍即将进行的治疗以取得患者的信赖以及理解。对于不明白将要做什么的患者，可以以磁铁为例进行简单的解释，描述磁铁上相同磁极如何相互排斥，可能有助于患者理解电极如何将药物离子排斥到体内。解释也有助于在直流电药物离子导入中使用正确的极性。患者通常会存在以下疑问：这会是什么感觉？我可以这样使用所有的药物吗？如果把强度调高一点会更好吗？进行治疗的时候接触电极安全吗？应做好相应的解释工作。

1. 衬垫法

衬垫法与直流电疗法基本相同，不同之处在于以下几个方面。

（1）将治疗电极面积相同的滤纸或纱布用药液浸湿后，放在需要治疗部位的皮肤上，依次放上衬垫和电极片。非治疗电极下的滤纸或纱布用普通温水浸湿即可，需确保所有浸湿的衬垫或纱布不会滴液，连接输出电极与电极片的导线极性正确。

（2）尽量减少治疗电极上的寄生离子。药物溶剂一般采用蒸馏水、酒精或葡萄糖液。每个衬垫或纱布最好仅与一种药液搭配使用。

（3）为防止电解产物破坏某些药物的药理性质，需采用非极化电极，建议在用药液浸湿的纱布上面依次放置衬垫、缓冲液浸湿的滤纸、衬垫和治疗电极片。青霉素等常见易引起过敏的药物导入前要进行皮试，以避免过敏反应的发生。某些药物易被电解产物破坏，为防止破坏，须用非极化电极。非极化电极分为五层：第一层是浸有抗生素药液的绒布或滤纸，第二层是普通水浸湿的衬垫，第三层是5％葡萄糖溶液或1％甘氨酸溶液浸湿的绒布或滤纸，第四层是普通水浸湿的衬垫，第五层是铅板。

（4）衬垫法举例。

眼－枕部疗法：先向眼内滴入药液，选取两块面积 $8\sim12cm^2$ 的椭圆形电极置于闭合的双眼上，用分叉导线连接，另一极（$40\sim60cm^2$）放置于后枕颈项部。

额－枕部疗法：通常选择一个面积 $30\sim50cm^2$ 的电极置于额部，另一个面积 $50\sim80cm^2$ 的电极置于枕部。

面部疗法：选用半面罩形电极置于患侧面部，另一电极选用面积 $150\sim200cm^2$ 的电极置于肩胛间区。

心前区疗法：建议选用两个面积为 $120\sim150cm^2$ 的电极分别置于心前区及左背部。

乳腺区反射疗法：选用两个直径 $10\sim15cm$ 的圆形电极（中央有圆孔使乳头露出）放置于两侧乳房区，用分叉导线连接，另一电极（面积 $250\sim300cm^2$）置于肩胛间区或耻骨联合区。

肩颈区疗法：采用披肩式电极置于肩背及肩颈区，另一电极（面积 $300\sim500cm^2$）放置于腰骶部。从 6mA、6 分钟开始，如无特殊情况可以每隔一日增加 2mA、2 分钟，建议治疗电流增至 16mA、16 分钟为止，12～16 次为 1 个疗程。

全身疗法：一个面积为 $300\sim350cm^2$ 的电极放置于肩胛间区，另选两个面积为 $120\sim150cm^2$ 的电极置于两侧腓肠肌部，用分叉导线连接。

2．电水浴法

将药液放在水槽内，一般用炭质电极，治疗部位浸入槽内，非治疗电极用衬垫置于身体相应部位。也可将四肢远端分别浸入四个水槽内。根据导入药物离子的性质分别连接阴极或阳极。

3．体腔法

将浸湿药液的棉花塞入外耳道、鼻腔或将特制的体腔治疗电极放入需要治疗的部位（阴道、直肠等），向电极内灌注药液，非治疗电极放置于邻近的皮肤上。常用的体腔法有耳道药物离子导入法、鼻黏膜疗法、牙齿离子导入法、直肠前列腺离子导入法、阴道离子导入法等，具体方法如下。

（1）耳道药物离子导入法：用药液将棉条浸湿后塞入外耳道，若有鼓膜穿孔，可先滴入 1mL 药液，然后塞入浸湿药液的棉条，棉条另一端露在外耳道口外，同金属电极连接。非治疗电极放置于侧颊部。建议电流强度为 1~2mA。

（2）鼻黏膜疗法：将浸湿药液的棉条塞入鼻腔紧贴鼻黏膜，在鼻唇沟处放一块绝缘布，将露出鼻腔外的棉条置于绝缘布上，可用棉条包住导线末端的金属，非治疗电极（面积 40~60cm²）置于枕部。采用反射治疗法时，电流强度从 0.5mA 开始，逐渐增加至 2.0~3.0mA。

（3）牙齿离子导入法：①根管离子导入，将浸湿药液的小棉球放置于龋齿洞处，导线从棉球上引出，再盖上纱布或棉球咬合固定，非治疗电极放置于病牙根尖投射的皮肤上，电流强度 0.5~1.0mA。消毒根管可用 2%~3%碘化钾阴极导入，龋齿引起的牙痛可用 2%普鲁卡因加适量肾上腺素从阳极导入（用于导入碘剂进行根管消毒时，电流强度 1.0~2.5mA）。②牙本质离子导入，用与病牙𬌗面相应大小的纱布（1cm 厚），电极片缝在纱布中，咬合固定，非治疗圆形电极（直径 3cm）放置于病牙根所对的皮肤上，建议电流强度为 1~2mA，牙过敏可用 3%氧化钠阴极导入。此外，牙龈疾病也可以用相应小电极进行药物离子导入治疗。

（4）直肠前列腺离子导入法：将有机玻璃或硬橡胶制成的前列腺体腔电极插入直肠内约 10cm，非治疗电极（面积约 150cm²）放置于下腹部，建议电流强度为 6~10mA。

（5）阴道离子导入法：用特制的阴道电极插入阴道，注入药液，非治疗电极（面积约 200cm²）置于下腹部或腰骶部。

4. 体内电泳法

先将药物以口服、注射、灌肠、导尿管等方法注入体内，然后在体表相应部位放置电极进行直流电治疗。在直流电的作用下，药物离子在体内产生定向移动，在治疗部位聚集较高浓度的药物离子。常用方法如下。

（1）直肠离子导入法：排便或清洁灌肠后，将 50~100mL 药液灌入直肠内，于下腹部和骶部放置电极。例如用 4%普鲁卡因加 0.5%硫酸锌导入以治疗细菌性痢疾之后的肠黏膜溃疡或糜烂。

（2）膀胱内离子导入法：导尿后，用导管把 30~100mL 药液注入膀胱内，治疗电极与非治疗电极于膀胱区前后对置，极性根据治疗需求而定。

（3）胃内离子导入法：口服 200~300mL 药液后，电极置于胃区和上腰部，用于治疗慢性胃炎、胃溃疡等。

（4）胸部治疗法：静脉注入治疗混合液（含 150~200mL 生理盐水、抗生素、肝素、氨茶碱和氢化可的松），在静脉输入药液 1/3~1/2 时，于胸廓病变相应部位进行直流电治疗，将面积约 300cm² 的两个电极于胸廓前后对置，每日一次，每次 30 分钟，10~20次为 1 个疗程，用于治疗急性肺炎、急性肺脓肿、支气管扩张恶化期及慢性肺脓肿等。

5. 创面离子导入法

创面离子导入法可因"离子堆"效应实现伤口内的药物浓度增高，并达到较深层组织，在直流电的协同作用下取得较好的效果。治疗时，先将创面的分泌物除去，然后用抗生素或其他药物浸湿的无菌纱布敷于创面或填入窦道内，再放置电极。非治疗电极放置于创口对侧，例如用庆大霉素治疗绿脓杆菌感染的创面、用锌离子导入法治疗营养不良性溃疡等。

6. 穴位导入法

将直径 2～3cm 的圆形电极放在穴位上，非治疗电极放置于颈部或腰部。

三、直流电药物离子导入的临床应用

直流电药物离子导入适用于各种骨质增生及其他关节边缘形成的骨刺、滑膜肥厚等，临床使用证实对其他肿痛以及肌肉软组织损伤（肩周炎、腰肌劳损、扭挫伤）也有较好的效果，操作简单易懂，使用安全，易于携带。推荐的阴极电流密度最大为 $0.5\ mA/cm^2$，阳极电流密度最大为 $1.0mA/cm^2$。如果使用 4mA 的峰值电流，典型的临床治疗需要 20～80mA/min 持续 5～20 分钟。在电流峰值时，患者可能反馈存在刺痛、麻刺感或瘙痒和轻度可逆性刺激。

（一）适应证

（1）神经炎、神经根炎、神经损伤、自主神经功能紊乱、头痛、偏头痛、神经衰弱、蛛网膜炎。
（2）软组织特异性感染、窦道、缺血性溃疡、慢性静脉炎、淋巴管炎。
（3）放射治疗反应、过敏性紫癜、荨麻疹。
（4）角膜浑浊、虹膜睫状体炎、中心性视网膜脉络炎、角膜炎。
（5）高血压病、冠状动脉供血不足、胃十二指肠溃疡、慢性胃炎。
（6）慢性前列腺炎、功能性子宫出血。
直流电药物离子导入常用药物见表 6-1。

表 6-1　直流电药物离子导入常用药物

导入药物	极性	药物名称	浓度
钙	+	氯化钙	5％～10％
镁	+	硫酸镁	3％～5％
锌	+	硫酸锌	0.25％～2.00％
钾	+	氯化钾	3％～5％
碘	-	碘化钾	5％～10％
银	+	硝酸银	1％～3％
阿司匹林	-	阿司匹林	2％～10％
氨茶碱	+/-	氨茶碱	1％～2％
新斯的明	+	溴新斯的明	0.02％～0.10％

导入药物	极性	药物名称	浓度
阿托品	＋	硫酸阿托品	0.02％～0.10％
肾上腺素	＋	盐酸肾上腺素	0.01％～0.02％
庆大霉素	＋	硫酸庆大霉素	2000～4000U/mL
维生素 B_1	＋	维生素 B_1	100mg/mL
维生素 C	－	抗坏血酸	2％～5％
肝素	－	肝素	5000U/mL
谷氨酸	－	谷氨酸钠	3％～5％
胰蛋白酶	－	胰蛋白酶	0.05％～0.10％
透明质酸酶	＋	透明质酸酶	5～10U/mL
氢化可的松	＋	氢化可的松	10～20 毫克/次
小檗碱	＋	硫酸小檗碱	0.5％～1.0％
大蒜	＋	大蒜原液	1％～5％
双钩藤	＋	双钩藤煎剂	10％～20％
毛冬青	－	毛冬青煎剂	50％～100％
五味子	－	五味子煎剂	50％～100％
杜仲	＋	杜仲煎剂	50％
川芎	－	川芎煎剂	30％
洋金花	＋	洋金花总生物碱	0.5％

资料来源：许建文. 直流电离子导入常用药物表［M］. 北京：人民卫生出版社，2018。

（二）禁忌证

（1）使用起搏器或植入式心律转复除颤器（implantable cardioverter defibrillators，ICDs）患者的躯干或心脏区域禁用。

（2）孕妇的骨盆、腹部、腰椎或臀部区域禁用。对于所有绝经前还有可能怀孕的妇女应仔细询问，有过流产史的孕妇可能不适合接受直流电疗法。

（3）颈动脉体位于颈前外侧胸锁乳突肌与气管之间，电刺激可能会导致心脏功能异常。因此，在治疗颈后肌时，必须确保电极放置恰当而不会使电刺激影响到前外侧颈部。

（4）对导入的药物过敏者禁用。

（5）其余与单纯直流电疗法相同。

（三）注意事项

（1）对导入药物过敏者禁用，对可能发生过敏的药物做过敏实验。

（2）配制导入药液的溶剂一般采用蒸馏水、去离子水、乙醇、葡萄糖溶液等。

（3）配制的药液应放在玻璃瓶内保存，避光的药液应放在棕色瓶内，导入的药液保存一般不超过1周。

（4）感觉异常者禁用，使用低振幅电流促进伤口愈合时例外。

（5）无法交流的患者禁用，因为他们可能无法准确地提供有关刺激的反馈。

（6）智力低下或缺乏认知能力者禁用，因为他们可能无法理解指示。

（7）有心功能障碍（包括无法控制的高血压或低血压，心律不齐）者禁用。

（8）有脑血管意外，伴有癫痫或其他痉挛疾病者禁用。

（9）用于活动期癌症患者之前应当咨询患者的医生并签署患者知情同意书。只有在充分说明风险和益处后，才可以在非活动期肿瘤部位或有癌症病史的患者的其他部位使用。建议提供患者和医生同意的书面文件。

（10）禁止在距离透热装置或其他电磁辐射源5m以内的范围使用电刺激设备，遵循直流电疗法的注意事项。

四、处方示例

患者，女，28岁，高尔夫球运动业余爱好者，6周前出现右内侧肘部疼痛。主述"在抓握时右肘酸胀痛，拧毛巾、抬水壶等动作时加重"。

评定结果：右肘内上髁和屈肌腱有压痛，主动用力时可诱发疼痛。

临床诊断：右肱骨内上髁炎。

康复诊断：右前臂屈肌腱功能障碍。

治疗目标：解决伸肌腱的急性软组织炎症，恢复日常生活功能。

临床决策：患者为28岁女性，育龄。孕妇禁用直流电药物离子导入，所以应解释并询问患者是否怀孕。

治疗方法：局部软组织经皮直流电药物离子导入地塞米松。将适当体积的地塞米松应用于治疗电极上，并放置在内侧上髁上。药物的量取决于电极的大小。非治疗电极放置在远离治疗电极的同一手臂的三头肌上。由于地塞米松带负电荷，所以选择阴极为治疗电极，阳极为非治疗电极。治疗后移走电极并检查治疗电极和非治疗电极下的皮肤是否存在任何不良反应。必须意识到，频繁的治疗可能导致内上髁（阴极）的组织破坏和三头肌（阳极）的硬化。

患者体位：坐位，手臂靠在治疗台上。

治疗处方如下。

波形：DC。

剂量：40~80mA/min。

强度：4~5mA。

持续时间：10~20分钟，取决于剂量和强度。

（毛锐涛）

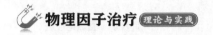

第四节　经颅直流电疗法

一、概述

经颅直流电疗法（transcranial direct current stimulation，tDCS）是一种非侵入、无创的脑刺激方法，通过与头皮接触的电极施加直流电（穿过颅骨）来调节皮层兴奋性。它可以调节大脑区域或大脑网络的兴奋性，并通过产生即时或长时程后遗效应，来改善损伤脑区突触可塑性，从而改善患者的功能障碍。目前已有研究证实，tDCS 对认知障碍、抑郁、疼痛、失语和脑卒中后功能障碍等有改善作用。若刺激时间和强度足够，单次刺激后皮层兴奋性的改变可持续 1 小时。tDCS 具有无创安全、经济便携、操作简易等优势，现逐渐广泛应用于治疗各类中枢神经系统疾病。

二、tDCS 的生理机制及应用

（一）tDCS 的生理机制

tDCS 利用正负两个电极将微弱电流作用于头皮，通过导电介质与头皮表面接触，然后由电极向特定的头皮区域注入刺激电流，该电流作用于大脑皮层内的皮层神经元。根据输入电流极性，tDCS 分为阳（极）性（anodal）刺激和阴（极）性（cathodal）刺激。通常，阳性刺激增强皮层的兴奋性，使神经元静息膜电位去极化；阴性刺激则降低皮层兴奋性，使静息膜电位超极化。如此，tDCS 通过提高或降低神经元放电速率来改变大脑皮层认知和情感功能区域的神经电活动状态，其影响不仅局限在受刺激的区域，也涉及附近脑区，还可以改变脑区间功能连接，其刺激效果与电极位置和尺寸、刺激极性、注入电流强度和时间及治疗次数等多种因素有关。

1. 对皮层兴奋性的作用

皮层兴奋性是指皮层神经元对刺激发生反应并产生膜电位变化的能力。tDCS 对神经元的主要作用：根据不同的细胞轴向与电流流向，tDCS 影响刺激区域内离子通道的开闭并诱导颅内离子的流动，进而使该区域神经元的膜电位发生去极化或超极化，从而增加或降低神经元的兴奋性。该效应在 tDCS 几秒后便可产生，因此，常被称为 tDCS 的即刻效应。除此之外，tDCS 同样具有刺激后效应，即较长时间的 tDCS 结束后，皮层兴奋性效应仍可维持 1 小时或更长时间，但并非线性关系，即并非电流强度越大，刺激效果越佳，有时随着电流强度的增加甚至会出现效应的反转现象。例如，当电流强度由 1mA 增加至 2mA 时，阴极 tDCS 对第一躯体运动区（M1 区）的抑制效应将转化为易化效应。此外，随着刺激强度的增加，诱导电场在大脑中的分布范围会随之扩大，使得电流对目标区域的刺激靶向性降低，从而增加其生物学效应和临床效应的不确定性。同样，刺激电流的方向与皮层兴奋性也有着密切关系，即动作电位在直流电场方向上的矢量投影方向为正时，tDCS 的效应是抑制神经元的兴奋性突触后电位。另有研究表明，tDCS 对神经元的兴奋性作用具有一定的选择性，即 tDCS 仅作用于已经处于活动状态的神经元，并在一定范围内增强或减弱这些神经元的兴奋性，而对处于静息状态的神经元则没有明显影响，也不会直接引起静息状态神经元动作电位的变化。tDCS 的这个特点可有效避免传统神经刺激技术引起兴奋性毒性的副作用。

2. 对神经可塑性的作用

神经可塑性也称大脑可塑性，指由于内外环境的变化而引起的神经通路和突触的变化，包括突触可塑性和非突触可塑性。突触可塑性主要涉及谷氨酸能神经元和 γ-氨基丁酸（GABA）能神经元。N-甲基-D-天门冬氨酸受体（NMDA 受体）是一类重要的谷氨酸能受体，它对钙离子高度渗透，调控着许多与钙离子相关的生理过程，与突触可塑性以及学习记忆密切相关。由于 NMDA 受体激动剂能增强阳极 tDCS 的作用，NMDA 受体拮抗剂能减弱阳极和阴极 tDCS 的作用，故谷氨酸能神经元的钙依赖性突触可塑性被认为在 tDCS 引起的神经可塑性机制中发挥着关键作用。研究发现，脑源性神经营养因子（brain-derived neurotrophic factor，BDNF）可以增加 NMDA 受体活性，tDCS 可以通过上调 BDNF 表达促进 BDNF 介导的突触可塑性发生。此外，tDCS 还可以在局部抑制 GABA 的生成，且不受刺激极性的影响。因此，tDCS 作用皮层神经元后可通过调节 NMDA 的表达和 GABA 的释放，诱导刺激区域产生长时程增强或长时程抑制，从而引起突触重塑。虽然，tDCS 可在突触层调节神经元的静息膜电位，但更普遍的作用是沿着整个轴突调节神经元的静息膜电位，这就是 tDCS 的非突触效应，也是 tDCS 作用后产生后效应的原因之一。tDCS 的非突触机制可能是在直流电场的作用下，不同神经元轴突的分子构象和功能发生变化，这些变化涉及跨膜离子电导、细胞膜结构、细胞骨架或轴浆运输等重要因素。

3. 对功能连接的作用

除了局部效应，tDCS 的生物学效应还包括连接效应。神经网络对直流电场的响应比单个神经元更敏感，而且 tDCS 可能会干扰皮层间神经网络的功能连接，导致其同步或振荡。tDCS 作用于 M1 区或脑额叶前部皮层时，可导致其功能连接显著降低。这些证据提示，tDCS 对大脑的功能连接具有显著影响，tDCS 可能通过增强受刺激皮层和与之相联系的脑区的功能连接，提高神经环路的认知加工能力。

（二）tDCS 在中枢神经系统疾病治疗中的应用

1. 脑损伤疾病

（1）脑卒中：患侧 M1 区 tDCS 能够在脑卒中急性期、亚急性期和慢性期发挥治疗作用，保护患侧大脑半球运动神经元，提高其兴奋性，增加患侧皮层中 GABA 活性，并显著改善患者的运动功能。其原理可能是 tDCS 增强了损伤区域以及对侧半球同源区域的神经可塑性。此外，刺激皮层区及相应的皮质脊髓束的完整性，是影响脑卒中后

tDCS 治疗效果的关键因素。当轻、中度患者的锥体束结构尚好时，在亚急性和慢性期，阴极 tDCS 可通过对健侧 M1 区神经元的抑制促进脑卒中后运动功能的恢复；当中、重度神经损伤时，对侧半球的锥体束对患侧脑区的恢复有一定作用，此时应对患侧病灶实施阴极 tDCS 或对健侧行阳极 tDCS。

（2）创伤性脑损伤（traumatic brain injury，TBI）：外力引起的创伤性脑结构损伤和（或）脑功能障碍。Yoon 等研究发现，对 TBI 后两周的大鼠行阳极 tDCS 可以促进大鼠运动功能恢复和空间记忆能力提升，而在损伤早期（TBI 后 1 周）进行刺激则只能改善空间记忆能力。另外，研究发现，TBI 后的功能恢复与 BDNF 的上调和 BDNF 依赖的突触可塑性也有密切联系。

2. 神经退行性疾病

（1）帕金森病（Parkinson's disease，PD）：常见的中老年神经退行性疾病之一，主要表现为黑质多巴胺能神经元进行性退变和多巴胺递质减少，患者以震颤、肌强直、行动迟缓、姿势平衡障碍等运动症状为显著特征。在一项临床随机对照试验中，对志愿者 M1 区进行阳极 tDCS 后发现，患者步态和运动症状均明显改善，并且该治疗效果可至少维持 1 个月。另一项研究表明，阳极 tDCS 可提高 PD 患者语言的流利程度，与左侧颞顶叶皮层相比，刺激左背外侧前额叶皮层（dorsolateral prefrontal cortex，DLPFC）时，治疗效果更显著，该效应可能与 tDCS 促进了不同脑区之间的功能连接有关。除此之外，tDCS 的神经可塑性也在 PD 治疗中发挥着重要作用。据报道，tDCS 诱导的皮层兴奋性和 NMDA 受体介导的神经可塑性可以被多巴胺剂量依赖性增强，提示 tDCS 与传统药物的复合治疗方式可能疗效更好。

（2）阿尔茨海默病（Alzheimer's disease，AD）：一种起病隐匿的进行性发展的神经退行性病变，主要表现为渐进性记忆障碍、认知功能障碍、人格改变及语言障碍，其特征性病理变化为 β 淀粉样蛋白沉积和 tau 蛋白过度磷酸化。最初的研究发现，患者在接受左侧 DLPFC 的阳极 tDCS 后，其记忆力明显改善。之后，Boggio 在患者双侧颞顶叶区域各放置一个阳极，三角肌处放置一个阴极，进行强度为 2mA 的 tDCS。他发现患者的文字和图像识别能力均显著提高。后续研究发现，不仅阳极 tDCS 对 AD 患者有效，左侧 DLPFC 的阴极 tDCS 同样可以显著提高患者的认知能力，但具体作用机制尚不清楚。也有研究发现，tDCS 对 AD 患者的认知能力没有显著改善效果，这个可能与 tDCS 的参数选择有很大关系。

3. 神经元异常放电性疾病

癫痫（epilepsy）是以脑神经元异常放电为特征的慢性反复发作性短暂脑功能失调综合征。研究显示，在颞叶癫痫和海马硬化患者中，重复阴极 tDCS 对降低癫痫发作频率具有显著作用。当 tDCS 阴极置于异常放电最活跃脑区，或置于痫性放电脑区的对侧颞区，实施刺激剂量为 2mA（15～30 分钟/天）的 tDCS 时，患者癫痫平均发作频率显著降低，这可能与阴极 tDCS 可以降低神经元兴奋性进而抑制异常放电有关。

4. 精神性疾病

(1) 抑郁症（depression）：抑郁症是主要表现为情绪低落、思维迟缓、意志力减退，并且存在认知障碍或躯体症状的情感障碍疾病。使用 tDCS 治疗抑郁症的主要目的是使左右半球 DLPFC 区域间不平衡的神经活动正常化。目前的方法是使用阳极 tDCS 以增强左侧 DLPFC 的神经活动，或使用阴极 tDCS 以减少右侧 DLPFC 的神经活动。左侧或右侧 tDCS，究竟哪种方式治疗效果更佳，目前尚无定论。tDCS 与抗抑郁药物联合治疗抑郁症取得了长足进步。Brunoni 的研究发现，tDCS 与外消旋盐酸舍曲林（50mg/d）的组合优于单独或安慰剂治疗，提示 tDCS 与抗抑郁药物可能存在协同作用，该过程可能由 5-羟色胺能神经元和去甲肾上腺素能神经元介导调控。

(2) 精神分裂症（schizophrenia）：精神分裂症多起病于青壮年，表现为精神活动与周围环境及内心体验不协调。神经影像学和神经生理学的研究都强调这些症状可能与额颞部电活动失调有关，即双侧 DLPFC 的脑电活动减少和左颞顶叶区的电活动亢进。研究发现，将 tDCS 阳极置于左侧 DLPFC、阴极置于左侧颞顶交界，可减轻精神分裂症患者的幻听和阴性症状，显著增强患者洞察力。Nawani 等对难治性幻听的精神分裂症患者采用 tDCS，阴极置于左侧顶颞联合区，使用幻听量表评估幻听症状和事件相关电位评估听觉诱发电位 N100 的变化。研究发现，tDCS 可以明显降低幻听量表得分，同时听觉诱发电位 N100 的波幅明显减小。

(3) 物质成瘾（substance addiction）：酒精、药物、尼古丁或食物等物质成瘾不仅是个人健康问题，也是社会安全问题，目前主要的治疗措施为药物治疗或心理干预。DLPFC 作为执行控制网络的重要组成部分，在下行抑制系统和奖励机制中发挥着重要作用，也是 tDCS 治疗物质成瘾的重点关注部位。研究表明，将 tDCS 阳极置于右侧 DLPFC、阴极置于左侧 DLPFC 进行治疗后，酒精成瘾者和可卡因成瘾者的腹内侧前额叶皮层（VMPFC）均发生了功能改变，并伴随着对成瘾物质依赖性的降低。Boggio 的研究发现，对双侧 DLPFC 放置 tDCS 阳极后，酒精成瘾者对酒精的渴望明显减少，在右阳极＋左阴极 tDCS 和左阳极＋右阴极 tDCS 的试验中也发现了类似的现象。但是，也有研究发现，只有右阳极＋左阴极 tDCS 的电极搭配方式可以显著降低大麻成瘾者对大麻的依赖。由此可见，tDCS 的电极组合方式可能与其生物学效应密切相关。

5. 疼痛

目前，关于 tDCS 对疼痛治疗的研究结果比较少。据报道，治疗疼痛时，tDCS 阳极通常被放置在 M1 区、左侧 DLPFC 或偏头痛的初级视觉皮层区（V1 区），tDCS 阴极被放置在对侧的上眼眶区域。研究发现，对 M1 区进行连续 5 天的阳极刺激，每次刺激 20 分钟，产生了显著的镇痛效果，并且该效果可维持 2～6 周。研究者推测，上述治疗效果可能与 tDCS 激活了中央前回的神经回路有关。在偏头痛治疗中，对 V1 区的阴极刺激被认为可以降低患者对头痛的敏感性或增加耐受性。

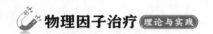

三、tDCS 的安全性、设备及技术参数

（一）安全性

对于 tDCS 的安全性国际上也进行了系统研究。经证实，在电流强度为 1mA 的条件下，连续使用 30 分钟不会造成人体损伤。Alonzo 等和 Gálvez 等分别证实连续使用 5 天 tDCS 未见任何不良反应。美国国立卫生研究院（National Institutes of Health, NIH）认为，在使用合适的电极和导电膏的条件下，电流密度为 $25.46 A/m^2$，持续时间少于 20 分钟为安全范围。因此，可以说 tDCS 是一种安全的脑神经调节技术。

（二）设备

传统设备（一个正极和一个负极）在作用靶点控制、电流穿透深度等方面控制不易，于是研究者开发出高选设备（high definition tDCS，HD－tDCS）和经颅直流电刺激－脑电同步设备（tDCS－EEG）。HD－tDCS 的作用深度比传统设备深，tDCS－EEG 能在治疗时同步采集脑电图变化，对揭示脑网络功能有重要意义。

（三）技术参数

tDCS 主要的技术参数有作用电极和参考电极的位置和电流方向、电极面积、电流强度、电流密度、作用时间、间隔和疗程等。

1. 电流强度

电流强度一般小于 2mA，多为 1~2mA，一般认为，电流强度越大，作用效果越明显，后效应越长。研究者发现 2mA 额叶 tDCS 阳极治疗能增加受试者的言语流畅性，阴极治疗则起相反作用，但是 1mA 治疗却没有作用。但最新研究证实作用效果和电流强度之间并非绝对的线性关系，Batsikadze 等对受试者 M1 区采用 2mA 阳极、2mA 阴极、1mA 阳极和假的 tDCS，结果发现 1mA 阴极治疗降低皮层兴奋性。因此，电流强度与作用效果之间的关系目前尚无明确的结论，还需要进一步探索。

2. 治疗时间

一般认为，作用时间越长，后效应越长。Monte－Silva 等发现对受试者进行 9 分钟阴极 tDCS 能降低皮层的兴奋性，后效应达 60 分钟，18 分钟相同治疗的后效应则长达 90 分钟。但研究者对受试者行 13 分钟阳极治疗增加皮层的兴奋性，将时间延长至 26 分钟时，却起到了降低皮层兴奋性的作用。临床上对刺激时长尚无严格限制，一般认为刺激 20 分钟效果最佳，当重复刺激时，间隔至少 48 小时。

3. 治疗位置

tDCS 的空间分辨率较低，处于厘米水平，刺激深度较浅，一般在 1cm 左右，故刺激靶区常选择具有特定功能的大脑皮层。tDCS 通过表面浸透盐水的海绵电极导电，连通低强度的直流电刺激，对脑卒中患者通常有以下 3 种刺激方法：①阳极电极放置在大脑假定作用点，阴极电极放置在对侧眼眶（阳极刺激，A－tDCS）；②阴极电极放置在大脑假定作用点，阳极电极放置在对侧眼眶（阴极刺激，C－tDCS）；③阴极电极和阳极电极均放置在脑区（dual－tDCS）。

4. 操作方法

（1）制订治疗方案，根据患者的病情，确定疗程、治疗部位。

（2）检查设备连接情况，开机示意。

（3）制定刺激参数，确定治疗时间、刺激电流、缓升缓降时间等。

（4）治疗前清洁治疗部位，嘱咐患者洗澡、洗头，如治疗部位有油脂，应用医用酒精进行脱脂和清洁。

（5）安放电极前的准备。

1）制备饱和盐水：浸泡衬垫以降低电极的接触阻抗。

2）浸润衬垫：将衬垫用饱和盐水浸泡后拧干，手稍用力捏紧衬垫，以衬垫不再滴水为宜。

（6）安放电极。根据治疗目的将参考电极放置在对侧肩部、眶上缘或对侧脑区等部位。

需要在患者头部留发处安放电极时，由于头发不利于导电，应尽量拨开头发露出头皮，以降低电极的接触阻抗。

在治疗部位先放置浸润后的衬垫，再将电极片的导电面（黑色面）放置在衬垫上，使电极片导电面的四个边缘均处于衬垫之内，应确认电极的导电面朝向患者。

固定电极片和衬垫，使电极和患者皮肤之间保持良好的接触，防止治疗时电极移位。可使用绑带固定，绑带应完全覆盖电极片和衬垫，在患者可承受范围内，尽量压紧电极，不建议使用胶布固定电极。

（7）开启输出按钮，实施治疗。根据患者耐受程度调节电流大小。当患者不能耐受时，先下调治疗强度，待适应后再往上调。

（8）治疗完成后，检查患者皮肤情况，询问是否有不良反应并记录。

（9）用清水冲洗电极片、衬垫，以去除前一次治疗后的残余物。可用 84 消毒液消毒，并用清水清洗；或将其浸泡在 2% 戊二醛溶液或 10% 次氯酸钠水溶液中，之后用清水冲洗、晒干。

5. 注意事项

（1）整个治疗过程中，操作人员不应离开，患者如有不适（强烈刺痛或出现电击反应等）、接触电阻变大或接触不良时，应立即停止治疗，请专业人员对电极片、电极线和刺激仪进行检测。

（2）在治疗过程中应尽量保证电极不发生移位，避免造成灼伤。

（3）为防止灼伤患者，要根据电流强度和电极面积测算电流密度，确保不超过电流密度的安全范围。较大面积的电极通常能使患者更舒适。使用带导电粘胶片的导电电极，在电极片下使用饱和盐水浸润的衬垫，均有助于避免灼伤。

（4）治疗前应与患者沟通，告知治疗时的不良反应，如可能有一些轻微的皮肤反应（如发痒、刺痛、被叮感等）、疲劳感、头痛、恶心等，治疗结束后如不缓解，可以降低治疗强度、减少治疗时间或停止治疗。

（5）平时应做好对电极片、电极线和刺激仪、衬垫、绑带的维护，治疗前要再次检查。

（6）tDCS 设备不能和高频设备在同一个房间同时使用，以免受到高频电磁波的干扰而发生危险或损坏设备。

四、tDCS 的适应证及未来发展方向

（一）tDCS 在脑卒中康复中的具体应用

tDCS 结合虚拟现实疗法可促进脑卒中后肢体康复。阴极 tDCS 作用于 M1 区可以提升脑卒中后偏瘫侧手的灵活性和选择性注意力。

tDCS 能明显促进脑卒中患者失语症命名功能的恢复，尤其是最靠近刺激部位的损伤周围区域改善最明显，且治疗结束后治疗效果持续达 1 周。

阳极 tDCS 作用于健康人咽运动皮层可以提高刺激区域的皮层兴奋性，吞咽手法训练联合阳极 tDCS 作用于健侧吞咽皮层可以有效改善脑卒中后吞咽障碍患者的吞咽功能，提示可以利用 tDCS 改变吞咽失用症患者的大脑皮层兴奋性，从而改善患者的吞咽功能。

脑梗死患者发病后常伴发痴呆。大脑电刺激通过促进脑部血液循环、神经递质释放，可以改变老年痴呆的临床症状。一定强度的经颅低频电刺激可显著提高脑缺血区单胺类递质的含量，表明其具有潜在的神经保护作用，可以增加患者的兴奋性递质水平。

偏侧空间忽略被认为与脑卒中后患侧半球兴奋性改变，导致两侧大脑兴奋性不平衡有关。Sparing 等对左侧视觉空间忽略的脑卒中患者的研究显示，阴极刺激未受累后顶叶皮质产生的抑制和阳极刺激受累后顶叶皮质的易化均减少了视觉空间忽略的症状，提示 tDCS 可以通过影响大脑半球内部的相互联系网络而使其调节视觉空间处理的能力增强。

（二）tDCS 在最小意识状态促醒中的应用

最小意识状态（minimally conscious state，MCS）又称为微小意识状态，是指处于意识障碍状态的患者保留了部分对外界和自身的觉察与关注，这种程度微小又明确。tDCS 兴奋大脑皮层，通过改变神经元的静息电位来激活或抑制细胞的活性，增加或减少细胞的放电频率。tDCS 不仅仅针对单个神经元的活动，还调节神经元群的整体活动。

并非所有的 MCS 患者都适用 tDCS。适合治疗的患者为：首次发生脑外伤、脑缺氧、术后梗死的患者，符合意识昏迷的诊断标准，体内无金属植入物或起搏器。既往有精神类疾病、癫痫、认知障碍、痴呆、有害物质接触史、酗酒、药物滥用史、感染性疾病、脑弥漫性病变、代谢病以及水、电解质紊乱等引起意识障碍的患者不适用 tDCS。

针对 MCS 的治疗主要依赖后效应。后效应的持续时间与电流强度、刺激时间、频率有关。研究显示：单次刺激后显效率为 23%，12 个月后随访显效率为 43%。重复刺激左侧 DLPFC，发现 CRS－R 评分与刺激次数成线性关系，单次刺激显效率为 25%，5 次刺激后提高到 56%，且产生的临床改变可以持续 1 周。tDCS 常用的小号刺激电极面积为 20～35mm²，小面积可使刺激局限化，聚焦于需要治疗的部位，采用大面积可以使电流密度下降，保证刺激的安全性。

最小意识状态患者的电极片放置位置：阳极放在患者 DLPFC（国际脑电图 10～20系统电极放置法 F3），阴极置于右侧眶上（FP2）或右肩上。电流强度 2mA，颅骨缺损患者安全起见给予 1mA 电刺激，作用时间 20 分钟。

关于 tDCS 的脑电生理反应，Yang 等人通过脑电图（EEG）检测发现，DLPFC－tDCs 可提高 MCS 患者额顶叶皮层区域的 θ 波，降低 γ 波，而对持续性植物状态患者无效。Antonio 等也发现额叶 tDCS 可提高健康人和 MCS 患者前额叶皮层兴奋性，而仅对小部分无反应综合征患者有效。由此可见，tDCS 的昏迷促醒对 MCS 患者更有效。

（三）tDCS 的未来发展方向

目前对 tDCS 的应用集中于对神经元及神经网络本身的影响，但对大脑的非神经组织的改变，包括血管内皮细胞、胶质细胞等尚未进行系统研究，这些因素可能也在 tDCS 中发挥作用。此外，神经炎症反应在众多神经精神疾病的病理过程中扮演重要角色。tDCS 是否通过对炎症反应的影响而干扰这些疾病的病程尚不得而知。与传统 tDCS 相比，HD－tDCS 可以实现更集中的刺激，诱导皮层产生更强、更持久的兴奋性变化，为 tDCS 生物学效应的精确研究提供了契机。此外，tDCS 也可以与药物治疗联合而发挥独特作用。因此，结合人类疾病动物模型和智能计算辅助方法，系统探讨 tDCS 对大脑分子、细胞及功能的调控作用和药物与 tDCS 的复合作用，提出并建立针对不同中枢神经系统疾病的精准治疗方案，可能成为 tDCS 的未来研究趋势，其研究成果将为 tDCS 的临床转化和推广应用提供理论和实验依据。

五、tDCS 的不良反应、禁忌证及慎用范围

（一）tDCS 的不良反应

人们普遍认为 tDCS 并不引起动作电位，所以安全性较高。Poreisz 等总结了 102 例受试者的 567 个疗程，发现在治疗过程中容易出现的不良反应是电极部位的轻度刺痛感（75.5%）、轻度发痒感（30.4%）、中度疲劳感（35.3%）。在治疗后容易出现的不良反应是头痛（11.8%）、恶心（2.9%）和失眠（0.98%）。

（二）tDCS 的禁忌证

颅内有金属或金属仪器、植入心脏起搏器者禁用。避免电流可能对金属局部加热造成温度升高或电流干扰仪器的正常工作造成危险。

其他禁忌证可参考其他直流电疗法。

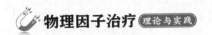

（三）tDCS 的慎用范围

儿童、刺激区域有痛觉过敏的患者、部分癫痫患者及服用抗癫痫药物患者慎用。

（陈斌）

主要参考文献

[1] CHAD S. Therapeutic Modalitiesn [M]. 4th ed. Philadelphia：F. A. Davis Company，2013.

[2] GUFFEY J S，RUTHERFORD M J，AYNE W，et al. Skin pH changes associated with iontophoresis [J]. Journal of Orthopaedic & Sports Physical Therapy，1999，29（11）：656.

[3] BEHRENS B J，BEINERT H. Physical Agents Theory and Practice [M]. 3rd ed. Philadelphia：F. A. Davis Company，2014.

[4] MICHELLE H. Physical Agents in Rehabilitation [M]. 3rd ed. Amsterdam：Elsevier，2018.

[5] BELLEW W J，MICHLOVITZ S L，THOMAS P，et al. Modalities for Therapeutic Intervention [M]. 6th ed. Philadelphia：F. A. Davis Company，2010.

[6] SINGH P，ANLIKER M，SMITH G A，et al. Transdermal iontophoresis and solute penetration across excised human skin [J]. Journal of Pharmaceutical Sciences，2010，84（11）：1342－1346.

[7] SINGH P，ROBERTS M S. Iontophoretic transdermal delivery of salicylic acid and lidocaine to local subcutaneous structures [J]. Journal of Pharmaceutical Sciences，2010，82（2）：127－131.

[8] TASHIRO Y，KATO Y，HAYAKAWA E，et al. Iontophoretic transdermal delivery of ketoprofen：effect of iontophoresis on drug transfer from skin to cutaneous blood [J]. Biological & Pharmaceutical Bulletin，2000，23（12）：1486－1490.

[9] BROWN M B，MARTIN G P，JONES S A，et al. Dermal and transdermal drug delivery systems：current and future prospects [J]. Drug Delivery，2006，13（3）：175－187.

[10] JAMES W，SUSAN L，THOMAS P. Modalities for Therapeutic Intervention [M]. 6th ed. Philadelphia：F. A. Davis Company，2010.

[11] 李念慈，甘甜，郑燕，等. 经颅直流电刺激在社会认知神经科学中的应用 [J]. 中国临床心理学杂志，2020，28（1）：114－118.

[12] 汪文静，李甲笠，张思聪，等. 经颅直流电刺激的作用机制及在脑卒中康复中的应用进展 [J]. 中国康复，2019，34（10）：535－539.

[13] 叶圆芬，余齐卫，刘毅，等. tDCS后效应对卒中后手功能康复疗效的临床研究

　　　　[J]．中国康复，2018，33（4）：289－292．

[14] 张力新，郭冬月，刘爽，等．经颅直流电刺激（tDCS）用于抑郁症治疗研究进展
　　　　[J]．中国生物医学工程学报，2018，37（5）：616－624．

[15] 赵娜，孙伟铭，李士林，等．国内经颅直流电刺激技术的临床研究文献计量学分
　　　　析［J］．现代临床医学，2019，45（3）：191－195．

[16] 张克英，芮刚，丁桂荣．经颅直流电刺激在中枢神经系统疾病治疗中的应用与研
　　　　究进展［J］．中国体视学与图像分析，2018，23（3）：283－289．

[17] DAGAN M，HERMAN T，HARRISON R，et al．Multitarget transcranial
　　　　direct current stimulation for freezing of gait in Parkinson's disease ［J］.
　　　　Movement Disorders，2018，33（4）：642－646．

[18] COLES A S，KOZAK K，GEORGE T P．A review of brain stimulation methods
　　　　to treat substance use disorders ［J］．American Journal on Addictions，2018，27
　　　　（2）：71－91．

第七章　低频脉冲电疗法

第一节　概　述

一、定义

低频脉冲电疗法（low frequency impulse electrotherapy）是应用频率 1000Hz 以下的脉冲电流治疗疾病的方法。低频脉冲电流的特点：①均为低压、低频，而且可调；②无明显的电解作用；③对感觉神经、运动神经都有强的刺激作用；④有止痛但无热的作用。哺乳类动物运动神经的绝对不应期约为 1 毫秒，为了使每次脉冲均可以引起肌肉收缩，两次刺激的间隔应大于 1 毫秒，即频率不能大于 1000Hz，因此把 1000Hz 以下定为低频电流。目前常用的低频脉冲电疗法有神经肌肉电刺激、功能性电刺激、经皮电神经刺激。

二、低频电流分类

低频电流按照波形分为三角波低频电流（刺激神经作用最强）、方波低频电流（TENS 的波形）、梯形波低频电流、正弦波低频电流（最柔和）、阶梯波低频电流等。

低频电流按电流方向分为单相低频电流、双相低频电流、多相低频电流。

三、电学基本术语及刺激参数

（一）电学基本术语

（1）电与电荷：有电性的物体称为带电体，即电荷。有电荷存在和电荷变化的现象称为电。电荷具有同性相斥、异性相吸的特性。

（2）电流：根据电子的流动方式，电流分为直流电、交流电、脉冲电流。直流电是方向不随时间变化而变化的电流；交流电是方向随时间做周期性变化的电流；脉冲电流是电流或电压按一定规律反复在某一电位水平上瞬间出现，然后又瞬间消失的电流。

（3）电场：电荷电力所作用的周围空间称为电场。

（4）电流强度：单位时间内流过的电量称为电流强度（I），电流强度的计量单位为安培（A）。电流强度影响被募集的肌肉组织的数量，从而影响肌肉收缩力量。增加电流强度可以使刺激部位阈值较高的运动神经元兴奋，也可以使较深层的具有相同阈值的肌纤维兴奋，因此增加电流强度可以诱发更多的肌纤维去极化、产生更强的肌肉收缩。

（5）电阻：电流流过物质时所遇到的阻力称为电阻（R），以欧姆（Ω）为单位。1Ω 是在 1A 电流作用 1 秒时产生 0.24 卡路里热量所需的电阻量。允许电流相对容易通过的物质被称为导体，而阻碍电流通过的物质被称为电阻器。

（6）电压：驱使电流流过电阻的"压力"称为电压（U），电压的计量单位为伏（V）。电流＝电压/电阻。

（二）刺激参数

（1）波形：随时间变化的单一脉冲形态，临床上常使用方波、三角波、正弦波等。不同波形的有效作用面积不同，对组织和细胞的作用也不相同。在脉宽和电流强度相同的情况下，方波的有效作用面积最大。

（2）相位：零电位基线之上或之下单一方向的电流。单方向（正/负）偏离零电位基线的脉冲为单相脉冲，先单向又反向偏离零电位基线的脉冲称为双相脉冲，具有三个相的波形称为三相波，多于三个相的波形称为多相波。在双相波中，两个相位的波形和强度－时间变化曲线完全相同，只是方向相反，第一相是第二相的镜像，则为对称性双相波，反之为不对称性双相波。脉冲电流中，每个相位的电荷量约为电流强度对单位时间的积分，即相位所涵盖的面积。在双相波中，若两个相位所涵盖的面积相同，则为平衡性双相波。

一般来说，对称性双相波是平衡性双相波，但平衡性双相波不一定是对称性双相波。平衡性双相波两个输出电极的正负离子均等，可避免电刺激导致的化学作用，因此大肌肉刺激一般使用平衡性双相波。在使用单相波时，脉宽应较短，避免离子堆积引起化学性伤害。

（3）频率（f）：每秒钟脉冲出现的次数，单位为 Hz。

（4）周期（T）：一个脉冲波的起点到下一个脉冲波的起点相距的时间，单位为毫秒（ms）或秒（s）。

（5）脉宽：每个脉冲出现的时间，单位为微秒（μs）或毫秒（ms）。引起肌肉收缩除了需要足够的电流强度，还需要达到一定的脉冲宽度（脉宽）。当脉宽小于 40 微秒时，电流强度要非常大才可以兴奋神经纤维产生肌肉收缩。当脉宽较大时，较小的电流强度就可以产生肌肉收缩，但也容易兴奋痛觉神经。

（6）脉冲上升时间：在单相电流中，脉冲达到峰值所需的时间，单位为纳秒（ns）。快速上升的脉冲会导致神经去极化。如果上升缓慢，神经会适应刺激，不会诱发动作电位。

（7）脉冲衰减时间：在单相电流中，脉冲从峰值返回零所需的时间，单位为纳秒（ns）。

（8）波幅：由一种状态变到另一种状态的变化量。

（9）通断比：脉冲电流的持续时间与间歇时间的比例。在进行电刺激治疗时，间歇时间越长，肌肉越不容易疲劳，但达到同样的治疗效果所需的治疗时间越长。在确定通断比时，还应考虑频率，因为频率越高越容易引起肌肉疲劳，需要的间歇时间越长。

(10) 占空比：又称占空系数或占空因数，描述为有电流时间（单位为秒）相对于总循环电流时间（单位为秒）的占比，以百分比表示。公式为：占空比＝有电流时间/总循环电流时间（有电流时间＋无电流时间）。

(11) 电流密度：单位面积内通过的电流量。电流密度的大小受组织深浅和电极片面积大小的影响。一般而言，组织深度越深，电流密度越小；同样的电流强度下，面积较小的电极片电流密度较大。因此，治疗时面积小的电极片可用作主动电极，置于神经肌肉的运动点上；面积大的电极片用作辅助电极，放在远离治疗部位的区域。

四、低频脉冲电疗法的临床应用

（一）兴奋神经肌肉

神经肌肉电刺激（neuromuscular electrical stimulation，NMES）可诱发完整运动神经支配肌肉产生收缩。电肌肉刺激（electrical muscle stimulation，EMS）可诱发失运动神经支配肌肉产生收缩。功能性电刺激（functional electrical stimulation，FES）可以作为矫形器或外支架的替代品，以使功能受损的肌肉（瘫痪肌肉）收缩，辅助功能活动，如站立或抓住物体。

（二）镇痛

经皮电神经刺激（transcutaneous electrical nerve stimulation，TENS）可用来镇痛。TENS 被认为是通过激活疼痛调解闸门和阿片类物质释放机制发挥作用的，不同的电刺激参数可以影响其作用机制。

（三）改善组织愈合

组织愈合可以通过直接向伤口施加电流来促进，也可以通过控制水肿或促进药物的经皮给药来间接地促进。在慢性伤口中，内源性愈合机制被破坏，电刺激被认为通过模仿内源性电流来吸引适当类型的细胞到该区域（趋电），通过改变细胞膜功能来激活这些细胞，增强抗菌活性和促进循环，从而减少水肿和改善组织氧合，促进组织愈合。

（四）生物反馈

生物反馈指的是向用户提供有关他们自己的生理或生物力学过程的信息，以此作为提高自我意识和对特定目标过程的控制的一种手段。早期的生物反馈是基于运动学习和操作条件反射的原理开发出来的，用于治疗肌肉骨骼疾病，后来又扩展到以自主神经过程为目标来治疗心血管疾病和神经精神疾病。

（沈鹏）

第二节　神经肌肉电刺激

一、概述

（一）定义

使用电流刺激神经进而产生肌肉收缩的方法称为神经肌肉电刺激（neuromuscular electrical stimulation，NMES）。NMES可诱发运动神经产生动作电位，动作电位沿着运动神经传播至神经终板，进而使支配的肌纤维产生去极化和收缩，因此NMES需要完整和正常运作的外周神经系统。

肌肉因神经损伤或疾病失去神经功能时，使用NMES就不能产生肌肉收缩。当持续时间为10毫秒或更长的脉冲持续时间的电流直接施加到肌肉上时，电刺激可以使失神经肌肉产生收缩，直接刺激肌纤维产生动作电位，而不需要运动神经的输入，称为电肌肉刺激（electrical muscular stimulation，EMS）。EMS通常是通过施加几秒钟的直流电来实现的。

（二）基本概念

（1）单极法：在低频脉冲电疗法中，电极的放置常采用单极法和双极法。单极法指将一个电极放置在靶区域或期望产生最强治疗作用的组织上方，此电极尺寸较小，称为刺激电极或主动电极；另一个电极放置在远离靶区域的部位，此电极尺寸较大，称为参考电极或辅助电极。

（2）双极法：将来自同一个刺激通道的两个电极均放置在靶区域，常使用两片尺寸相同的电极，每个电极激活神经或肌肉的能力相同。双极法的电极放置方法有两种：①对置法，两电极相对应；②并置法，两电极置于同一侧。

（3）运动点（motor point）：EMS使用最小电量可产生最大收缩的位置，从解剖上看，是运动神经进入肌肉的皮肤区域。因此，其准确的定位方法是在目标肌肉上使用单极法通过主动电极的移动找出最小电量可产生最大收缩的位置。因为大多数运动点在肌腹的中间，所以简单有效的定位方法即找到肌腹中间区域。

（三）电刺激肌肉收缩与生理性肌肉收缩的异同

1. 运动单位募集顺序

生理性肌肉收缩时运动单位募集的顺序是由小到大，直径小的神经纤维及其支配的直径小的Ⅰ型肌纤维首先被激活。原理是人体大脑发出神经冲动经过脊髓到达α运动神经元，从而引起α运动神经元胞体的去极化，神经冲动经神经纤维到达运动终板，从而引起肌肉收缩。由于神经元胞体膜上的离子通道之间为并联关系，所以膜电阻与神经元的大小（也就是表面积）有关。并联电阻的等效电阻等于各并联电阻倒数之和的倒数。即：$1/R_{总} = 1/R_1 + 1/R_2 + 1/R_3 \cdots + 1/R_n$，因此神经元胞体越大（离子通道越多），膜电阻越小。根据欧姆定律 $RI = U$ 得出，对神经元给予相同的突触电流，较小的神经元能产生较大的电压变化（小神经元电阻更大），也就更容易达到阈值，随着输入的增加，越来越大的运动神经元会逐渐达到阈值。这就是生理性肌肉收缩时运动单位募集顺序的从小到大原则。

相反，在电刺激肌肉收缩中，运动单位募集的顺序是由大到小，直径大的神经纤维及其支配的直径大的Ⅱ型肌纤维首先被激活。原理是电刺激直接兴奋 α 运动神经元的神经纤维到达运动终板，从而引起肌肉收缩。轴突直径越大，纵向电流的轴向阻力越小，因为轴突每单位长度的胞内电荷载流子（离子）的数目越多，轴突直径越大，单位长度上的离子通道也越多。因此，总电流的很大一部分进入较大的轴突，大的轴突在低电流值下被激活，小的轴突只在相对较大的电流强度下被激活。这就是电刺激肌肉收缩时运动单位募集顺序的从大到小原则。

Ⅰ型肌纤维产生的收缩力量较小，但更能抵抗疲劳和萎缩。Ⅱ型肌纤维可产生更强、更快的收缩，但易疲劳，并且更易发生失用性肌萎缩。电刺激使Ⅱ型肌纤维先于Ⅰ型肌纤维收缩，所以电刺激对Ⅱ型肌纤维的影响更大，故电刺激可以非常有效地强化失用性肌萎缩的Ⅱ型肌纤维。但是，因为电刺激肌肉收缩比生理性肌肉收缩更易疲劳，所以两次电刺激间应有更长的时间间隔以缓解肌肉疲劳。如果可能，患者应该在电刺激肌肉收缩的同时进行生理性肌肉收缩，以同时募集Ⅰ型肌纤维和Ⅱ型肌纤维。

2. 运动单位募集的同步性

肌肉收缩的最小单元是运动单位，一个运动单位受一根神经纤维支配，运动单位内肌纤维的生理特性、收缩性能、代谢机制和抗疲劳能力都极为相似，激活时，能产生一个均匀分布的收缩力。生理性肌肉收缩运动单位募集是非同步的，因此肌肉收缩是以平稳分级的方式逐渐增强的。电刺激肌肉收缩时，形成了一个以电极为中心、由近及远的募集范围。当刺激达到运动阈值时，靠近电极的运动单位会同时激发，收缩通常迅速、剧烈，从而导致接近电极的肌纤维更容易疲劳。

二、神经肌肉电刺激的生理效应和治疗作用

（一）维持及增加关节活动度

早在 20 世纪 70 年代，许多研究者就尝试利用 NMES 维持和改善患者的关节活动度。随着研究的进展，已有大量证据证实 NMES 可以有效改善主动和被动关节活动度，且改善被动关节活动度的效果和关节被动活动相当。NMES 可以减少治疗师的工作量，便于长时间治疗，提高治疗效率。无论是改善主动关节活动度还是被动关节活动度，NMES 的强度应使关节能达到最大活动范围。但刺激强度不能过大，以免引起不必要的反射。

（二）增强肌力和预防肌萎缩

大量的研究证实，使用参数设置恰当的 NMES 可强化健康人、骨关节疾病患者、脑卒中患者的肌力，且效果和主动运动训练相当。关节损伤患者的肌力下降和反射性抑制有关，单纯的运动训练对反射性抑制的疗效并不明显，但 NMES 可有效改善反射性抑制引起的肌力下降。肌力取决于募集运动单元数目和运动神经元放电频率。当肌力较弱时，肌力主要取决于募集运动单元数目；当肌力较强时，肌力则主要取决于运动神经元放电频率。NMES 增强肌力的作用机制包括增加肌肉体积和改善运动单位募集两个方面。在上运动神经元损伤患者的治疗早期，肌力的增加主要和神经肌肉的控制能力改善有关。

（三）缓解肌痉挛

肌痉挛一直是中枢神经系统损伤患者康复的一大难题。早在 1871 年已有电刺激拮抗肌以缓解肌痉挛的报道。之后大量的研究证实电刺激拮抗肌可以缓解大多数患者的肌痉挛，其机制可能与对侧抑制有关。但也有研究者认为对侧抑制的效果只能维持数秒，而电刺激拮抗肌所引起的肌痉挛长期缓解与多连接的脊髓通路或者强直收缩后的电位降低有关。另有部分研究直接刺激痉挛肌肉，结果显示也有较好的缓解肌痉挛效果。其机制可能与动作电位反向传导至脊髓造成较长时间的肌张力调整或电刺激痉挛肌肉导致周围神经疲劳有关。

此外，还有研究认为拮抗肌与痉挛肌交替电刺激也能够缓解肌痉挛。但由于各研究所采用的刺激参数、痉挛评定标准等有较大差异，目前仍无法确定 NMES 缓解肌痉挛的最佳参数设置。因此在临床使用 NMES 缓解肌痉挛时，应谨慎选择刺激参数，并对治疗效果进行定期评估。

（四）改善神经肌肉的控制能力

Martin 等人的研究发现，NMES 治疗后患者的肌力增加，但肌肉的横截面积并未增加，提示 NMES 可改善神经肌肉的控制能力。Fleury 和 LeDoux 等人的研究也证实进行 NMES 治疗后，患者的运动控制能力增强，反应时间缩短。其机制可能与大量的感觉输入对中枢神经系统和运动神经元产生直接刺激有关。

三、神经肌肉电刺激的治疗技术

（一）电流应用参数

1. 波形

当使用电刺激产生肌肉收缩时，应使用脉冲双相波形或俄罗斯方案（Russian protocol）。脉冲双相波形由两个方向相反的正方形相位组成，脉冲持续时间和频率可调。最近的证据表明，双相波形中两个阶段之间 100～250 微秒的短暂间隔可以在不增加不适感的情况下增强 NMES 的作用并减少疲劳。俄罗斯方案首先由 Kots 描述,他使用此波形训练俄罗斯运动员,采用频率为 2500Hz 的中频交流电,每秒传输 50 个脉冲。突发持续时间和突发间隔均为 10 毫秒。尽管有人声称俄罗斯方案可能比脉冲双相波形更有效,但 2015 年的系统回顾结合 Meta 分析研究发现,俄罗斯方案的中频电流的增强肌力效果或舒适性并不比脉冲双相波形好。

2. 脉冲持续时间

脉冲持续时间应在 125~350 微秒,以刺激运动神经产生动作电位。大多数允许的最大脉冲持续时间为 300 微秒。较短的脉冲持续时间通常更适合刺激较小的肌肉,较长的脉冲持续时间通常更适合刺激较大的肌肉。随着脉冲持续时间的缩短,需要更高的电流强度才能达到相同的肌肉收缩强度。脉冲持续时间和电流强度的选择应基于患者的舒适度和肌肉收缩的程度。

3. 频率

频率决定 NMES 产生的响应类型。当使用小于 30Hz 的低频率刺激运动神经时,每个脉冲将产生单独的肌肉收缩。当频率增加到 35~50Hz 时,肌肉收缩发生得更强烈,最终形成强直性收缩。将频率增加到 50~80Hz 可能会产生更强烈的收缩,但也会导致更快的疲劳。因此,通常建议频率为 35~50Hz。当刺激较小的肌肉,如成人的面部肌肉和上肢远端肌肉,以及幼儿的所有肌肉时,较低的频率(如 20~30Hz)可能更易耐受和更有效。

4. 通断比

通断比使肌肉在治疗过程中先收缩,然后放松。放松时间是限制疲劳所必需的。用于肌肉强化时,开启时间在 6~10 秒,关闭时间在 50~120 秒,初始通断比为 1∶5。关闭时间较长是为了尽量减少疲劳。随着治疗的进展,可将通断比降低到 1∶4 或 1∶3。当治疗目的是缓解肌痉挛时,通断比设置为 1∶1,通断时间设置在 2~5 秒,以产生肌肉疲劳和缓解肌痉挛。当治疗目的是消除水肿时,通断比也设置为 1∶1,开启和关闭时间设置在 2~5 秒。

5. 波升/降

波升/降允许电流逐渐增加或减少,而不是在从关闭时间切换到开启时间时突然增加或从开启时间切换到关闭时间时突然减少。当刺激被用来促进重复运动,开启时间在 6~10 秒时,推荐的波升/降时间(坡道时间)为 1~4 秒。然而,某些活动需要较短或较长的坡道时间。例如,当电刺激用于步态训练时,在此期间肌肉收缩,然后迅速放松,不应使用坡道时间。相反,当脑卒中患者刺激拮抗肌收缩时,可能需要 4~8 秒的长坡道时间,以避免快速拉伸主动肌从而增加痉挛。

6. 电流强度

肌肉收缩强度取决于电流强度。电流强度在患者耐受的情况下必须足够大，以产生大于或等于 50% 的最大随意等长收缩（maximum voluntary isometric contraction，MVIC）。然而，在损伤恢复或手术（如前交叉韧带重建）期间，电流强度产生大于或等于 10% 未受伤肢体 MVIC，能够比无刺激的对照干预更好地增加力量和加速功能恢复。当 NMES 用于运动再教育时，治疗的目标是产生功能性动作，可能不需要产生最大肌力，此时，NMES 可以通过为正常动作提供感觉输入和本体感觉反馈、提高力量来辅助功能恢复。因此，当用于运动再教育时，产生所需功能动作的最低电流强度可能是最好的。损伤初期，这可能需要强烈的运动层级刺激，通过刺激运动神经来使肌肉运动。随着患者逐渐恢复自主控制，较低强度感觉层级的刺激可能足以提示患者做出正确动作。理想情况下，随着时间的推移，患者将学会在没有刺激的情况下进行运动。当使用 NMES 缓解肌痉挛或水肿时，电流强度只需足以产生可见的收缩即可。

7. 治疗时间

当 NMES 用于肌肉强化时，一般建议持续足够长的治疗时间，达到 10～20 次收缩，通常需要 10 分钟。如果患者有可供家庭使用的电刺激设备，这一治疗过程应该在一天中重复多次。在诊所提供治疗时，NMES 一般每天一次，每次持续约 10 分钟，时间应根据所需的收缩次数和使用的通断比进行调整。当 NMES 用于运动再教育时，治疗时间将根据所涉及的功能活动不同而有所不同。一次治疗时间一般不超过 20 分钟，如果患者表现出注意力不集中或疲劳的迹象，这一时间会更短。

（二）操作技术

1. 治疗前准备

按照治疗目的与部位选择电极。检查电极、导线是否连接正确。仪器电流输出调零后开机。暴露患者治疗部位皮肤，按照需要放置电极，采取并置法或对置法，电极紧密平整地接触皮肤。①患者体位：舒适放松位，充分暴露治疗部位。②电极片：推荐使用自粘性橡胶电极片。临床上常使用的电极片包括金属电极片和橡胶电极片。金属电极片在使用时需用浸泡过自来水的海绵垫来减小皮肤和电极接触界面的电阻，从而增加导电性，操作较麻烦。橡胶电极片的表面往往会加上导电胶，形成自粘性橡胶电极片，使用方便，但使用一段时间后，此类电极的导电性逐渐降低，需要定期更换。电极片尺寸的选择取决于被刺激组织的面积。同样的电流强度下，电极片越小，电流密度越大，越容易产生动作电位，但治疗时疼痛感较强。电极片越大，可刺激到的肌肉范围越广，产生的肌肉收缩越强，比较容易在无痛的情况下产生最大的肌肉收缩。但电极片太大或者形状不合适可能会导致电流蔓延到治疗部位周围的易兴奋组织。③电极片的放置：在电压固定的情况下，电流强度和电阻成反比。因此在放置电极片前，应使用清水或酒精清洗电极片放置的部位，并用砂纸去除皮肤表面的角质以减小皮肤电阻。当施加电刺激以产生肌肉收缩时，将一个电极放在肌肉的运动点上，另一个电极放在要刺激的肌肉上，这样电流就会在两个电极之间传播，平行于肌纤维的方向使肌纤维导电性更好。电极间距离至少为 2cm，这样当肌肉收缩时，电极间的距离才不会太近（小于 1cm）。电极片的放置还需要考虑刺激部位的深浅。两电极间距离越近，电流刺激越浅表，距离越远，刺激越深。因此在治疗中要确定适当的电极间距离，以达到刺激神经肌肉的效果。

2. 治疗操作

选择所需波形与物理参数，缓慢调节电流强度直至达到治疗剂量，治疗剂量可用电流量直接表示，也可用感觉阈或运动阈等人体反应情况表示，在治疗时间内可根据需要调节电流输出。当需要移动法治疗时，可采用单点手柄电极或滚动电极作为主动电极。

3. 治疗结束

输出调零，取下电极后检查治疗部位皮肤，关机、记录。

四、神经肌肉电刺激的临床应用

（一）适应证

适应证：各种神经炎、脑与脊髓损伤所致的肢体瘫痪、失用性肌萎缩、尿潴留、肌张力低下、弛缓性便秘、癔症性瘫痪、外周神经损伤、盆底功能紊乱等。

（二）禁忌证

（1）全身情况：出血倾向、癫痫、传染性疾病、各种重要器官疾病急性进展期和危重期。

（2）局部情况：有金属异物及结核病灶，有心脏起搏器，心前区、颈动脉窦区、体腔、孕妇腰腹部等特定部位，皮肤过敏、破损、感染、皮疹等区域。

五、处方示例

患者，女，45 岁，因"左侧肢体乏力 7 天"入院，头颅 MRI 示左侧蛛网膜下腔出血。

诊断：脑出血。

评估：左侧 Fugl−Meyer 上肢运动功能评分 10 分/66 分，下肢运动功能评分 13 分/34 分；左侧 Brunnstrom 分期（上肢、手、下肢）：Ⅰ−Ⅰ−Ⅰ期；改良 Barthel 评分 0 分。

目前主要的康复问题：左侧肢体偏瘫。

康复目标：预防肌萎缩。

治疗方案：长期卧床易导致失用性肌萎缩，尤其是伸肌。因此该患者在常规训练的基础上进行 NMES 左侧伸肌（如肱三头肌），延缓失用性肌萎缩。治疗时刺激电极置于肱三头肌肌腹。脉冲频率 35~50 Hz，脉宽 125~300 微秒，通断比从 1∶5 开始，然后逐渐增加通电时间，缩短休息时间。参数设置和刺激强度以引起肌肉强直收缩为度。治疗时间从 10 分钟/次开始，可逐渐延长。

（沈鹏）

第三节　功能性电刺激

一、概述

（一）定义

功能性电刺激（functional electrical stimulation，FES）是使用低频脉冲电刺激，通过精确的刺激顺序及刺激强度激活失神经控制的肌肉群，以改善或恢复被刺激肌肉或肌群功能，帮助患者提高日常生活活动能力的治疗方法。传统上 FES 被认为是在功能性活动中使用 NMES。与 NMES 的区别在于其主要目标不是增加肌力，而是改善或恢复肌肉的功能。目前人们普遍认为 FES 起源于 20 世纪 60 年代初 Liberson 应用 FES 治疗足下垂。但广义上的 FES 可以追溯到更早的年代，例如早在 1952 年 Zoll 就发明了体外心脏起搏器。临床上有许多活动可以结合 FES，常见的有减少肩关节半脱位、改善手功能、减少步态中的足下垂、维持关节活动能力、改善心血管功能和减重等。

（二）分类

（1）FES 按刺激电极类型分为无创式 FES 和有创式 FES。

（2）FES 按具体刺激方式分为表面式 FES、经皮式 FES 和全植入式 FES。表面式 FES 的准确度较差，表面电极甚至有可能因为姿态变化而移动，但是因为具有无创的优势，是目前的主流选择。

（3）FES 按通道分为单通道 FES、双通道 FES 和多通道 FES。

二、功能性电刺激的生理效应和治疗作用

FES 利用神经细胞的电兴奋性，通过刺激支配肌肉的神经使肌肉收缩，因此，它要求所刺激的肌肉必须有完整的周围神经支配。低频电流作用于神经细胞膜，适当宽度和强度的刺激脉冲输出足够的电荷以刺激神经元就能产生一个动作电位。当电刺激的脉冲波宽增加或电流强度增大时，刺激将从电极附着处向远处扩散，进而引起更多肌纤维的收缩（刺激的空间总和）。FES 正是利用神经细胞对电刺激的这种反应来传递外加的人工控制信号。通过外部电流的作用，神经细胞能产生一个与自然激发所引起的动作电位完全一样的神经冲动，使其支配的肌纤维产生收缩，从而获得运动效果。FES 在刺激神经肌肉的同时，刺激传入神经，加上不断重复的运动模式信息，传入中枢神经系统，在皮层形成兴奋痕迹，使运动功能代偿性"恢复"或功能重建，逐渐恢复原有的运动功能。

总之，FES 的主要作用有以下几点：①FES 能刺激已丧失功能但仍具有完整神经

支配的肢体，产生即时效应来代替或纠正肢体功能，以增加关节活动度，增强肌肉功能。②FES激活肌肉的神经纤维，有效地提高被刺激肌肉的张力，通过调整高级神经中枢促进相关功能的重建。③FES可使患者膈肌肌纤维由Ⅱb型向Ⅰ、Ⅱa型转化，增加氧化酶活性，提高膈肌的有氧代谢能力，同时促进膈肌线粒体钙离子的摄取－释放，改善兴奋－收缩耦联，提高膈肌收缩力及耐力，明显改善患者的呼吸功能。

三、功能性电刺激的治疗技术

（一）治疗参数

（1）频率：理论上FES的频率为1～100Hz，较低频率（小于20Hz）效果不大，但是肌肉不易疲劳；较高频率（大于50Hz）容易产生肌肉强直收缩，但是肌肉易疲劳，常用的频率在1～50Hz。

（2）脉冲波宽：常在1～1000微秒，多使用1～300微秒，在治疗中脉冲波宽较固定。

（3）占空比（通/断比）：大多数为1∶1至1∶3。占空比和刺激肌肉抗疲劳程度有关，通电肌肉收缩运动，断电放松。

（4）波升/降时间：波升是指达到最大电流所需要的时间，波降是指从最大电流回落到断电所需的时间，波升/降时间通常用1～2秒。

（5）电流强度：一般FES使用表面电极时，其电流强度在0～100mA。使用肌肉内电极时，其电流强度在0～20mA。具体可根据患者耐受情况和刺激目的进行调节。

（二）操作技术

1．治疗前准备

按照治疗目的与部位选择电极。检查电极、导线是否连接正确。仪器电流输出调零后开机。暴露患者治疗部位皮肤，按照需要放置电极，采取并置法或对置法，电极紧密平整地接触皮肤。①患者体位：舒适放松位，充分暴露治疗部位。②电极片：推荐使用自粘性橡胶电极片，橡胶电极片的表面往往会加上导电胶，形成自粘性橡胶电极片，使用方便，但使用一段时间后，此类电极的导电性逐渐降低，需要定期更换。③电极片的放置：放置电极片前，应使用清水或酒精清洗电极片放置的部位，并用砂纸去除皮肤表面的角质以减小皮肤电阻。将一个电极放在肌肉的运动点上，另一个电极放在要刺激的肌肉上，这样电流就会在两个电极之间传播，平行于肌纤维的方向，此时肌纤维导电性更好。电极间的距离至少为2cm，这样当肌肉收缩时，电极间距离才不会太近（小于1cm）。电极片的放置还需要考虑刺激部位的深浅。两电极间距离越近，电流刺激越浅表，距离越远，刺激越深。因此在治疗中，要确定适当的电极间距离，以达到刺激神经肌肉的效果。肌肉的收缩单元是肌纤维，其能否被激活取决于刺激的阈值（诱发动作电位产生的最小电流）和局部电场梯度的强度。因此，电刺激时形成了一个以电极为中心、由近及远的募集范围。靠近电极的肌纤维使用率比远离电极的肌纤维使用率高，从而导致接近电极的肌纤维更容易疲劳。

2. 治疗操作

选择所需波形与物理参数，缓慢调节电流强度直至达到治疗剂量。治疗剂量可用电流量直接表示，达到最大运动阈，在治疗时间内可根据需要调节电流输出。

3. 治疗结束

输出调零，取下电极后检查治疗部位皮肤，关机、记录。

（三）注意事项

（1）患者要集中注意力去感受仪器施加的电刺激并且尽量配合进行主动运动，如此积极参与才能通过认知训练使大脑皮层发生有效变化，从而重建神经通路。

（2）电刺激肌肉收缩是有别于生理性肌肉收缩的。电流首先抵达快纤维（位于浅表），随着刺激强度的增加，才抵达慢纤维（位于深层）。另外，电刺激肌肉收缩局限于单块肌肉的收缩，只能产生最大自主收缩力的 20%～30%。因此在治疗时叮嘱患者在接受电刺激的同时尽量配合进行自主收缩完成目标动作，这样才能更全面地训练相关肌肉群。

（3）建议使用有意义的功能性活动，活动应该有可测量的参数，以便评估进展情况。患者在每次撤除电刺激后的 10 分钟内应该使用受刺激肌肉进行日常活动，从而强化认知训练。

（4）FES 治疗时所有的肌纤维做同步的收缩，很难产生一个平滑的肌力。要想得到一个较为平滑的肌力，必须提高电刺激的频率。电刺激时，肌纤维收缩的频率往往会高于正常条件下的自然收缩，加剧了肌肉疲劳。因此，在临床上应用 FES 治疗时，要充分考虑其肌肉募集特性，让靶肌肉充分休息，方能产生最大的治疗效果。

（5）FES 属于低频脉冲电疗法，在使用仪器以前，不管作用于什么部位，治疗师都应该先确认患者是否有心脏起搏器、金属植入物、恶性肿瘤、意识不清、肢体骨关节挛缩畸形、下运动神经元受损，以及局部对 FES 有无反应、表面皮肤有无缺失或者开放性损伤等。

四、功能性电刺激的临床应用

FES 在临床上主要用于肢体功能重建，多用于上运动神经元损伤引起的肢体功能障碍。当 FES 作用于周围神经时，兴奋经神经传至肌肉，引起肌肉收缩，改善肌肉的功能。同时，FES 的刺激信号及肌肉收缩信号可沿传入神经传入脊髓及大脑，在脊髓节段和脊髓以上水平促进功能重建，代替或矫正肢体和器官已丧失的功能，建立再学习过程。

（一）下肢助行器

下肢瘫痪可能由脑卒中、脑外伤、脊髓损伤、脑性瘫痪、多发性硬化引起。FES

的治疗目的是帮助患者完成某些功能活动，如步行，加速随意控制的恢复。脑卒中后偏瘫患者常伴有足下垂步态，其临床表现为行走时足下垂、内翻，主要原因是偏瘫侧踝背伸肌肌力不足和跖屈肌肌张力增高，导致踝关节屈伸肌肌力不平衡，尤其是在患侧下肢处于支撑相时，下肢的伸肌痉挛模式常会加重小腿三头肌的痉挛，从而抵消踝背伸肌的收缩，使患侧足下垂进一步加重，影响患者步行功能的恢复。触发式 FES 利用 FES 原理，通过追踪患者步行时小腿倾斜角度启动装置，刺激失神经肌肉收缩，从而控制患者的足部运动，矫正足下垂、内翻，辅助患者以正常步态行走。因此触发式 FES 可即刻改善脑卒中患者的足下垂步态。有研究表明，利用触发式 FES，可以通过改善患者步行时的廓清机制及摆动能力来辅助患者进行步行训练，提高患者的步行能力，从而进一步改善患者的整体运动能力。触发式 FES 能在诱发瘫痪肢体活动的同时增加运动与感觉信息输入，刺激皮层感觉区，形成兴奋痕迹，唤醒被使用的神经通路和突触，进而达到治疗脑卒中后肢体运动功能障碍的目的。

多通道 FES 是应用交替刺激时序的低频脉冲电流刺激、集中、强化瘫痪的肌肉群，进行肢体运动功能训练的一种康复疗法。人体每个功能性动作的产生一般需要多个关节及多组肌群的协调性控制和准确性运动，通常传统 FES 针对一个关节或一组肌群，而多通道 FES 通过预先设定好的程序，可实现对各肢体输出通道的协调性控制。工作时多通道 FES 各个输出通道的刺激参数都可调整，可对多组肌群产生低频电刺激，产生多组肌群、多个关节的协调性功能性活动，而且保证各个通道之间互不干扰、相互独立。治疗过程中，各通道都按照协调好的正常肌群收缩次序和时长刺激相应的肌群，诱导肢体产生正常的协调性运动。如基于人体正常行走模式的四通道 FES，工作时按照人类正常的行走模式及调整好的正常时序刺激股四头肌、腘绳肌、胫前肌、小腿三头肌，使瘫痪的患肢产生正常的行走样动作。此种多通道 FES 产生多关节活动、刺激多组肌群，符合人体功能性活动规律，可以更好地提高瘫痪肢体的运动功能。

（二）上肢 FES 系统

上肢运动比下肢运动复杂得多。最早的上肢神经支具发明于 20 世纪 60 年代，其通过表面刺激电极控制手的抓握和伸展，但由于当时便携式电池还未发明，故该支具需要外接电源，因此活动性受到极大限制。此后随着工业技术及医疗技术的飞速发展，上肢 FES 系统不断改良，目前临床上应用较广的 FES 系统主要包括以几种：

（1）以色列产 Handmaster 系统是目前临床上常见的上肢 FES 系统之一。该系统包括一个可调整的手-腕支具，内部安置 5 个表面刺激电极，可以刺激手指和拇指肌肉。通过简单操作，使用者就可以激活系统预编程的握-伸刺激程序。

（2）仿生手套是一种经临床证实治疗有效的 FES 系统。该系统包括一个无指手套以及一个前臂袖套。首先将 3~4 个刺激电极黏附于患者手及前臂相应位点处，然后指导患者戴上手套及袖套，于患者腕关节处安置位移传感器，通过腕关节活动来控制 FES 的触发。当患者腕背伸到一定角度时，可以触发抓-握电刺激，而腕屈动作则可触发手的伸开动作。由于电刺激的触发需要腕关节主动背伸动作，因此该系统只能用于 C_6 及以下水平损伤的四肢瘫痪患者。

（3）Freehand 则是一种植入式 FES 系统。其中刺激器及接收器均植入胸壁皮下，8 个肌间电极植入手及前臂肌肉关键点部位。外置部件包括一个程序化的外置控制中心、一个检测对侧肩膀活动的传感器。患者通过活动健侧肩膀可有效控制偏瘫侧手松开及抓紧的程度。

（三）呼吸功能障碍

呼吸功能障碍患者多表现为呼吸肌无力、低氧血症、膈肌移动障碍等，导致患者肺功能降低，极易引发肺部感染，延长住院时间，并影响其康复治疗效果。利用 FES 系统刺激膈神经使肌肉被动地有节律地收缩以维持呼吸。用于控制和调节呼吸运动的FES 系统为膈肌起搏器。一对植入电极埋入双侧膈神经上（亦可用体表电极置于双侧颈部膈神经运动点上），与固定于胸壁上的信号接收器相连。控制器发出无线电脉冲信号，由接收器将其变为低频电流，经电极刺激膈神经，引起膈肌收缩，提升膈肌耐受力及移动度，扩大胸廓容量，从而达到改善肺通气的目的。

（四）膀胱或尿道功能障碍

脊髓损伤会导致不同程度的膀胱或尿道功能障碍，大多数患者会表现为膀胱逼尿肌反射亢进、膀胱逼尿肌与尿道括约肌失调等神经源性膀胱症状。患者易出现膀胱感觉功能、收缩力、稳定性等方面的异常。FES 治疗神经源性膀胱在近几年逐渐兴起。诸多研究表明通过电刺激盆腔组织器官或支配这些组织器官的神经纤维和神经中枢，可影响神经通路活动，进而改变膀胱或尿道的功能状态，改善排尿功能。

实际上，脊髓损伤患者的排尿中枢和它支配的膀胱逼尿肌、尿道括约肌等仍然是完整的。用 FES 控制尿失禁的一种方法是将刺激电极植入膀胱逼尿肌或其骶神经根，甚至植入脊髓的中间外侧柱。另一种比较简单而实用的方法是经阴道或直肠刺激尿道括约肌。FES 控制尿潴留的方法是经第 2～4 骶后孔体表投影区皮肤，间接刺激骶 2～4 神经，引起膀胱逼尿肌收缩，提高膀胱内压力，改善膀胱顺应性，协调膀胱逼尿肌收缩及尿道括约肌舒张，引起排尿。部分接受电刺激的患者能不同程度地恢复自主排尿。

（五）助视器

由眼球病变而致全盲者，实际上各级视中枢并未受累，如果用 FES 代替视网膜的传入冲动，应能使盲人重"见"光明。这方面已有大量研究，经过人体试验已发现，刺激盲人枕叶皮层一定部位，可使盲人"看"到在视野一定位置出现光点。

（六）助听器

由耳蜗病变而致聋者，听神经和听中枢仍然完整，因此一些研究设想用微型话筒配合电子计算机处理，对耳蜗基底膜的听神经末梢进行 FES 以重建听觉。

（七）脊柱侧弯

本病常见于青少年，病因不明。传统的治疗方法是佩戴脊柱矫形器。但因佩戴时间长（每天需 23 小时），矫形器限制患者的活动，使患者不舒服以及影响患者的形象，患者往往不愿佩戴从而使治疗半途而废。在 20 世纪 70 年代，一种用于治疗脊柱侧弯的 FES 问世，这种能替代矫形器的 FES 称为电子矫形器（electrical orthotic），其作用机制是电刺激作用于脊柱侧弯凸侧的有关肌肉群，使之收缩，产生对脊柱侧弯的内在矫正力，使凸侧的有关肌肉逐渐变得比凹侧粗壮有力，使脊柱两侧产生不平衡收缩牵拉，达到矫形目的。刺激位置：找出与顶椎相连的肋骨，在此肋骨与腋后线及腋中线相交点做好标志，作为放置电极片的中心参考位置。在中心参考位置的上下方向 5~6cm 处做好标志，作为电极板的中心，同一组电极板的中心距离不能小于 10cm。刺激强度和时间：一般从 30~40mA 开始，每日半小时，两星期后应达到 60~70mA，每日 8 小时左右，并应根据患者耐受程度进行适当调整。

（八）肩关节半脱位

正常情况下，肩胛骨关节盂向上、向前及向外，肱骨头向下运动时需移向外侧，因此关节盂面向上方倾斜，在预防向下脱位方面起着重要的作用。防止盂肱关节脱位最重要的肌肉是那些肌纤维呈水平走向的肌肉，特别是冈上肌、三角肌和冈下肌的后部肌纤维。肩关节半脱位的病因尚不清楚，主要考虑如下几个方面：①以冈上肌及三角肌后部为主的肩关节周围肌肉的功能低下，被认为是肩关节半脱位的最重要原因。②肩关节囊及韧带的松弛、破坏及长期牵拉所致的延长。③肩胛骨周围肌肉瘫痪、痉挛及脊柱直立肌的影响等所致的肩胛骨向下旋转。

应用 FES 对患者的冈上肌、三角肌中束及后束进行电刺激，有效地刺激了这几组肌肉的神经纤维，提高了肌张力，并且电刺激将患者主动有意识的肌肉收缩产生的微弱肌电信号放大后再输出，刺激相应肌肉引起明显的肌肉收缩运动，从而完成闭环刺激模式和反复主动运动训练。FES 以低频电流刺激功能障碍的肢体或器官，以其产生的即时效应来代替或矫正已丧失的功能，并通过高级神经中枢的调整，促进功能重建。有研究将 FES 运用于肩关节半脱位患者的治疗并结合传统疗法，其疗效优于单纯的传统治疗方法，可以有效减缓患者肩痛，更早地恢复患者上肢的运动。

五、处方示例

患者，男，65 岁，因"左侧肢体乏力 1 个月余"入院，头颅 MRI 示右侧基底节区脑梗死，双侧额顶叶皮层下多发缺血、梗死灶。

诊断：脑梗死。

评估：左侧 Fugl-Meyer 上肢运动功能评分 12 分/66 分，下肢运动功能评分 17 分/34 分；左侧 Brunnstrom 分期（上肢、手、下肢）：Ⅰ-Ⅰ-Ⅲ期；改良 Barthel 评分 55 分，左侧肱骨头下移约 2 横指。

目前主要的康复问题：①左侧肢体偏瘫；②左侧肩关节半脱位；③日常生活活动不能自理。

康复目标：①改善左侧肢体运动功能，诱发左侧肢体分离运动；②改善左侧肩关节半脱位。

治疗方案：盂肱关节的稳定有赖于肌肉的支持，大量研究证实冈上肌、三角肌后部可提供主动支持，防止盂肱关节半脱位。因此该患者在常规训练的基础上可以采用FES治疗，诱发冈上肌、三角肌后部的主动收缩，预防和纠正盂肱关节半脱位。治疗时刺激电极置于三角肌后部约 1/3 的位置，辅助电极置于冈上肌。脉冲频率 15～50Hz，脉宽 200～300 微秒，通断比从 1∶3 开始，然后逐渐增加通电时间和缩短休息时间。参数设置和刺激强度以引起肌肉强直收缩为度。治疗时间从 20～30 分钟/次开始，可逐渐延长。

（沈鹏）

第四节　经皮电神经刺激

经皮电神经刺激（transcutaneous electrical nerve stimulation，TENS）也称为周围神经粗纤维电刺激。TENS 通过表面电极对皮肤传递电脉冲来激活神经纤维产生不同的生理效应，是以治疗疼痛为主的非药理、无创、安全、易用且低成本的治疗方法。其常见的两种基本类型电流是矩形双向对称脉冲电流和双向非对称平衡脉冲电流。这两种类型电流都是非极性的，因此可以长时间使用而不会对皮肤造成化学灼伤。

一、经皮电神经刺激的生理效应和治疗作用

（一）生理效应

1. 高频 TENS

采用高脉冲频率（60～110Hz），短脉冲持续时间（小于 0.1 毫秒）和低强度电流刺激 A－β 纤维，在脊髓水平激活疼痛调节闸门。脊髓灰质由后向前分为 10 层，小直径传入疼痛纤维突触（Aδ 和 C 纤维）位于Ⅰ～Ⅴ层，而来自皮肤机械感受器的 Aβ 纤维突触在Ⅲ～Ⅵ层。位于Ⅱ～Ⅲ层的细小密集的中间神经元组成的胶状质（substantia gelatinosa，SG）充当闸门。疼痛冲动沿着无髓小直径神经纤维（Aδ 和 C 纤维）缓慢传播，非疼痛感觉信息沿直径较大的神经纤维（Aβ 纤维）以更快的速度传播。高频TENS 选择性地刺激大直径传入纤维（Aβ 纤维），进而通过侧支发送兴奋性刺激，从而引起 SG 内 Aδ 和 C 纤维的突触前抑制，SG 神经元关闭了伤害性通路的"大门"，阻止了疼痛信息向 T 细胞传递，从而减轻痛苦（图 7-1）。

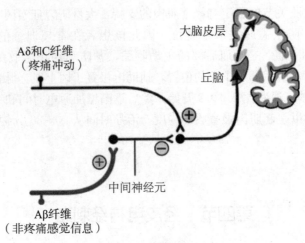

图 7-1　疼痛调节闸门

2. 低频 TENS

采用低脉冲频率（2~4Hz），长脉冲持续时间（0.15~0.2 毫秒）和强烈且无痛的高强度电流刺激小直径的运动神经纤维和 Aβ 纤维。感觉信息沿着肌梭传入神经，从而激活下行疼痛抑制机制。疼痛缓解由释放 β－内啡肽导致。在治疗过程中，垂体将促肾上腺皮质激素（adrenocorticotropic hormone，ACTH）和 β－促脂素释放到血液，进而触发 β－内啡肽的释放，释放的 β－内啡肽与 Aβ 和 C 纤维的受体位点结合，从而阻止疼痛的传播。

（二）治疗作用

1. 镇痛

研究表明，常规 TENS，即高频率、低强度的 TENS 对疼痛控制是短暂的。尽管治疗后疼痛阈值可能会升高，但 TENS 一旦中断，痛觉会在 30 分钟内恢复到治疗前的水平。高频 TENS 能有效治疗急性软组织损伤，但治疗时要避免不必要的肌肉收缩。其适应证还包括肌肉骨骼相关疼痛、术后疼痛、炎性疼痛和肌筋膜疼痛。一些研究表明，低频率、高强度的 TENS 相较于高频率、低强度的 TENS 显著增加了机械疼痛的阈值，患者可能会从低频率、高强度的 TENS 中获益。低频率 TENS 在治疗后的一段时间内可能无法真正缓解疼痛，但效果持续时间要比高频率 TENS 长得多，故建议将低频 TENS 用于治疗慢性疼痛、深层组织损伤引起的疼痛、肌筋膜疼痛和肌痉挛引起的疼痛。而 TENS 治疗慢性疼痛的短期疗效要比长期疗效好。对于其他常规疗法治疗无效的疼痛，TENS 往往有效。

2. 改善周围血液循环

正常人前臂进行 TENS 后手指皮温轻微升高，可能是由于刺激交感神经系统使周围血管扩张。

3. 治疗骨不连

应用直流电以植入电极治疗骨不连有公认的效果，但有侵入性感染的可能。20世纪80年代以来，用 TENS 治疗骨不连获得成功。为了取得近似直流电的成骨效应，脉冲持续时间应尽量大些，频率则偏低些，电流强度保持在患者稍有电感的最低水平。

4. 治疗心绞痛

用 TENS 治疗心绞痛的研究始于1985年。TENS 能减少心绞痛的发作次数和对硝酸甘油的依赖。临床试验证明，TENS 是抑制不同性质疼痛的简单而有效的方法，多数患者在开始治疗后1~2分钟疼痛消失，局部压痛明显减轻，疼痛区域缩小。该疗法的优点是镇痛效果持续时间长，每次停止治疗后可持续几分钟到10小时。急性躯体疼痛或根性疼痛加剧时疗效最好，有些急性疼痛患者，经1~2次治疗后疼痛完全消失。截肢残端神经痛治疗2~3次可完全止痛，对早期出现的幻肢痛可止痛数小时。

二、经皮电神经刺激的治疗技术

（一）应用参数

TENS 的应用参数见表7-1。

表7-1 TENS 的应用参数

类型	调制模式	脉冲频率	脉冲持续时间	强度	治疗时间	适应证
常规TENS	频率调制	60~110Hz	0.06~0.10毫秒	感觉阈上，舒适麻颤感，不产生运动/无肌肉反应	根据需要，但小于1小时	急性期疼痛、术后疼痛、炎性疼痛、短期止痛
针刺样TENS	突发调制	<10Hz（1~4Hz）	0.15~0.25毫秒	运动阈上，一般为感觉阈的2~4倍	30分钟	慢性疼痛、深层组织引起的疼痛、肌筋膜疼痛、肌痉挛痛、长期止痛
短暂强刺激TENS	幅度调制	100~150Hz	0.3~1.0毫秒	患者最高可耐受强度（<15分钟）	15~30分钟	用于小手术，短时间的局部致痛性操作过程加强镇痛效果（伤口换药、皮肤清创、缝合线拆除、静脉穿刺）

1. 频率

频率指每秒传送的脉冲数，单位为赫兹（Hz）。TENS 的频率一般为1~150Hz，可调。最常用的是60~110Hz（常规TENS），其次是1~4Hz（针刺样TENS），中频率（20~60Hz）和120Hz以上的频率较少使用。

2. 脉冲持续时间

脉冲持续时间指一个脉冲持续的时间长度，也叫脉冲宽度，以微秒（μs）或毫秒（ms）为单位。脉冲持续时间比脉冲宽度更可取，因为持续时间是基于时间的度量，而不是线性。

3. 强度

强度指电流或电压的大小，通常以毫安（mA）、伏特（V）或毫伏（mV）为单位进行测量，一般为0~100mA，可调。

4. 调制模式

调制模式用于更改电流，常用模式有以下五种（图7-2）。

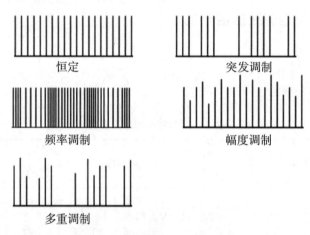

图7-2 电流的常用调制模式

（1）恒定：脉冲以恒定的幅度、速率和持续时间输出。也可将此模式描述为未调制。当不需要延长治疗时间并且无需考虑适应性时，可使用此模式。

（2）突发调制：脉冲频率定期中断，"爆发"使刺激产生，"关闭"使刺激中断，有助于减轻治疗时的肌肉疲劳。

（3）频率调制：脉冲频率以预设的百分比输出。例如，将脉冲频率调整为100Hz，则设备将在90~110Hz交替变化。研究发现，频率调制可有效治疗慢性肌肉骨骼疼痛。

（4）幅度调制：脉冲幅度以预定百分比增加或减少。研究表明，调节幅度可以在该区域提供短期加强镇痛作用。

（5）多重调制：脉冲强度、频率和持续时间交替调制。向身体输送稳定的电流量，但是身体对治疗的感觉有所不同。在长时间使用TENS时，此模式可减少身体对治疗的适应。

5. 治疗时间

初次 TENS 治疗的时间应短（小于或等于 30 分钟），以使患者适应并允许临床操作人员监测患者的镇痛反应和任何不良反应。初次治疗后，TENS 一次最多可以使用 1 小时。如果在家中使用 TENS，应建议患者根据需要多次使用，但一次最长 1 小时，以避免皮肤受到过多刺激。两次应用之间间隔 30 分钟可以减少皮肤过敏。研究发现，膝关节炎患者镇痛的最佳治疗时间为 40 分钟。因为 TENS 产生疗效需要相对较长时间，所以限制了其在康复诊所中的使用。故建议 TENS 反应良好的患者自行购买家用电池供电的便携式设备，以延长治疗时间。当为患者提供家用 TENS 设备时，临床操作人员必须指导患者进行适当的皮肤检查和保护。

（二）仪器设备

1. 仪器

一般为袖珍型电池供电仪器。每个通道都有一个强度刻度盘，每个通道的强度都是单独控制的，但是两个通道的脉冲持续时间、脉冲频率是同时控制的。该仪器有一种是家用电池供电设备，可随身携带使用，另一种为大型 TENS 仪器，有 4~8 个通道输出，供医院患者集中使用。

2. 电极

TENS 常用的两种电极是硅胶电极和自粘性电极。硅胶电极与衬垫一起使用，通常用固定带固定在适当的位置。可重复使用的自粘性电极专为单个患者设计，不能与衬垫一起使用。电极会影响电流密度，因此，在电流强度相同时，较大的电极将导致较低的电流密度和更舒适的刺激，而较小的电极将具有较高的电流密度。在 TENS 中选择电极尺寸时，还必须考虑治疗的目标区域。通常小电极［如（0.8×0.8）cm^2］更适合刺激浅表神经（0.1cm 深度）和较薄的脂肪层（0.25cm 深度），较大的电极［如（4.1×4.1）cm^2］更适合较厚的脂肪层（2cm 深度）和较深的神经（1.1cm 深度）。较小的电极适合选择性刺激穴位或疼痛触发点，而较大的区域（如脊柱疼痛）适合使用较大的电极。

（三）治疗技术

1. 电极放置

为了获得和优化 TENS 的疗效，正确放置电极是必要的。按照电极相对于疼痛区域的位置，电极放置可分为直接放置、邻近放置、刺激点放置、皮区放置以及受累脊髓神经根水平的放置。低频 TENS 和短暂强刺激 TENS 常以刺激点为目标。

（1）直接放置：电极直接放置在疼痛部位，电通道彼此平行（图 7-3）。

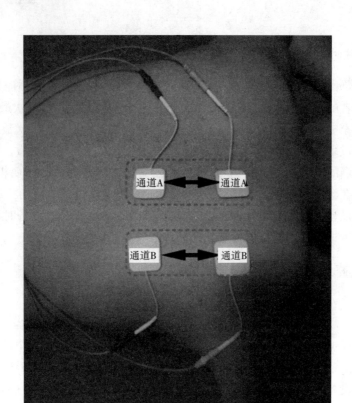

图 7-3 直接放置

（2）邻近放置：禁止直接放置时可以将电极放置在疼痛组织周围，电通道可以彼此平行或交叉跨过目标组织（图 7-4）。

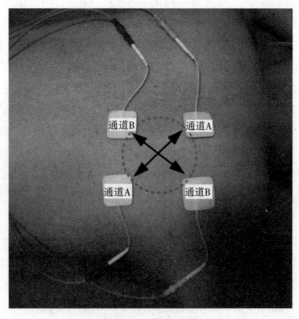

图 7-4 邻近放置

（3）刺激点放置：疼痛触发点或者穴位的位置比较接近，所以单个电极可能会同时刺激这些点。

（4）皮区放置：一个电极放置在相应的脊髓神经根处，另一个电极放置在皮节的远端。当疼痛分布在一个或多个皮节时，将电极放置在受累皮节和其对侧皮节内。

（5）受累脊髓神经根水平的放置：目标是与疼痛相关的脊髓神经根。电极平行于脊柱放置于受累神经根相对应的棘突水平（图7-5）。

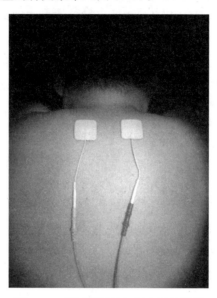

图7-5　受累脊髓神经根水平的放置

2. 操作方法

（1）患者取舒适体位，治疗前向患者解释治疗中可能出现的麻颤、震颤或肌肉抽搐等感觉。

（2）用酒精或温和的肥皂水清洁刺激区域的皮肤。毛发是不良导体，建议去除多余的毛发以增强导电性。

（3）将导线连接到 TENS 刺激器，然后再连接电极。

（4）打开电源，选择应用参数：调制模式、脉冲频率、脉冲持续时间、强度和治疗时间。

（5）将电极固定在相应部位。使用硅胶电极时，应套用打湿的衬垫。两种电极的使用都必须保持电极的整个表面与皮肤接触均匀。TENS 应与较大的电极一起使用，针刺样 TENS 和短暂强刺激 TENS 应该使用较小的电极。

（6）增加输出强度（通道1）：缓慢调高通道1的电流幅度，直到患者开始出现麻颤感。如果治疗需要达到感觉阈上，继续提高强度，直到可见轻微的肌肉收缩，然后将强度降低约10%，直到患者感觉出现强烈而舒适的麻颤感。增加输出强度（通道2）：如果使用多个通道，请增加其余通道的强度。

（7）治疗结束后，将强度降到最小并关闭设备。此时应取下电极并仔细评估患者皮肤状况。正常情况下，皮肤会因刺激而略带粉红色或淡红色，但应在数小时内消失。如果皮肤起疱或呈鲜红色，则提示皮肤受损，待皮肤愈合后才能继续使用 TENS。再次使用时应调整刺激参数以免再次发生损伤。

（四）注意事项

（1）皮肤有瘢痕、溃疡或皮疹时，电极应避开这些部位。

（2）电极应均匀地贴合在被刺激的皮肤区域，使电流均匀作用于皮肤，以免电流密度集中引起皮肤灼伤。

（3）电极应保持清洁。

（4）打开 TENS 装置之前，确保将输出强度重置为零。许多 TENS 装置的强度旋钮内置了电源开关。在这种情况下，强度等级零等于"OFF"。

（5）在治疗过程中如需微调治疗参数，大多数制造商建议先调整脉冲强度，然后再调整脉冲持续时间，最后调整脉冲频率。

（6）提供家庭护理说明：如果患者在佩戴此装置时需要回家，应提供有关调整强度的说明。如果有需要，应说明如何在淋浴、晚上休息之前以及在充电过程中断设备的连接。

（7）对儿童进行治疗时，缓慢开机，先以弱电流消除恐惧，再将电流逐步调至治疗量。

（8）综合治疗时，先采用温热治疗法，再行 TENS 镇痛，可增加局部血流量，减小皮肤电阻，增强治疗作用。

三、经皮电神经刺激的临床应用

（一）适应证

（1）各种急性或慢性疼痛（神经痛、关节痛、肌痛、头痛、牙痛、痛经、分娩宫缩痛、癌痛、幻肢痛）。

（2）手术后伤口痛。

（3）骨折后愈合不良。

（二）禁忌证

（1）心脏失能：刺激颈部或胸部可能导致正常呼吸或心脏功能中断。

（2）佩戴心脏起搏器：电极放置部位会有电流通过，可能干扰起搏器的功能。

（3）颈动脉窦：刺激此处易诱发颈动脉窦综合征，患者出现头昏、耳鸣、乏力、晕厥，甚至有猝死的风险。

（4）活动性出血：出血部位进行电刺激会增加出血量。

（5）感染：包括骨髓炎在内的感染会通过治疗传播和导致设备污染，除非是专门为伤口护理而设计的方案。

（6）深静脉血栓或血栓性静脉炎：如有活跃的深静脉血栓或血栓性静脉炎，请勿对身体的任何部位进行电刺激。

（7）不稳定的骨折：运动阈上的刺激会在愈合组织上施加不必要的压力，造成骨折部位难以愈合或者增加再次损伤的可能。

（三）慎用

（1）孕妇：刺激孕妇腹部、骨盆区域可能对发育中的胎儿产生不利影响，但现在已经有 TENS 治疗孕妇疼痛的具体指南，对于孕妇，需在医生密切监测下使用。

（2）癌症患者：电流可能引起肿瘤的扩散。

（3）有脑卒中病史的患者：不要将电极对置于颅脑部位。

（4）认知障碍患者：不要让此类患者自己做治疗。

（5）癫痫患者：对头部或颈部进行电刺激可能诱发癫痫，需在医生密切监测下使用。

（6）感觉障碍或精神障碍患者：患者无法提供有关刺激耐受性的反馈，可能导致皮肤灼伤或肌肉创伤。

（7）未知来源疼痛患者。

四、处方示例

患者，女，48岁，家庭主妇，因"慢性腰背痛 3 年，加重 4 个月"就诊。患者述中度下背部疼痛，疼痛向下辐射到左侧臀部，并通过臀部放射至左小腿。躯干前屈，左侧侧屈和久坐时间达 15 分钟疼痛加重。平躺 10 分钟疼痛可缓解。影像学检查显示 $L_4 \sim L_5$ 左后外侧椎间盘突出。口服阿片类药物长达 4 个月并且药物的疗效在过去的一个月内有所下降。

评定结果：①VAS 评分，（4~6）/10；②核心肌群力量差。

临床诊断：$L_4 \sim L_5$ 左后外侧椎间盘突出。

康复诊断：①臀部疼痛放射至小腿；②日常生活活动能力受限。

治疗目标：①缓解疼痛；②独立进行简单的家务劳动。

治疗方案：该患者出现左侧臀部疼痛并且疼痛放射至小腿。TENS 作用于疼痛区域，电极片大小：$4\times（5\times5）cm^2$，放置于左椎旁区和坐骨神经的疼痛区域。为了缓解疼痛，选择模式：连续（高频）。刺激参数设置为脉冲频率 80~100Hz，脉冲持续时间 0.1~0.2 毫秒，电流强度调至可耐受的舒适麻颤感，每天的总治疗时间视需要而定，60 分钟/每次。

（王汝薇　何佩珏）

第五节　生物反馈疗法

生物反馈疗法（biofeedback therapy，BT）通常指应用电子仪器将人体内正常或异常的生理活动信息转换成可识别的光、声、图像、曲线等信号，通过发挥人的主观意识作用，根据治疗要求有意识地改变声、光等信号的强度来调控那些不能感受到的生理活动，以调节生理功能和治疗某些身心疾病的治疗方法。康复中使用的 BT 基于生物力学测量和人体生理系统测量。可以被测量以提供生物反馈的人体生理系统有神经肌肉系统、呼吸系统和心血管系统。神经肌肉系统生物反馈包括肌电生物反馈（electromyographic biofeedback，EMGBF）和实时超声成像生物反馈（real-time ultrasound imaging biofeedback，RTUSBF）。EMGBF 的研究和应用最为广泛，其对许多肌肉骨骼疾病和心血管疾病均有效。本节将着重讨论 EMGBF。

一、生物反馈疗法的生理效应和治疗作用

（一）生理效应

BT 不在人体组织中传递电流，不使用能量交换来产生生理效应，而是通过生物反馈治疗仪引出人体内某器官或组织的生理活动所产生的一种持续而自主的信息，即主体反应，例如肌电、脑电、心电、心率、血压、皮肤温度、皮肤电位等。这些信息通过生物反馈治疗仪的放大处理，以声音、图像、曲线、光线、读表等不同方式作为一种刺激通过人体的感觉器官反馈给患者，使其及时了解自身体内的生理活动状态。患者通过感知反馈信息，然后在意识支配下改变某种行为，使反馈信息发生改变，以致能自主地控制主体反应，最终在脱离生物反馈治疗仪的条件下训练来随意控制主体反应。

（二）治疗作用

1. 神经肌肉生物反馈

（1）EMGBF：利用皮肤表面电极检测或评估肌肉组织的电活动，将其转换为外在的听觉、视觉和触觉信号，然后反馈给患者调节其肌肉活动。EMGBF 并未将电流传递给患者，而是将检测到的由骨骼肌收缩产生的电活动用于治疗。近年来，结合虚拟现实技术和游戏技术的更高级的信号传递方式已被开发。

缓解肌痉挛：肌痉挛一直是中枢神经系统损伤患者康复的一大难题。一项纳入40名脑卒中后肌痉挛患者的随机对照试验发现，EMGBF 结合传统的神经发育康复方案，比单纯使用传统方案能更加显著地改善肌痉挛和手功能。紧张性头痛是由精神紧张、焦虑而引起的发作性头痛，EMGBF 应用于偏头痛和紧张性头痛的有效性已得到公认。支气管哮喘是常见的发作性肺部过敏性疾病，发作时支气管平滑肌痉挛，黏膜肿胀导致管腔狭窄，加之分泌物积滞导致气急、哮喘、咳嗽等症状。利用 EMGBF 调节患者自主神经功能，消除患者的焦虑等不良情绪以治疗支气管哮喘。EMGBF 还可用于治疗痉挛性斜颈、功能性口吃、腰痛、胃肠功能亢进等。

增强肌力：EMGBF 促进神经肌肉活动的机制在于减少下行兴奋性信号的抑制和增加大脑运动皮层的兴奋。这两种机制均会导致肌肉肥大，力量增加，功能改善。在手术或长期制动后，EMGBF 通常被纳入术后康复计划。研究发现，对于前交叉韧带重建术后的患者，EMGBF 在促进股四头肌力量恢复方面比电刺激治疗更有效。一项随机、单

盲的临床研究表明，与关节镜半月板切除术后进行常规训练相比，添加 EMGBF 可大大缩短使用助行器的时间。此外，EMGBF 组的股四头肌力量和 Lysholm 膝关节评分量表得分均显著高于家庭锻炼组和电刺激组。除此之外，盆底肌 EMGBF 可有效治疗大小便失禁和便秘。2014 年《美国医师学会临床实践指南：女性尿失禁的非手术治疗》推荐 EMGBF 作为控制压力性尿失禁的一线干预措施。

神经肌肉再教育：EMGBF 可用于改善肌肉活动的时序和募集，以改善功能性活动。其重点不是促进或抑制肌肉以增加力量或降低张力，而是针对特定任务选择合适的时机和强度来达到目的。EMGBF 可改善协调性，已成功用于运动员、音乐家以及中枢神经系统或周围神经系统损伤的患者。

缓解疼痛：研究表明，EMGBF 在多种情况下可缓解慢性骨骼肌肉痛。其潜在生理机制尚不确定，但可能与肌肉激活（促进或抑制）有关。降低肌张力可能会增加缺血组织的血流量，从而清除引起肌痛的有害介质（例如缓激肽、P 物质）。促进肌肉激活可恢复正常的运动模式和增加关节稳定性，进而减轻对疼痛组织的压力。

（2）RTUSBF：将短脉冲的超声波发送到体内，从组织界面接收反射来产生内部结构的图像，因此通过 RTUSBF 能直接看到肌肉在显示器上改变形状或长度，提供肌肉活动的实时视觉反馈。多项研究表明，可将 RTUSBF 应用于盆底肌再教育和康复及下背痛的治疗。

2. 心血管生物反馈

（1）心率生物反馈（heart rate biofeedback，HRBF）：一种允许患者通过手表或手持显示器等直接显示心率数值的可穿戴设备来控制心率的疗法。此疗法多用于训练患者自主控制心率和治疗心律失常。早期研究表明，在跑步机训练期间 HRBF 可显著降低平均心率和收缩压。随后有研究报道 HRBF 在体育锻炼中对心率控制的影响，并将其口头指示进行比较，结果发现进行 HRBF 的参与者在运动中心率增加更少。

（2）心率变异性生物反馈（heart rate variability biofeedback，HRVBF）或呼吸窦性心律失常生物反馈（respiratory sinus arrythmia biofeedback，RSABF）：HRVBF 是指两次心跳之间的时间变异性。HRVBF 易于测量且相对可靠，因此已被用作了解人的内部状态的指标。HRVBF 和 RSABF 是一个相对较新的研究领域，但初步观察结果表明，此生物反馈在改善纤维肌痛患者、慢性阻塞性肺疾病患者、创伤后应激障碍患者以及冠心病患者的功能和生活质量方面可能有用。

3. 呼吸生物反馈（respiratory biofeedback，RBT）

RBT 指使用连接到腹部的电极或传感器测量呼吸并将患者的呼吸转换为听觉和视觉信号的治疗技术。在呼吸系统疾病患者中使用横膈膜呼吸是提供 RBT 的最常见方法。呼吸运动中的生物反馈是治疗高血压的有效方法。研究表明，RBT 辅助下的膈肌训练和放松训练与普萘洛尔在减少偏头痛的发生频率、减轻持续时间和严重程度方面效果类似。利用 RBT 调节呼吸模式可以减少焦虑和负面情绪，是治疗恐慌症的有效疗法。

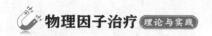

4. 脑电生物反馈（electro encephalo graphic biofeedback，EEGBF）

EEGBF 也被称作"神经生物反馈"。它应用操作性条件反射原理，以神经生物反馈仪为手段，选择性强化某一频段的脑波来达到预期目的。训练过程中运用仪器将脑电信息加以处理，以视觉或者听觉的形式显示脑电的变化，通过一段时间调节大脑状态，从而达到治疗目的。目前 EEGBF 已广泛应用于神经精神疾病的治疗，对癫痫、注意缺陷多动障碍、脑损伤相关障碍、学习障碍、睡眠障碍、抽动障碍等均显示较好的效果。

5. 手指温度生物反馈（finger skin temperature biofeedback，FSTBF）

指尖温度与肢体血液循环有密切关系，可反映血流动力学变化。当人体处于应激状态时，外周血管阻力增加，血流减少，指尖温度降低；在情绪稳定的状态下，外周血管阻力下降，血流增加，指尖温度上升。此法目前多用于治疗雷诺病，以及高血压和紧张焦虑引起的胸闷、胸痛。

6. 皮肤电生物反馈

皮肤电阻与皮肤血管舒张和汗腺分泌有密切关系。在精神紧张和交感神经兴奋时，手掌心或足心出汗，皮肤表面汗液中的水分和氯化钠可使皮肤电阻减小。应用皮肤电生物反馈能调节情绪、血压和周围血管张力，治疗交感神经兴奋性增高引起的各种综合征。

二、肌电生物反馈的治疗技术

（一）应用参数

1. 灵敏度

仪器的灵敏度是指该仪器所能测得的最小信号变化。灵敏度直接决定仪器的分辨率，灵敏度越高，分辨率越好，能测得的最小信号变化值就越精确。但过高的灵敏度则可能导致系统非线性和不稳定。灵敏度基于仪器的增益设置，一般 EMGBF 的增益设置范围在 $1 \sim 2000 \mu V$，增益可调为 $1 \mu V$、$10 \mu V$、$100 \mu V$ 或 $1000 \mu V$ 等。这意味着仪器可以检测到的最小肌电活动水平是 $1 \mu V$。灵敏度和增益成反比，增益设置越低，EMGBF 设备的灵敏度就越高，反之，增益设置越高，EMGBF 设备的灵敏度就越低。例如，在最低增益设置为 $1 \mu V$ 时，灵敏度最高，能够检测到仅 $1 \mu V$ 的肌电变化，仅微小的肌电活动就能引起信号的改变。相反，将增益设置为 $1000 \mu V$，则灵敏度要低得多，肌电活动需要产生较大变化才能产生信号改变。当患者肌肉收缩能力较强时，即肌肉存在高水平离子活性时，需要患者较大努力地收缩肌肉以改变信号输出，此时需要将增益设置调高，降低其灵敏度。这种情况通常出现在康复后期或使用 EMGBF 改善健康个体的能力时。反之，当患者肌肉麻痹或者仅有微量的肌肉收缩时，即肌肉存在低水平离子活性时，必须将增益设置调得较低，增加其灵敏度，以便患者在仅有微量肌肉收缩时产生肌电信号输出。

2. 阈值

患者根据治疗目标和测量变量设定目标肌电值。必须由患者在 EMGBF 训练中通过主动收缩肌肉来产生肌电信号。如果目标是在自主肌肉收缩过程中增加肌电活动，即促进肌肉收缩，则指示患者尝试达到或超过阈值（阈值之上）；如果目标是减少肌电活动使肌肉得到休息，即抑制肌肉收缩，则指示患者尝试达到或低于阈值（阈值之下）。

3. 反馈输出

确定可用的反馈类型。视觉反馈通过仪表、条形图或其他图像来显示。听觉反馈来自内置扬声器或耳机，通过声音频率、节拍和音调变化或语言信息等来显示。

4. 训练模式

训练模式可以是连续训练模式或者间歇训练模式。常用间歇训练模式，交替进行主动训练和休息，可预防肌肉疲劳。

5. 治疗时间

一次 20~30 分钟，根据患者需要，每天一次或隔天一次治疗。

6. 统计资料

EMGBF 训练过程中可以记录许多变量，这些数据可使操作者建立基线并记录肌电活动和肌肉性能的变化，以便评估康复疗效和制订康复治疗计划。①峰值幅度是肌肉收缩过程中记录的最高肌电活动（μV）。②收缩潜伏期是肌肉收缩达到峰值幅度的时间，通常为 0.5 秒。③返回潜伏期指从命令停止肌肉收缩到肌电活动恢复到静止或基线水平的时间，通常约为 1 秒。较长的返回潜伏期反映肌肉过度活跃或无法放松。④保持能力是观察到一致的 EMG 振幅的时间，它反映了肌肉的耐力或患者维持肌肉收缩的能力。在主动收缩期间产生不稳定的 EMG 信号的肌肉被认为具有较差的保持能力。⑤收缩间基线是肌肉收缩之后放松休息时测得的肌电活动水平。⑥阈值是操作者根据上述治疗目标和测量变量设定的肌电活动的目标水平。

（二）仪器设备

1. 肌电生物反馈仪

肌电生物反馈仪的性能和质量直接影响治疗效果。治疗师需要选择一台精密度高、性能可靠、直观清晰、操作简便的仪器。

2. 电极

生物反馈中习惯把传感器称为电极。电极是用来测量和记录生物体现象的，主要分为微电极、表面电极、针状电极。EMGBF 多用表面电极，与心电图电极、脑电图电极相似，测量皮肤表面传导的生物电势，即两个电极间的电势差。一般由一个记录电极和一个地级组成，但是一些电刺激设备也提供 EMGBF，并使用与其他形式的电疗法类似的常规一次性粘合性电极。

（三）治疗方法

1. 电极放置

放置电极时应当考虑 EMGBF 的目的，即是促进还是抑制肌肉收缩，以及肌肉表现出高水平还是低水平离子活性。如果部分肌纤维被激活，那么最有可能被检测到的是最靠近电极的肌纤维。与较窄的电极放置相比，较宽的电极放置可检测更大体积肌肉的肌电活动。评估"非常活跃"的肌肉时，建议电极靠近被评估的肌肉，相反，肌肉的主动收缩能力降低，需要评估或监测更大的肌肉体积。在这种情况下，建议使用更高的灵敏度和更宽的电极位置来检测更多肌纤维的电活动。增大电极尺寸不会增加检测到的肌电活动幅度，而只是检测到更多的肌纤维区域。

2. 操作方法

（1）询问病史以排除禁忌证。

（2）用酒精擦拭皮肤，除去放置电极部位上的灰尘、油或化妆品以及过多的体毛。这些物质会阻碍生物电信号的传导。使用非常敏感的生物反馈装置前，需要用砂布轻轻擦拭电极部位皮肤。

（3）将合适的导电胶涂在电极的金属面。

（4）将电极固定在目标肌肉肌腹附近的运动点上，如果没有运动点图表，则将电极放在肌腹上。注意记录电极置于目标肌肉，参考电极可以放置在人体的任何位置，按照惯例，它通常放置在两个记录电极之间。

（5）将电极线插入设备上的 INPUT 插孔，打开设备。1~3 分钟测定静息肌电信号值并进行记录。

（6）将输出调整为所需的反馈模式。

（7）向患者提供正确使用 EMGBF 的说明，包括设定目标，例如"我希望您尽最大努力使该肌肉收缩"，记录其峰值幅度，将阈值设置为大于或等于峰值幅度，并指导患者进行等长收缩以达到设定阈值且在设定时间内保持阈值。例如"我希望您尽最大努力使肌肉收缩达到我们刚刚设定的阈值，当您听到声音信号并看到显示屏达到或超过设置阈值时，我希望您将肌肉收缩保持在阈值以上 6 秒，并执行 15 次收缩，每次收缩之间有 10 秒休息时间"。

（8）治疗期间检查患者，以确定是否需要调整阈值。患者可能容易达到阈值或由于疲劳而无法再次达到阈值，此时需要调整阈值。

（9）完成训练后，关闭设备，取下电极并丢弃（请勿重复使用）。检查治疗区域是否有异常发红，如有异常发红，可能表明皮肤对电极粘合剂出现过敏反应。

（10）评估干预的结果，包括查看在干预过程中达到的峰值幅度、徒手评估肌力、关节活动度以及评估功能表现和疼痛程度。

（11）记录治疗情况。

（四）注意事项

（1）电极和皮肤要紧密接触，可用胶带加强固定。

（2）应避免患者对电极过敏。

（3）整个治疗过程中，患者应无听觉和视觉干扰。

（4）如果患者在治疗中要使用耳机，确保患者在医务人员监督下用扬声器完成2～3次收缩，以使患者熟悉此治疗方法。

（5）治疗前、治疗中、治疗后应及时检查皮肤状况。

（6）每次使用后用温和的清洁剂清洁生物反馈盒、导线和耳机。

三、肌电生物反馈的临床应用

（一）适应证

1. 肌力下降

（1）足下垂：脑卒中是一种常见的脑血管疾病，本病常因脑梗死或脑出血而致偏身肢体瘫痪。足下垂导致偏瘫下肢步态异常模式出现和增加步行的跌倒风险。将仪器的表面电极置于胫前肌表面，先在安静状态下记录起始的基准肌电信号，然后指示患者主动背屈踝关节，根据肌肉活动时仪器显示的信号变化，让患者反复练习，努力提高胫前肌收缩能力，促使患足背屈。注意：为了便于患者掌握训练要领，先将电极置于健侧胫前肌，让患者先收缩健侧肌肉，触摸肌肉和观看仪器显示的信号变化情况，然后再进行患侧肌肉的训练。如有便携式设备，可让患者根据医嘱在家中长期进行自我训练。

（2）股四头肌肌力下降：膝关节疼痛在很多肌肉骨骼疾病中常见，通常会导致股四头肌的抑制、无力和功能障碍，激活股四头肌是治疗膝关节疼痛的关键。一项纳入45名膝关节半月板切除术后患者的随机对照试验将受试者分为三个治疗组：家庭锻炼计划（HEP）组、HEP联合股四头肌EMGBF组、HEP联合股四头肌电刺激组。除了进行HEP，HEP联合股四头肌EMGBF组的受试者每周进行5次EMGBF的股四头肌等长收缩治疗，持续2周，每次收缩维持10秒，然后休息20秒，每天治疗时间为20分钟。术后2周和6周，HEP联合股四头肌EMGBF组的肌力和功能增强明显高于家庭锻炼计划组和HEP联合股四头肌电刺激组。此试验进一步支持了EMGBF改善急性术后状况的有效性。在使用EMGBF治疗髌股疼痛综合征的系统评价中发现EMGBF结合贴扎技术可显著减少疼痛和增加股内侧肌（VMO）选择性募集，但在运动中未显著增强对疼痛和功能的影响。

（3）肩关节半脱位：对于偏瘫患者，肩关节半脱位是个常见问题。研究发现，通过增加三角肌前部和上斜方肌的肌力与控制可减少肩关节半脱位以及改善肩关节主动活动

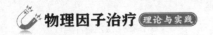

范围。

2. 头痛

目前，EMGBF 治疗偏头痛和紧张性头痛的有效性已得到公认。其常用策略是将放松技术和 EMGBF 相结合。尽管不同年龄组和不同类型头痛的管理策略可能有所不同，但是总体目的是提高自我效能并降低颅骨周围肌肉和斜方肌的肌张力。传统上，针对紧张性头痛的靶向治疗肌肉是额肌，但新的研究发现，相比作用于额肌，在斜方肌进行 EMGBF 更加有效地缓解了紧张性头痛。这项研究包括 26 名受试者，这些受试者被随机分配接受以下三种治疗方法之一：额肌肌电图、斜方肌肌电图、放松训练。在 6～9 周的时间内，每周进行两次 EMGBF，每次持续约 50 分钟。结果表示，接受斜方肌 EMGBF 的受试者的头痛指标下降大于或等于预处理指标的 50%，即斜方肌 EMGBF 的临床成功率显著提高。

3. 盆底功能紊乱

EMGBF 可有效治疗尿失禁、大便失禁和功能性便秘。2014 年《美国医师学会临床实践指南：女性尿失禁的非手术治疗》推荐 EMGBF 作为控制女性压力性尿失禁的一线干预措施。研究表示，治疗压力性尿失禁时，将 EMGBF 与 Kegel 训练结合使用，可增强肌肉自主收缩能力。接受尿失禁治疗的男性和女性受试者的研究报告均表明，EMGBF 和 Kegel 训练可显著改善尿失禁症状和生活质量。对 13 项研究的系统评价也报告了有力证据：EMGBF 可用于处理大便失禁。一项 2007 年发表的 Meta 分析文献，研究了无法放松盆底肌群（pelvic floor muscles，PFMs）而导致的功能性便秘的治疗方法，结果表明，使用 EMGBF 后症状得到改善的概率是其他干预措施的 6 倍，但是此结论还缺乏高质量的证据。在性交困难（性交痛）中，学习控制 PFMs 可以降低盆底肌张力和缓解对压力的疼痛反应。然而，盆底功能障碍性疾病（pelvic floor disorders，PFDs）治疗相关的许多技术都需要接受额外的培训，以便对 EMGBF 进行适当的评估和应用，特别是在考虑使用腔内设备评估和治疗 PFDs 时。

4. 颞下颌关节综合征

颞下颌关节综合征（temporomandibular disorders，TMDs）一般描述为颞下颌关节和咀嚼肌疼痛、关节弹响以及下颌骨活动受限或运动模式异常。由于多模式治疗设计及研究纳入标准的差异，对 TMDs 的研究进行总结具有挑战性。在对 30 项 TMDs 的物理治疗干预措施的研究进行的系统评价中，有 7 项纳入了放松训练或 EMGBF，作者表示可有效减少肌筋膜疼痛和肌肉疼痛。两项较早的 Meta 分析和功效研究发现，相较于安慰剂，咀嚼肌的 EMGBF 和放松训练在 TMDs 的治疗中产生效益最大，并为今后在 TMDs 的治疗中使用 EMGBF 提供了指导。

5. 慢性疼痛

EMGBF 已被作为在多种情况下减轻肌肉骨骼疼痛的一种干预措施。多项随机对照试验结果显示，相较于常规策略，EMGBF 对肌肉骨骼疼痛的疗效没有优势。一项对使用 EEG 和 EMGBF 治疗慢性疼痛的系统综述显示，EMGBF 显著减轻了疼痛，但其他测量变量，如生活质量和抑郁症得分并未明显改善。EMGBF 对疼痛减轻的长期益处尚未得到证实。

（二）禁忌证

（1）急性损伤的炎症反应期：EMGBF 促进肌肉收缩可能会加重炎症，从而加重疼痛和肿胀及破坏组织的愈合。

（2）孕妇：由于感染的风险，孕妇不应使用阴道内装置；产后前 6 周，盆底肌电生物反馈也是禁用的。

（3）膀胱或阴道感染者：已知膀胱或阴道感染者不应使用腔内装置。

（4）严重心脏病患者：EMGBF 促进肌肉收缩可能导致呼吸困难、疲劳、心绞痛或其他与心脏相关的症状。

（5）认知障碍患者：EMGBF 是一项主动治疗，认知障碍患者无法配合指令进行训练。

（6）5 岁以下儿童：年龄过小的儿童无法听从指令完成训练。

（7）感觉性失语患者：此类患者因存在理解障碍，无法听从指令完成训练。

（8）肢体存在明显痉挛或不能随意运动者。

（9）严重本体感觉障碍者。

四、处方示例

患者，女，70 岁，因"右侧全膝关节置换术后 4 周，右侧下肢伸膝无力"前来就诊。患者述步行 10 分钟以上右侧膝关节就会出现酸软无力现象，如继续行走则会出现膝打软，导致不稳定。

评定结果：下肢肌力，股四头肌左 5/5、右 3+/5，其余肌力正常。

临床诊断：右侧全膝关节置换术后 4 周。

康复诊断：①右侧股四头肌肌力减弱；②步行稳定性欠缺。

治疗目标：①增加右侧股四头肌肌力；②改善平衡功能，增加步行稳定性。

治疗方案：治疗前测试静止肌电幅度：$3\mu V$；峰值幅度：$15\mu V$。初期方案设置灵敏度：$1\mu V$；阈值：$17\mu V$。电极放置：较宽的放置方法，一端电极置于股内侧肌上，一端电极置于股四头肌。剂量：右侧伸膝抗阻训练（轻微阻力），每次收缩维持 3 秒，每组重复 15 次收缩，总共进行 3 组训练，每组训练之间休息 1 分钟，每天治疗一次，持续两周。两周后患者右侧股四头肌肌力为 4/5，再次测试峰值幅度达到 $23\mu V$，此时患者主动伸膝能力加强，故调整灵敏度为 $100\mu V$。电极放置：放置于股内侧肌上且两端电极靠近更多，后期治疗强度可根据患者情况适当增加。

（王汝薇 何佩珏）

主要参考文献

[1] BELLEW J W，MICHLOVITZ S L，NOLAN Jr T P. Michlovitz's Modalities for Therapeutic Intervention [M]. Philadelphia：F. A. Davis Company，2016.

［2］ BEHRENS B J，BEINERT H. Physical Agents Theory and Practice ［M］. Philadelphia：F. A. Davis Company，2014.

［3］ CAMERON M H. Physical agents in Rehabilitation－E Book：An Evidence－Based Approach to Practice ［M］. Amsterdam：Elsevier Health Sciences，2017.

［4］ CAMERON M H. Physical Agents in Rehabilitation：from Research to Practice ［M］.. Amsterdam：Elsevier Health Sciences，2012.

［5］ STARKEY C. Therapeutic Modalities ［M］. Philadelphia：F. A. Davis Company，2013.

［6］ 戴洁，李建华. 上肢功能性电刺激的现状及发展 ［J］. 中华物理医学与康复杂志，2012，34 （12）：958－960.

［7］ 魏新春，周云，吴建贤，等. 多通道功能性电刺激在临床康复中的应用及研究进展 ［J］. 中国康复，2019，34 （6）：333－336.

第八章　中频电疗法

第一节　概　述

一、概念和分类

医学上把应用频率为 1000Hz～100kHz 的脉冲电流治疗疾病的方法，称为中频电疗法（medium frequency electrotherapy，MFE）。脉冲电流频率在 1000Hz 以下，每一个脉冲均能使运动神经和横纹肌发生一次兴奋，此为周期同步原则。当脉冲频率大于 1000Hz 时，脉冲间隔短于运动神经和肌肉组织的绝对不应期，运动神经和肌肉的兴奋就不符合周期同步原则，需要综合多个刺激的连续作用才能引起一次兴奋，这就是医疗用途中把 1000Hz 作为划分中低频电流频率的原因。

中频电流在临床应用的历史要比低频电流晚很多，直到 20 世纪 40 年代，Gleid Meister 才首次提出中频电疗法的概念，后来陆续出现了干扰电疗法、调制中频电疗法。我国在 20 世纪 60 年代引进干扰电疗法、音频电疗法、调制中频电疗法，在 20 世纪 80 年代引进立体动态干扰电疗法。目前，我国中频电疗技术已推广普及。

中频电疗法所采用的电流频率多在 2000～8000Hz。根据中频电流波形与频率，中频电疗法可分为干扰电疗法、调制中频电疗法、等幅中频电疗法（含音频电疗法）和低中频电混合疗法。本书将讲述干扰电疗法和调制中频电疗法。

二、中频电流中的基本概念

干扰电疗法是在中频干扰场中"内生"出低频调制的中频电流，调制中频电疗法则是直接使用一种低频调制的中频电流，因此，两者都具有中低频的特点。这两种中频电疗法涉及的基本概念如下。

（1）载波：在调制波中，被低频调制的中频振荡。

（2）载频：载波的频率。

（3）调频：频率调制的简称，是使载波瞬时频率按照传送信号变化规律进行调制的方法。

（4）调频波：载波经调频后形成调频波。

（5）调幅：振幅调制的简称，是使载波的振幅按照传送信号变化规律进行调制的

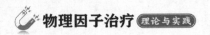

方法。

（6）调幅波：载波经调幅后形成调幅波。

三、中频电疗法的生理效应和治疗作用

（一）生理效应

1. 组织电阻低，作用更深

人体组织对不同频率电流的电阻不同，电流频率越低，电阻越高，患者皮肤的不适感越强。随着电流频率的增高，人体组织的阻抗逐渐降低。当电流频率为50Hz时，皮肤的电阻大约是3200Ω；而当电流频率是4000Hz时，皮肤的电阻大约只有40Ω。除了电阻特性，人体组织还具有电容的特性。由于人体对频率较高电流的电阻和电容都较低，因而总的阻抗也要小得多，通过的电流也就更多。中频电疗法应用的电流强度较大，可达$0.1\sim0.5mA/cm^2$，能达到更深的人体组织。

2. 无电解作用

中频电流是一种正向与负向交替变化、频率较高的交流电，无正负极之分。当作用于人体时，在中频电流的作用周期内，人体组织内的离子进行往返移动，因而不能形成电解反应，电极下没有酸碱产物，治疗部位化学烧伤的风险较低。所以，中频电疗法可以使用比较薄的衬垫，电极下无化学刺激也增加了患者的耐受程度，患者能耐受较长时间的治疗。

3. 兴奋神经肌肉

中频电流对运动神经和感觉神经的刺激作用虽不及低频电流，但对自主神经和内脏功能的调节作用优于低频电流，而且可作用于组织深处，在引起强烈肌肉收缩的同时皮肤无明显的刺痛。中频电流作用于皮肤时，对皮神经和感受器没有强烈的刺激。在阈强度刺激时，是轻微的震颤感，电流强度增大时有针刺感，无明显的不适和疼痛，并且在持续通电时，针刺感会逐渐减弱，只有电流强度很大时才会出现不适的束缚感。强的中频电流刺激引起肌肉收缩时的感觉要比低频电流刺激舒适很多。在电流频率为6000～8000Hz时，肌肉收缩的阈值与痛觉的阈值明显分离，肌肉收缩的阈值低于痛觉的阈值，使肌肉收缩时患者没有疼痛，所以采用中频电疗法时患者能够耐受较大的电流强度。

4. 促进血液循环

在中频电流作用后的10～15分钟，作用局部开放的毛细血管数量增多，血流速度加快，血流量增加，局部血液循环改善。

5. 低频调制的中频电流的特点

中频电流的频率、波形和幅度不是恒定的，有的疗法可以选用两种以上的电流，患者不容易产生适应性。低频调制的中频电流兼具低频电流、中频电流的特点。现有证据表明，刺激病变肌肉最合适的电流已不是单纯的低频电流，而是低频调制的中频电流。干扰电疗法、调制中频电疗法等所采用的电流既含有中频电流成分，又具有低频电流的特点，而且还没有低频电流的缺点。

6. 镇痛作用

中频电流对感觉神经有抑制作用，可使痛阈上升，因此有明显的镇痛作用。其镇痛机制有多种解释：神经机制以疼痛闸门控制学说、皮层干扰学说来解释，体液机制以5－羟色胺、内源性吗啡样物质来解释。

7. 改善活性生物膜的通透性

有动物实验发现，在中频电流的作用下，较多的马钱子生物碱能透入豚鼠体内。在人体实验中，在中频电流的作用下，中药的透入效果更好。以上实验均认为中频电流可以提高活性生物膜的通透性，其机制可能是中频电流增大了细胞或组织间隙。

（二）治疗作用

1. 促进局部血液循环

促进血液循环是中频电流作用的基础。

（1）即时充血反应：中频电流作用局部的即时充血反应，在单次作用后的 10～15 分钟比较明显，这可以用轴突反射和三联反应（毛细血管扩张、毛细血管通透性增加、轴索反射）来解释。肌肉组织血液循环的改善与肌肉活动所产生的化学物质有关，深部组织或远隔部位组织血液循环的改善则与自主神经的影响有关。

（2）多次治疗后血液循环改善：这是单次作用的累积效益以及自主神经功能调整的结果。

2. 镇痛作用

中频电流有比较好的镇痛作用。

（1）即时镇痛作用：治疗时和停止治疗后都可以观察到不同程度的镇痛作用，并可持续数分钟到数小时。

（2）多次治疗后的镇痛作用：可以用产生即时镇痛作用的各种因素的综合作用以及通过轴突反射引起局部血液循环加强的各种效应的综合作用来解释。

3. 消炎作用

中频电流对一些慢性非特异性炎症有较好的治疗作用，主要与局部血液循环改善、组织水肿减轻、炎症产物的吸收和排出加速、局部组织的营养和代谢增强、免疫力提高有关。

4. 软化瘢痕，松解粘连

中频电流能增大细胞间隙与组织间隙，使粘连的结缔组织纤维、肌纤维和神经纤维等活动，进而促进纤维分离，能对瘢痕、粘连起到软化松解的作用。

5. 对骨骼肌的作用

中频电流通过刺激运动神经和肌肉，引起正常骨骼肌和失神经肌肉收缩，具有减缓肌萎缩的作用。

（易江）

第二节　干扰电疗法

干扰电疗法（interferential current therapy，ICT）又称交叉电流疗法，起源于20世纪50年代。随着人们对干扰电的深入研究，其应用范围逐渐扩大，相应的治疗技术不断改良。研究者先在传统静态干扰电疗法的基础上发展出动态干扰电疗法，后来又将二维效应的动态干扰电疗法发展为立体动态干扰电疗法。我国在20世纪60年代引进了干扰电技术，并逐步推广应用。目前干扰电疗仪在大多数医疗机构已是常规设备。

静态干扰电疗法（static interferential current therapy，SICT）：将两组频率分别为4000Hz 与（4000±100）Hz 的正弦交流电，通过 A、B 两组（4 个）交叉放置的电极作用于治疗部位，在交叉部位形成干扰电场（图 8-1），产生差频为 0～100Hz 的低频调制的中频电流，这种电流就是干扰电流。应用这种干扰电流治疗疾病的方法称为静态干扰电疗法。

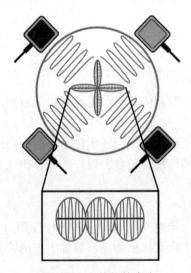

图 8-1　干扰场的产生

（BEHRENS B J. The Polarities Repel Each Other Within the Tissue, Which Is What Causes the

Third Line to Occur［M］. Philadelphia：FA. Davis Company，2014)

　　动态干扰电疗法（dynamic interferential current therapy，DICT)：在静态干扰电疗法的基础上使中频电流的幅度被波宽为 6 秒的三角波调制，两组电流的输出强度发生周期为 6 秒的节律性交替变化，A 组电流增强时 B 组电流减弱，6 秒之后，B 组电流增强时 A 组电流减弱，如此反复循环。

　　立体动态干扰电疗法（stereo dynamic interferential current therapy，SDICT)：是在静态干扰电疗法与动态干扰电疗法的基础上进一步发展起来的，治疗时将三路在三维空间流动的 5000Hz 等幅正弦交流电互相叠加交叉输入人体。

一、干扰电疗法的生理效应和治疗作用

（一）生理效应

　　三种不同的干扰电疗法在生理效应上是有区别的。

　　静态干扰电疗法在治疗中同时采用两种电流，使用四个电极，这和一般电疗法采用一种电流和两个电极不同。将两组频率差为 0～100Hz 的中频交流电通过四个电极交叉输入人体，"内生"出兼具中频电流和低频电流特点（如幅度恒定、机体容易适应、刺激性小）的低频调制的中频电流。如果其中一组电流频率（如 4000Hz）固定不变，另一组的电流频率在一定范围内动态变化（如频率在 4025～4050Hz 之间变化，15 秒为一个周期），则会"内生"出频率动态变化（25～50Hz）的干扰电流，使机体不易产生适应性，也可以根据不同的治疗目的选用不同的低频调制频率。

　　动态干扰电疗法对人体产生的生理效应与静态干扰电疗法相同，其电流强度不断发生节律性动态变化，机体组织不易产生适应性，并能使深部组织获得更加均匀的作用，有助于获得较好的治疗效果。

　　立体动态干扰电疗法的三路电路在三维空间通过，能在三个方向产生立体的空间刺激效应；"内生"的干扰电流能在通过的区域内呈现不同形式的、多部位的最大干扰振幅，其幅度也会随时间发生非常缓慢的变化，形成动态的刺激效应，可以避免恒定刺激引发的疲劳感；另外，立体动态干扰电疗法动态刺激的强弱变化，还可以增加细胞膜的通透性、影响电荷载体的移动以及组织内水的渗透和运输，同时也能激活某些酶，特别是心脏和骨骼肌内质网中的酶，从而促进肌肉收缩。

（二）治疗作用

　　干扰电流兼有低频电流和中频电流的特点，最大的电场强度发生于体内电流交叉处，作用深、范围大。三种不同的干扰电疗法的治疗作用相仿，但立体干扰电疗法和立体动态干扰电疗法的强度、作用范围和治疗的有效率均大于静态干扰电疗法，并有不同形式的动态变化。治疗中采用不同差频的干扰电流，其治疗作用有所不同（表 8-1)。

表 8-1　不同差频干扰电流的治疗作用

差频（Hz）	治疗作用
100	抑制交感神经（作用于交感神经节时）
90～100	镇痛
50～100	镇痛，促进局部血液循环，促进渗出物吸收，缓解肌紧张
25～50	引起正常骨骼肌肉强制性收缩，促进局部血液循环
20～40	兴奋迷走神经，扩张局部动脉，引起骨骼肌不完全性强直收缩
1～10	兴奋交感神经，引起正常骨骼肌、失神经肌肉和平滑肌收缩
0～100	兼具上述各种作用，但因各种频率出现时间过短，针对性不强

（1）促进局部血液循环：干扰电流作用后，局部开放的毛细血管数量增多，动脉扩张，局部血液循环改善。

（2）镇痛：干扰电流可以抑制感觉神经，镇痛作用显著。在用 100Hz 或 90～100Hz 差频的干扰电流作用 20 分钟后，皮肤痛阈明显上升，故具有良好的镇痛作用。有研究发现干扰电流作用于腰骶部，全身的痛阈都升高，这可能是干扰电流激活内啡肽系统的效应。另外，干扰电流还可以治疗神经丛疾病、神经根疾病和周围神经疾病引起的疼痛，颈椎疾病、腰椎疾病引起的根性疼痛。

（3）消肿：干扰电流促进局部血液循环的作用是由干扰电流作用于自主神经系统以及细胞内担负新陈代谢作用的细胞器所致，局部血液循环的改善有利于炎症渗出液、水肿和血肿的吸收。

（4）治疗和预防肌萎缩：干扰电流对运动神经和骨骼肌有兴奋作用，引起肌肉收缩，故有治疗和预防肌萎缩的作用。

（5）调整内脏功能：干扰电流作用较深，在人体内部所形成的干扰电流能刺激自主神经，改善内脏的血液循环，提高胃肠平滑肌的张力，调节支配内脏的自主神经功能。

（6）调节自主神经：有学者将干扰电流作用于高血压患者的星状神经节部位，使患者的收缩压、舒张压下降；作用于闭塞性动脉内膜炎患者的腰交感神经节可改善肢体血液循环，减轻跛行症状。

（7）促进骨折愈合：国内学者对骨折延迟愈合的患者在装配外固定和金属内固定的情况下进行干扰电治疗，促进了骨折的愈合。国外常用干扰电流治疗骨折后骨不连、假性关节病、骨折后骨萎缩等。

二、干扰电疗法的治疗技术

（一）静态干扰电疗法的治疗技术

1. 仪器设备

目前国内外静态干扰电疗仪的两组输出电流多为差频为 100Hz 的正弦交流电，一组为 4000Hz，另一组为（4000±100）Hz。

　　治疗时务必使病灶部位处于两组电流交叉的中心（图 8-2），以固定法、移动法或吸附固定法进行治疗。电流强度一般以患者耐受为宜，每次 20～30 分钟，每日 1 次，10 次为 1 个疗程。

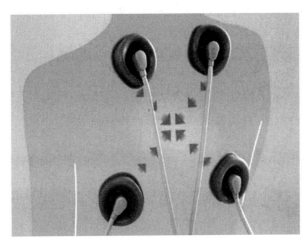

图 8-2　干扰电极的摆放

　　国内设备几种常见的形式如下：①在静态干扰电疗仪输出的中频正弦电路上加一个整流装置，将双向的正弦波变为单向脉冲电流，称为中频脉冲直流电。这种电流具有明显的极性，还可以进行药物离子导入。②在干扰电流上加两种低频电流，成为三联干扰电流。其中一种类似间动电流的密波，但无直流电部分，频率为 100Hz；另一种为整流后的半波正弦电流，频率在 1～5Hz 缓慢地往返变化。③将静态干扰电疗仪与超声波治疗机连接。其中一组输出端接超声波治疗机，为主极；另一组输出端是吸附电极，为辅极。实际上是低频调制的中频电流与超声的联合治疗。

　　2. 操作方法

　　静态干扰电疗法常用的方法有固定法和抽吸法。

　　固定法：选用 4 个大小合适的电极，每组两根导线，分别连接两路输出孔。两组电极交叉放置，使病灶处于 4 个电极的中心，即电流交叉处。根据治疗需要选用不同的差频，每次治疗选用 1～3 种差频，每种差频 5～15 分钟，建议总的治疗时间为 15～30 分钟。

　　抽吸法：采用负压装置与抽吸电极。治疗时将吸附电极置于治疗部位的皮肤上，使病灶处于 4 个电极的中心。先开动负压装置，开始抽气，使电极吸附于皮肤上，再接通干扰电流。负压装置以每分钟 16～18 次的频率抽吸，抽吸的频率能根据吸盘内负压的大小自动调节，负压大时抽吸的频率自动下降，负压小时抽吸的频率自动回升，因此抽吸的频率按照负压的变化而呈现规律性波动，在治疗区产生按摩作用。治疗的差频、强度、时间、疗程与固定法相同。

　　治疗时电流强度一般在 50mA 以内，根据患者的感觉或肌肉收缩强度，将治疗剂量分为3级。根据感觉：①感觉阈下，刚有电刺激感时，调小到感觉消失，但电流表应有显示；②感觉阈，刚有电刺激感或麻痹感；③感觉阈上，有明显的电刺激感或麻颤感。根据运动：①运动阈下，电流表有显示，但无肌肉收缩反应；②运动阈，引起肌肉收缩反应；③运动阈上，有明显的肌肉收缩反应。除感觉和运动外，也可以根据患者的耐受程度来调节电流强度。每日1次，10次为1个疗程。

基本操作程序如下。

（1）患者取舒适体位，暴露治疗部位。

（2）选好电极，衬垫用温水浸透，套在电极外。

（3）接通电源并开机，将两组电极以治疗部位为中心交叉对置，以沙袋、固定带或患者自身体重固定电极。仪器有吸附负压装置时将吸盘吸附固定在治疗部位上。

（4）确保静态干扰电疗仪的输出在零位，按照治疗需要选择差频参数。

（5）缓慢调节两组电流的输出旋钮，以患者的感觉或肌肉收缩强度、耐受程度调节治疗剂量，使用负压抽吸装置时，吸盘下有抽吸按摩感，治疗中患者反馈感觉减弱时可以稍微加大电流强度。

（6）每次治疗选用1~3组差频，需要改变差频时，可以直接调整差频参数，不必将电流输出调回零位。

（7）一般每种差频治疗5~15分钟，建议总治疗时间为15~30分钟。

（8）治疗完毕时将输出旋钮调回零位（一般治疗完毕时电流调制输出终止），取下电极、衬垫、吸盘，仔细评估患者皮肤状况。

（9）每日或隔日1次，10次为1个疗程。

3. 注意事项

静态干扰电疗法操作时的注意事项和其他电疗法相近。

（1）正确摆放电极，以保证交叉电流能通过病变部位。

（2）静态干扰电疗仪有电流输出时，同路电极不得相互接触，两组电极必须交叉放置。

（3）不应与高频电疗仪同放一室。

（4）治疗前检查静态干扰电疗仪的输出是否平稳，导线、电极、衬垫是否完整无损，导电橡胶电极是否有老化、裂隙。

（5）治疗前除去治疗部位及附近的金属异物。

（6）如治疗部位皮肤有破损，应避开或贴小胶布保护破损局部。

（7）严禁将电极、导线夹或导线的裸露部分直接接触皮肤，使用硅胶电极时必须将导线插头完全插入导线插孔。

（8）电极衬垫必须均匀紧贴皮肤，防止电流集中于某一局部或某一点。

（9）电流密度不得过大，不应产生疼痛感。

（10）治疗过程中患者不得随意挪动，治疗时电极下不应有痛灼感，如果治疗中出现疼痛，应停止治疗。检查是否有电极滑脱接触皮肤，或电极、衬垫不平，使电流集中于某一点，如果出现烧伤，应中断治疗，处理烧伤。

动态干扰电疗法的治疗技术与静态干扰电疗法基本相同，在此不另做介绍。

（二）立体动态干扰电疗法的治疗技术

1. 仪器设备

立体动态干扰电疗仪（图8-3）使用星状电极（图8-4），有两种大小不同的电极，适合不同部位的治疗，每次治疗采用一对电极。每个星状电极上有3个方形的小电极。每对电极相应方向的3对小电极分成3组，每组两个小电极，连接立体动态干扰电疗仪的一路输出，3对小电极可同时输出三路电流。其余附件和物品与静态干扰电疗仪相同。

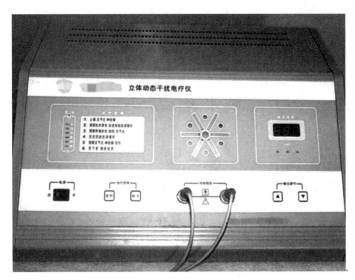

图8-3 立体动态干扰电疗仪

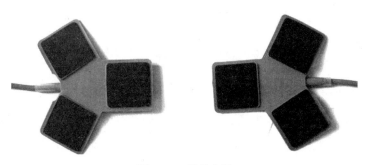

图8-4 星状电极

2. 操作方法

为使三路电流真正立体交叉，必须注意电极放置的方向，常用对置法和并置法。①对置法（图8-5）：两个星状电极及其导线在治疗部位的上下或两侧反方向放置，电流作用较深。②并置法（图8-6）：两个星状电极及其导线在治疗部位表面同方向放置，电流作用浅表，应用较少。治疗时应注意使各个电极与皮肤接触良好。

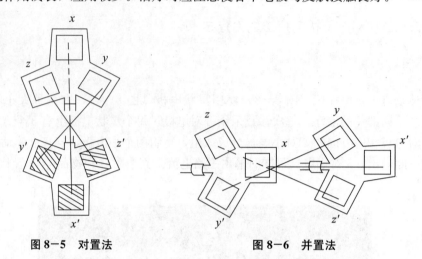

图8-5　对置法　　　　　　　　　　图8-6　并置法

立体动态干扰电疗法的治疗剂量及操作程序与静态干扰电疗法相同。在操作时，对置法的两个星状电极在治疗部位的前后或左右反方向放置，并置法的两个星状电极在治疗部位上同方向放置，其他步骤完全相同。

3. 注意事项

注意事项同静态干扰电疗法。

三、干扰电疗法的临床应用

（一）适应证

适应证：骨关节炎、颈椎病、腰椎间盘突出症、软组织扭挫伤、肌筋膜炎、肌肉劳损、坐骨神经痛、周围神经损伤或炎症引起的神经麻痹和肌萎缩、雷诺病、闭塞性脉管炎、术后肠粘连或肠麻痹、内脏平滑肌张力低下（胃下垂、迟缓性便秘）、胃肠功能紊乱、压迫性尿失禁、尿潴留以及妇科慢性炎症等。

（二）禁忌证

禁忌证：恶性肿瘤、急性炎症、出血倾向、局部有金属异物、有心脏起搏器、孕妇下腹部、严重心脏病等。

四、处方示例

患者，女，65岁，因"右侧膝关节反复疼痛10年，加重2周"就诊。表现为右侧膝关节深部疼痛，在下蹲、上下楼梯和久走时加重。X线检查无明显异常。

评定结果：右膝关节呈轻度的内翻畸形；股四头肌内侧萎缩，肌力为4级；关节活动无明显受限；VAS评分：走路时3/10，下蹲时6/10。

临床诊断：右膝骨性关节炎。

康复诊断：①右膝伸膝肌力弱；②日常生活和外出活动受限。

治疗目标：①缓解膝关节疼痛；②增强股四头肌肌力；③改善日常生活活动能力。

治疗方案：患者的疼痛、肌力弱和日常生活受限有一定的相关性，在物理因子治疗中，优先缓解患者的疼痛，因部位较深，干扰电疗法是合适的选择。

（1）采用两组电极交叉摆放在膝关节，疼痛部位处于两组电极的交叉中心。

（2）选用90Hz的差频（镇痛效果较好）。

（3）调节至患者感觉阈的强度，患者感觉舒适。

（4）治疗时间：20分钟/（次·天），10天为1个疗程。

（易江）

第三节　调制中频电疗法

调制中频电疗法（modulated medium frequency current therapy，MMFCT）又称脉冲中频电疗法，使用的是一种低频调制的中频电流，其幅度随着低频电流频率和幅度的变化而变化，具有低频电流和中频电流的特点和治疗作用。调制中频电疗法在20世纪60年代中期兴起，因操作技术复杂，在80年代后期出现电脑中频治疗仪（图8-7）后，才得以推广。电脑中频治疗仪不仅简化了技术操作，而且使脉冲电流组合变化更加多样，患者不易产生适应性反应，已在国内广泛应用。

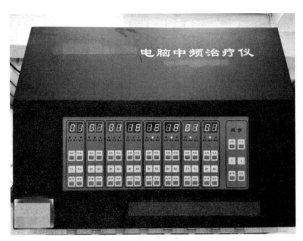

图8-7　电脑中频治疗仪

以低频正弦波调制的中频电流称为正弦调制中频电流。以多种低频脉冲电流调制的中频电流称为脉冲调制中频电流。低频调制波频率多为1~150Hz，波形有正弦波、方波、三角波、梯形波等。中频载波频率多为2~8kHz，电流的波形、幅度、频率、调制方式不断变化。调制中频电流因调制方式不同分为四种波形：连续调制波、断续调制波、间歇调制波、变频调制波。

（1）连续调制波（图8-8）：又称连续调幅波（连调波），调幅波连续出现。

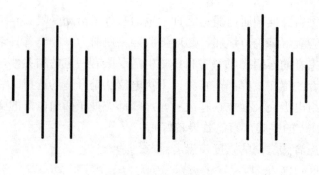

图 8-8 连续调制波

（2）断续调制波（图 8-9）：又称断续调幅波（断调波），调幅波与断电交替出现。

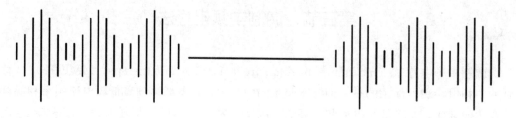

图 8-9 断续调制波

（3）间歇调制波（图 8-10）：又称间歇调幅波（间调波），调幅波与等幅波交替出现。

图 8-10 间歇调制波

（4）变频调制波（图 8-11）：又称变频调幅波（变调波），两种不同频率的调幅波交替出现。

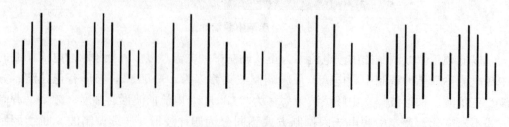

图 8-11 变频调制波

各种调幅电流有不同的调幅度，有 0～100% 的调幅度，一般为 25%、50%、75%

和100％，调幅度的大小表示低频成分的多少。调幅度为0时，中频电流没有调制，为等幅中频电流，没有低频成分，刺激作用不明显，逐渐增加调幅度时，低频成分逐渐增加，刺激作用逐渐增强。各种调制电流可以以全波、正半波或负半波的形式出现。电脑中频治疗仪的各种调制波可分别调节。电脑中频治疗仪所输出的治疗处方汇总预置了不同类型调制波的组合，适用于多种疾病的治疗，治疗时可以按处方号选用。

一、调制中频电疗法的作用特点和治疗作用

（一）作用特点

1. 兼具中频电流的特点

调制中频电流含有中频电流的成分，因此具有中频电流的特点，人体对其阻抗较小，作用较深；可采用较强电流，作用较大；无电解作用，对皮肤无刺激，能充分发挥中频正弦电流所特有的作用。

2. 参数多变

调制中频电流的波形、幅度和频率不断变化，人体不易对其产生适应性。断调波作用于肌肉时，调幅波的刺激可引起肌肉收缩反应，在其后的断电时间内肌肉可以短暂休息，有利于再次收缩反应。调节中频电流幅度，调节低频成分的多少和振幅的大小（改变刺激的强度），可以适应不同的治疗需要。

（二）治疗作用

1. 镇痛

调制中频电流有显著的镇痛作用，其镇痛持续时间可达数小时。由于具有频率多变、机体组织不易适应、作用深等特点，其镇痛效果较普通中、低频电流更好。间调波、变调波的镇痛作用最显著。

2. 促进血液循环

调制中频电流有明显的促进血液循环作用。断调波和连调波作用后可引起局部及末梢皮肤温度升高以及球结膜微循环的毛细血管襻数增多、血流速度加快。其机制与调制中频电流作用后血液循环改善类似，电流刺激后引起肌肉紧张和收缩，反射地引起血管扩张、血流加快。

3. 促进淋巴回流

采用不同波型、调制频率、通断电时间、调幅可使淋巴管增粗，对促进淋巴液回流有较好作用。例如：①30～50Hz交调波，通断比1∶1，调幅100％，作用5分钟；②150Hz和50Hz变调波，通断比1∶1，调幅100％，作用5分钟；③100Hz间调波，

通断比 3∶3，调幅 100%，作用 5 分钟。

4. 兴奋神经肌肉

减缓肌萎缩和骨质疏松：断调波可引起正常肌肉及失神经肌肉收缩，肌肉收缩的幅度比锯齿波电流刺激大，肌电指标好转，肌肉组织营养改善。间调波中有可调的通断电时间，对部分失神经性肌萎缩，采用通断比 1∶1、频率 50Hz、调制幅度 100% 的间调波，可防止肌肉疲劳。

抗痉挛：脑卒中所致的痉挛性瘫痪和混合性瘫痪可用间调波治疗，作用于痉挛肌的拮抗肌。若肌痉挛明显，调制频率用 150Hz；轻度肌痉挛用 100～20Hz，调幅度 50%～75%。对儿童脑性瘫痪所致的肌无力用断调波、间调波（30～100Hz，50%～100%）。肌强直用变调波（70Hz，75%）。痉挛肌用连调波（100～120Hz，50%）。对脊髓损伤所致的神经源性膀胱的改善作用：可采用间调波 30～20Hz，80%～100%，通断比5∶5。

5. 提高平滑肌张力

连调波、断调波有提高胃肠、胆囊、膀胱等内脏平滑肌张力的作用，并可增强其蠕动收缩的能力，使其运动功能正常化。

6. 调节自主神经功能

调制中频电流作用于神经节或神经节段时可产生区域作用、反射作用，调节自主神经功能。如作用于颈交感神经节时，可以影响大脑血管的紧张度，改善脑供血；作用于下颈段和上胸段脊髓时，可改善心肌血供，降血压，对血流动力学有正向影响，同时对呼吸功能也有改善作用；作用于腰交感神经节时，可改善下肢的血液循环。

7. 消炎

对非化脓性、非特异性炎症有消散作用，调制中频电流具有促进局部血液循环和淋巴液回流的作用，加速对渗出、水肿的吸收。

8. 药物离子导入

半波型调制电流可用于药物离子导入。与同样电流密度的直流电相比，正弦调制中频电流的导入量更多，导入部位更深。

二、调制中频电疗法的治疗技术

（一）仪器设备

早期的调制中频电流仪面板上需要调节的项目、参数较多，操作复杂。目前采用的电脑中频治疗仪，具有按照不同需要设定的多个程序处方并包括相应的治疗参数，治疗时可根据治疗目的选用不同的处方（表 8-2）。现今的电脑中频治疗仪具有操作简便、治疗处方多样化、患者不易产生适应性、治疗时间准确等优点，有的电脑中频治疗仪仍保留了自选电流种类和其他详细参数的功能，可供使用者按需调配。

表 8-2　电脑中频治疗仪处方节选举例

处方号	适应证	时间（分钟）
1	扭伤、挫伤	20
2	颈椎病	20
3	腰背痛、腰椎间盘病变	20
4	肩周炎	20
5	网球肘	20
6	腱鞘炎、肌纤维组织炎	20
7	关节炎、骨质增生	20
8	神经痛、坐骨神经痛	20
9	神经炎和末梢神经炎	20
10	喉炎、声带麻痹	20

电脑中频治疗仪的电极为导电橡胶板，呈不同大小的矩形、圆形或特殊形状。导线两端分别连接电极和电脑中频治疗仪输出口。导电橡胶电极可不使用衬垫，现在临床中已极少使用铅板电极，若使用铅板电极，必须使用由 2~3 层绒布制成的薄衬垫。其他的物品还有沙袋、固定带等。

（二）操作方法

通用的电脑中频治疗仪的基本操作程序如下：

（1）患者取舒适体位，暴露治疗部位。

（2）检查电脑中频治疗仪的输出是否在零位，接通电源。

（3）选用治疗需要的电极，用水沾湿电极的治疗面，或使用温水浸透的薄衬垫，将衬垫与电极置于治疗部位，以沙袋或固定带固定电极。

（4）导线连接治疗电极与电脑中频治疗仪，选择治疗所需的各个参数或处方号。

（5）缓慢调旋输出调节钮或输出键，逐渐增大输出电流至患者最大耐受度，电极下应有轻刺麻颤感。数分钟后患者电极下感觉减弱时可再加大电流强度。电流强度为 $0.1~0.3mA/cm^2$。

（6）每次治疗 15~20 分钟，治疗完毕，将电流输出调至零位，从患者身上取下电极和衬垫后再关闭电源。

（7）治疗为每日或隔日 1 次，15~20 次为 1 个疗程。

调制中频电流药物离子导入时，必须采用半波整流型调制中频电流。直肠内前列腺部位治疗时，直肠电极为主极，电极外涂凡士林后插入直肠，使作用面朝向前列腺，通过输液装置向直肠电极内灌入药液，药液总量为 50~75mL，先灌入 1/3 药量，其余在治疗过程中点滴灌入，副电极置于耻骨联合上方。

（三）注意事项

（1）连续采用两个处方进行治疗或中途需要更改治疗处方时，应先将电流输出调回零位，不要在治疗中更换处方。

（2）其他注意事项与静态干扰电疗法相同［第（2）～（7）条］。

三、调制中频电疗法的临床应用

（一）适应证

（1）颈肩腰腿痛、肌肉扭挫伤、肌纤维组织炎、腱鞘炎、滑囊炎、瘢痕、粘连、血肿机化、注射后硬结、面神经炎、肌萎缩、胃肠张力低下、尿路结石、慢性盆腔炎、术后肠麻痹等。

（2）中枢性瘫痪，小儿脑性瘫痪，肌强直、周围神经炎或损伤引起的迟缓性瘫痪。

（3）血管神经性头痛、胃十二指肠溃疡、慢性胆囊炎、神经源性膀胱功能障碍、张力性尿失禁、尿潴留等。

（二）禁忌证

（1）局部有恶性肿瘤、活动性肺结核、急性化脓性炎症、出血性疾病。

（2）局部有金属固定物，植入心脏起搏器，有严重心、肺、肾脏疾病等。

四、处方示例

患者，女，37岁，因跑步后出现"左小腿后侧肌肉疼痛3天"就诊。左侧小腿肌肉牵拉痛，在步行、踝背伸用力时疼痛加重。

评定结果：左侧腓肠肌内侧头肌腹的中段压痛明显。VAS评分：用力踝背伸时2/10，步行时5/10；踝背伸角度轻度受限；踝跖屈肌力4级；肌肉围度无改变。

临床诊断：左侧腓肠肌拉伤。

康复诊断：①左侧腓肠肌疼痛；②左侧跖屈肌力弱；③左侧踝背伸受限。

治疗目标：①缓解左侧腓肠肌疼痛；②增强左侧腓肠肌力量；③改善左侧踝背伸范围。

治疗方案：患者的跖屈肌无力、踝关节背伸受限，均与肌肉拉伤后的疼痛抑制和保护有关，在物理因子治疗时，需要缓解局部疼痛，改善局部血液循环，促进组织愈合，针对拉伤的腓肠肌内侧头，调制中频电疗法是一个合适的选择。

在电脑中频治疗仪上选取扭伤、拉伤对应的治疗处方（如表8-2中的处方1）。调节至患者感觉阈的强度，患者无不适。治疗时间：20分钟/（次·天），15天为1个疗程。

（易江）

主要参考文献

［1］中华医学会. 临床技术操作规范：物理医学与康复学分册［M］. 北京：人民军医出版社，2004.

［2］乔志恒，华桂茹. 理疗学［M］. 2版. 北京：华夏出版社，2013.

［3］孙利群，白玲，周士枋，等. 干扰电疗法机制探讨和临床疗效评估［J］. 神经损伤与功能重建，2005，25（3）：110－115.

［4］CAMERON M H. Physical Agents in Rehabilitation：An Evidence－Based Approach to Practice［M］. 5th ed. Amsterdam：Elsevier，2018.

［5］BEHRENS B J，BEINERT H. Physical Agents Theory and Practice［M］. Philadelphia：F. A. Davis Company，2014.

［6］王骁，王彤，王颖颖，等. 中频电疗法临床应用［J］. 中国老年学，2020，40（10）：4241－45.

［7］江必明，张伟杰，尹东利. 中频交流电药物透入疗法［J］. 中华物理医学与康复杂志，2004，26（2）：118－119.

第九章 超声波

第一节 概 述

一、超声波的物理特性

声波是由振动物体（声源）引起周围的固体、液体或气体物质（介质）产生机械振动，并沿着介质传播而形成的连续波动。声波的频率决定声音的音调，频率越高，音调越高。声波的频率低于16Hz就叫作次声波，高于20kHz则称为超声波。

超声波是利用声能以传递能量的高频机械波。一个振动的分子与相邻的分子"碰撞"，从而使相邻的分子运动起来。在组织中这种连锁反应持续发生，直到能量耗散为止（即被组织吸收）。紧密结合的分子比广泛分散的分子碰撞得更快。这意味着声能在密度更高的组织（如肌腱和骨骼）中传播得更快。当没有分子存在时，例如在真空中，就不会有声音能量的传递。

在高密度介质中，超声波的传输距离远。例如，人声在正常情况下只能传播几米，而鲸鱼的声音可以在水中传播数公里，因为水相比空气密度更高。但超声波在高密度介质中也会更快地消散或衰减。因为高密度物质给分子的运动提供了更多的阻力（声阻）。由于空气的密度低，超声波的传播很差，因此需要一种耦合剂。通常，临床中会在超声探头和皮肤之间使用水凝胶以增加超声波的有效传输。

声波传入人体组织时在界面处会发生折射与反射。当声波从一种介质传播到另一种介质时，会有部分声波反射回第一种介质，其余声波会透过界面进入第二种介质，传播方向发生偏转，称为折射。当声波沿某种方向进入组织时会发生反射。反射角等于入射角，方向相反。当反射波返回到它入射的路径时，有可能与从能量源传播来的声波发生相互作用。如果两种波彼此处于相位，能量就会叠加，在组织中形成一个能量更强的区域，这就是驻波。

反射和折射见图9-1。

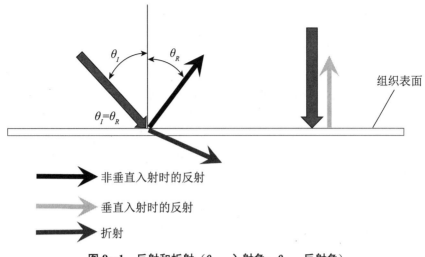

组织表面

→ 非垂直入射时的反射

→ 垂直入射时的反射

→ 折射

图 9-1 反射和折射（θ_I：入射角；θ_R：反射角）

如果入射角（偏斜角度）大于 27°，则大量超声能被反射，治疗部位接受能量少，实际的超声波作用小，效果不佳。所以为了保证超声波治疗的效果，超声波传播方向应集中并垂直于治疗部位表面。如果治疗部位的表面为球面，则距中心越远的周缘部位能量丧失越多。因此进行超声波治疗时，需缓慢移动声头的位置，既保证垂直投射的方向，又覆盖整个治疗区域。

在人体组织中，相较于低密度的肌肉、脂肪组织，超声波在高密度组织中，如软骨、肌腱和骨骼中会更快地衰减并从声能转化为热能（表 9-1）。因此，当超声波应用于骨骼时，将导致更高的组织温度。此外，当对高密度组织区域进行治疗时，声波反射可能会产生驻波，这会增加高密度组织和低密度组织交界处声波的强度。

表 9-1 1MHz 超声波穿过各组织时的衰减度

组织	衰减度（％/cm）
血液	3
脂肪	13
肌肉	24
血管	32
皮肤	39
肌腱	59
软骨	68
骨骼	96

超声波的频率高，而波长极短，可以聚集成狭小的发射线束，呈束状直线播散，具有一定的方向性，就像手电筒发出的光。而低频声波在离开能量源时向各个方向发散，就像明火发出的光。治疗性超声波产生准直的圆柱形声束，能量可以被输送到一个轮廓

清晰、重点突出的区域。

二、超声波的产生

超声波治疗仪的两大主要构件是超声发生器与探头。超声发生器内含电子振荡器。探头内含压电晶体和声头。在相应频率的高频电场作用下，压电晶体（石英晶体薄片）能准确迅速地随着交变电场频率的变化而周期性地改变其体积（压缩与伸展），形成向周围介质传播的超声振动，即疏密交替的弹性压力波，然后通过连接压电晶体的声头进行传播。有效辐射面积（effective radiating area，ERA）小于声头面积。

超声波治疗仪探头见图 9-2。

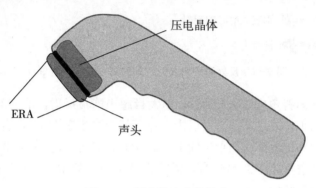

图 9-2　超声波治疗仪探头

不同结构和尺寸的压电晶体会产生相应的准直光束的声波。由于晶体的末端不会产生较多的压缩与伸展，所以光束会略小于晶体。可移动的晶体的面积即为 ERA。由于晶体的形状不是完全均匀的，同时晶体的膨胀和收缩也是非均匀的，这就导致准直光束不同部分的声能存在非均匀性，可用光束非均匀性比（beam nonuniformity ratio，BNR）来描述（图 9-3）。

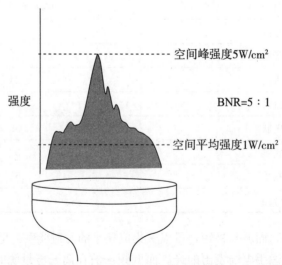

空间峰强度5W/cm²

强度

BNR=5：1

空间平均强度1W/cm²

图 9-3　当 BNR=5：1 时，意味着空间峰强度是空间平均强度的 5 倍

三、超声波的特性与参数

（一）频率

频率就是一个分子在 1 秒内产生的振动次数，单位为赫兹（Hz）。超声波的频率越高，其波长越短，故较小的频率穿透更深。研究表明，1MHz 的超声波有效穿透深度可达 6.0cm，3MHz 的超声波有效穿透深度可达 2.5cm。在实践中，3MHz 的超声波常用于浅表结构，如浅层肌腱和韧带；而 1MHz 的超声波用于治疗更深的部位，如深层肌肉和筋膜。

（二）强度

超声波的强度是声波波相持续时间和波幅强度的乘积。由于声波的持续时间不会在固定的频率下改变，因此调整振幅可以改变声能的功率或大小。功率以瓦特为单位，但在临床超声波的应用中，最常用空间平均强度（spatial average intensity，SAI）来表示，单位为瓦特/平方厘米（W/cm²）。SAI 的计算方法是将功率以瓦特为单位除以 ERA。

$$SAI = \frac{Power（W）}{ERA（cm^2）}$$

（三）模式

大部分超声波治疗仪有连续和脉冲两种模式。在连续模式下，超声波在整个治疗过程中以恒定的能量水平输出。在脉冲超声中能量流动周期性停止，因此交付的总能级较低。能量流动的时间称为脉冲持续时间，能量交付和暂停交付的组合时间称为脉冲周期。总能级降低的程度取决于占空比。占空比为脉冲持续时间除以脉冲周期乘以100%。大部分仪器一般有 3 个等级的占空比：20%、50% 和 100%。当需要降低能级以产生非热效应时可使用脉冲超声。

（四）其他原理

1. 光束非均匀性比（BNR）

产生声能的晶体在形状上不是完全均匀的，其膨胀和收缩是不均匀的。这会导致准直光束的声能不均匀。一般用 BNR 来评估。BNR 是在 ERA 内任何地方测量的空间峰值强度（spatial peak-pulse intensity，SPI）与整个 ERA 上的空间平均强度（ISA）之比。质量较好的超声波治疗仪 BNR 较低，为 2～3，表明其声能输出更加均匀。大部分的超声波治疗仪 BNR 在（5～6）：1。如果一台超声波治疗仪的 BNR 为 6：1，当强度设置为 1.5W/cm² 时，其超声探头的峰值强度在部分区域可达 9W/cm²（1.5W/cm²×空间峰值强度 6），这很容易造成组织损伤或患者不适。为了在治疗区域周围使声能均匀分布，避免烧伤或不适，在整个治疗期间，探头应该稳定缓慢地连续移动。

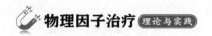

2. 治疗区域

适宜的治疗区域可能是超声波治疗最有争议的部分。将超声波治疗应用于过大的区域是临床操作中最常犯的错误。有证据表明，为了获得较明显的热效应，超声波治疗的区域最好是 ERA 的两倍（不超过 4 倍），特别是使用热效应较弱的 1MHz 时。

3. 治疗时间、次数和频率

体外实验发现，增加结缔组织的弹性需要组织升温 4℃。临床上超声波治疗时间为 5～10 分钟。使用 1MHz 超声波（1.5W/cm²，2×ERA），骨骼肌升温到 3.5℃ 需要 11 分钟，甚至更长的时间。大部分的浅表肌肉在 3MHz（1W/cm²，2×ERA）的剂量下可以在 6 分钟内加热到 5.3℃。确切有效的治疗时间现在仍无定论。治疗时间应取决于治疗区域、超声参数的设置（强度、频率和模式）以及患者的具体情况。治疗时间必须根据每个患者的临床需要调整。研究者对治疗次数和频率仍然没有一致意见。治疗通常每周进行 3～5 次，10～15 次为 1 个疗程。当将超声波治疗与牵伸治疗联合使用时，应先进行超声波治疗，然后立即进行牵伸治疗。

1MHz 或 3MHz 超声波治疗人小腿三头肌时，平均肌肉升高的温度见表 9-2。

表 9-2　1MHz 或 3MHz 超声波治疗人小腿三头肌时，平均肌肉升高的温度

频率（MHz）	强度（W/cm²）	升高温度（℃）			
		2.5 分钟	5.0 分钟	7.5 分钟	10 分钟
1	0.5	＊	＊	＊	0.5
	1.00	＊	1.00	1.25	1.75
	1.50	1.00	1.75	2.50	3.50
	2.00	1.25	2.25	3.25	4.00
3	0.50	0.75	1.50	2.00	3.00
	1.00	2.50	3.50	5.00	5.75
	1.50	2.75	5.00	＊＊	＊＊
	2.0	4.0	＊＊	＊＊	＊＊

＊表示温度升高小于 0.50℃。＊＊表示温度升高会导致患者不适。

4. 介质对超声波吸收的差异

超声波的吸收与介质的密度、导热性关系密切。半吸收层可以表明一种介质对超声波的吸收能力或超声波在此类介质中的穿透能力，一般以超声波介质中衰减到原能量一半时的厚度来计算。半吸收层厚度大，表明介质的吸收能力弱，超声波的穿透力强；半吸收层厚度小则相反。在致密组织中，如韧带、肌腱和其他结缔组织，超声波能量更迅速地衰减，从声能转化为热能。当超声波应用于肌腱时，相较于骨骼肌，其产生的温度

更高、升温更快。

超声波在各种生物组织中的吸收系数与穿透深度见表9-3。

表9-3　超声波在各种生物组织中的吸收系数与穿透深度

介质	吸收系数（cm^{-1}）	穿透深度（cm）
肌肉	0.2000~0.2500	4~5
肾脏	0.2200	5
肝脏	0.1700	6
脂肪	0.1300	8
血液	0.0200	50
血浆	0.0070	140
水	0.0003	3300

5. 超声波治疗后组织的冷却

当超声波治疗作为牵伸训练的辅助手段时，治疗师会发现超声波治疗后组织冷却的速度很快。治疗结束后立即快速冷却，持续约5分钟，接下来直至组织温度恢复正常是较慢的冷却阶段。温度冷却的速度取决于组织加热的程度，与不同的组织类型似乎没有关联。如表9-4中数据所示，有一个非常狭窄的治疗窗口期，即便治疗区域的温度上升超过4.0℃，超声波治疗后组织温度下降至正常前只有4~5分钟的时间。

表9-4　3MHz超声波治疗后（5分钟）骨骼肌和肌腱的冷却速度

组织	温度上升（℃）	冷却速度（℃/min）	上升的温度冷却至低于4℃的时间
骨骼肌	5.3	0.52	2.0分钟
髌腱	5.0	0.52	1.9分钟
跟腱	8.3	0.92	4.7分钟
	4.0	0.56	立即
	7.9	0.91	4.3分钟

第二节　超声波的生理效应和治疗作用

一、超声波的生物学效应

超声波的生物学效应与三个因素有关：①具有物理学特性的机械作用。②在机械作用的基础上产生的分布特殊的内生热，即温热作用。③机械作用与温热作用促发的理化作用。三种因素紧密联系、互相作用，产生热效应与非热效应，通过复杂的神经－体液调节途径来治疗疾病。

（一）热效应（温热作用）

1. 超声波作用于人体产生热主要是组织吸收声能的结果

超声波振动引起组织细胞周期性收缩，分子间的摩擦引起升温。与浅层热疗相比，超声波可引起深层组织升温，产生深层热。

2. 增加局部效应，加强组织升温

使用较高频率的超声波（3MHz）比使用较低频率（1MHz）的超声波能更大程度地加热组织。此外，半价层较小的组织，如肌腱等，吸收能量越多，加热速度越快，加热程度也大于肌肉等密度较低的组织。

3. 温热效应的作用特点

（1）产热不均匀：在两种不同介质的交界面上生热较多，特别是在骨膜上可产生局部高热。接近骨组织、远离声头的软组织比远离骨组织、接近声头的软组织产热更多。

（2）血液循环影响局部升温：超声波产生的热约 80％由血液循环带走，约 20％由邻近组织的热传导散布。当超声波作用于缺少血液循环的组织时，如眼的角膜、晶体、玻璃体，睾丸等，则应注意避免过热，以免发生损害。

4. 生物学效应

组织温度升高会产生相应的生理变化。组织温度升高 1℃可以增加新陈代谢，升高 2～3℃可减少肌痉挛和疼痛、促进血液循环，升高 4℃或更高是增强胶原蛋白延展性和抑制交感神经活性的必要条件。

（二）非热效应

1. 机械作用

机械作用是超声波最基本的作用，由行波场中的机械作用与驻波场中的机械作用组成。

行波场中的机械作用由压力差产生。超声波振动使组织质点交替地压缩和伸张产生正压和负压的波动（压力差），组织细胞发生容积和运动的变化，进一步引起较强的细胞浆运动，刺激半透膜的弥散过程，被称为细胞按摩或微细按摩作用。

驻波场中的机械作用由速度差产生。超声波的前进波和反射波叠加会产生驻波，影响介质张力、压力和质点的加速度。组织体液内的离子由于质量不同获得不同的加速度，产生相对运动，表现出摩擦力。

2. 理化作用

超声波的机械作用和温热作用可引发一系列物理化学变化。

（1）空化作用：空化是超声波振动导致介质中气体或充气空隙形成、发展和波动的动力学过程。空化分为稳态空化和瞬间空化。超声波产生的循环压缩和对细胞膜、组织液的微按摩，形成并积累了数千个气泡。这种气泡的形成被称为稳态空化。产生的大量气泡积累后崩溃会产生瞬间空化。

（2）触变作用：超声波的触变作用其实是机械作用的体现。超声波可以使肌肉、肌腱等组织形态产生细微改变，引起液化反应以改变组织缺水状态，起到软化的作用。

（3）弥散作用：超声波可提高半透膜的通透性，提高细胞的代谢功能，增强生物膜弥散，促进物质交换，改善组织营养。

（4）氢离子浓度改变：超声波使组织 pH 值向碱性转化，缓解炎症组织的局部酸中毒，有利于炎症修复。

（5）对酶活动、蛋白质合成的影响：超声波能使复杂蛋白质较快地解聚为普通有机分子，影响酶的活动。低强度超声波可使胸腺核酸含量增加，影响蛋白质合成，刺激细胞生长，促进物质代谢。

（6）对自由基的影响：高强度超声波下组织内可生成高活性自由基，加速机体内的氧化还原过程。超声波还可以破坏氨基酸、脱氢、分裂肽键和凝固蛋白质等，在治疗癌症中有重要意义。

二、对组织器官的作用

（一）作用特点

机体不同组织对超声波的敏感性不同，在超声波的不同治疗参数及使用方法下产生的生物反应也不同。总的来说，低强度、中小剂量超声波（$0.1 \sim 2.5 \mathrm{W/cm^2}$）起刺激、调节的作用，不引起或仅引起轻微的可逆性组织形态学改变，生物学作用直接或间接表现为治疗作用。高强度、大剂量超声波（大于 $3 \mathrm{W/cm^2}$）起抑制或破坏作用，可造成组织形态结构上的不可逆改变。

（二）针对性作用

1. 肌肉

横纹肌对超声波较敏感，治疗剂量下超声波可降低肌肉挛缩的张力，使肌纤维松弛而解除痉挛。大剂量超声波下机体出现肌纤维变硬，组织肿胀、失去弹性等一系列结构性变化。这些变化是强烈的分子运动、内生热及强烈收缩反应的结果。

2. 结缔组织（韧带和肌腱）

结缔组织的胶原含量高，相较于肌肉，血管分布少，其升温快、升温幅度大。组织损伤后的伤口，使用小剂量超声波有刺激结缔组织增生的作用。对过度增生的结缔组织如瘢痕、增生性骨关节病，中等剂量超声波有软化消散的作用。

3. 骨骼

由于界面反射，超声波在骨膜部位会聚集较大能量，产热高、散热慢，剂量过大时可引起骨膜疼痛。小剂量超声波（连续式 0.1～0.4W/cm²、脉冲式 0.4～1.0W/cm²）可促进骨痂生长。中等剂量超声波（1～2W/cm²）可引起骨发育不全，对幼儿骨骺处禁止使用超声波。大剂量超声波会损害骨髓，影响骨愈合。移动法的超声波大于3.25W/cm² 为危险剂量。

4. 血液循环

当超声波能量被组织吸收时，组织温度升高。随着组织温度的升高，流向该区域的局部血流量增加，再散热以恢复组织温度至正常。无论是增加对某个区域的营养供应，还是促进组织修复，或是加快炎性物质的消散，当治疗目标是增加血流时，都应该谨慎地选择超声参数。基于证据，治疗区域应限于 2 倍 ERA，频率应选择 1MHz。强度和时间参数的选择应确保肌肉升温至少 1℃。

5. 神经系统

神经系统对超声波的敏感性很高，且中枢神经的敏感性高于周围神经，神经元的敏感性高于神经纤维和胶质细胞。

（1）中枢神经：脑组织对超声波异常敏感，大剂量、连续超声波（固定法）直接作用于脑组织可能造成不可逆的损伤。使用 0.75～1.25W/cm² 的脉冲超声波（移动法）作用于头部时，大部分能量会被头皮和颅骨吸收、反射，对脑实质无损害，对脑卒中、脑外伤及其他神经系统疾病有一定疗效。

（2）周围神经：治疗剂量的超声波可使神经兴奋性降低，神经传导速度减慢，对周围神经疾病有明显的镇痛作用。大剂量超声波则会损害周围神经组织，导致神经功能和形态上的不可逆改变。

6. 皮肤

超声波治疗时皮肤是首先接触的组织，不同部位的皮肤对超声波的敏感性不同。面部皮肤敏感性最高，其次是腹部皮肤，然后是四肢皮肤。治疗剂量下，皮肤会轻微充血，有轻度刺感及温热感，无明显红斑。超声波治疗可改善皮肤营养，促进真皮再生。较大剂量超声波下皮肤有明显的热感、灼痛，甚至会造成表皮及真皮坏死。疼痛是超声波治疗剂量超过阈值的标志。若患者有皮肤感觉障碍，应注意观察，剂量宜小，避免皮肤灼伤。

7. 眼

眼由于本身的解剖特点，对超声波十分敏感，容易因为产生热集聚而发生组织损伤。小剂量超声波（脉冲式 0.4~0.6W/cm²，3~6 分钟）可减轻炎症反应，改善血液循环，促进炎症吸收和组织修复，刺激角膜再生。大剂量超声波则会引起结膜充血、角膜水肿、晶体损害性白内障等。

8. 生殖系统

生殖系统中的器官及腺体均对超声波敏感。小剂量超声波可刺激卵巢，促进卵泡形成，子宫内膜蜕变周期提前；还可防止盆腔附件组织内的渗出物机化，促使输卵管通畅，减少粘连，软化瘢痕。小剂量超声波可以增加精子活性，提高受孕率。大剂量超声波则会引起卵巢、睾丸的不可逆损伤。超声波对染色体、胚胎发育也有影响，造成胎儿畸形和流产，因此孕妇应避免腹部超声波治疗。

9. 其他系统

房室束对超声波十分敏感，治疗剂量对心电图无影响，大剂量超声波会引发心脏节律改变，诱发心绞痛，严重者发生心律失常导致心搏骤停。肾皮质近曲小管对超声波敏感。肾脏和肾上腺毛细血管、小静脉管在治疗剂量下会扩张充血。消化系统中胃肠分泌和蠕动在治疗剂量下增加，在大剂量超声波下可见肝细胞变性死亡。

第三节　超声波的治疗技术

一、仪器设备

（一）超声波治疗仪

超声波治疗仪包括主机、声头，由同轴电缆连接。主机内的振荡电路将输出频率调整到指定频率，由同轴电缆将电能传输到声头。声头内的传感器金属面板底部装有压电晶体，高频电流被转换为超声波能量，再由传感器金属面板通过患者皮肤接触传递。声头有多种尺寸可以选择，最常用的为 5cm² 和 10cm²。常用频率为 1MHz 和 3MHz。输出形式有连续超声波和脉冲超声波两种。连续超声波作用均匀，产热效应较大，脉冲超声波治疗中，声头间断传输，产热效应小，可减少在较大强度下引起的过热风险，又可以充分发挥超声波的非热效应。

（二）耦合剂

为了便于超声波的传输，防止界面反射，减少声头与皮肤之间的声能耗损，需要在声头与皮肤之间填充物质耦合。选用的耦合剂的声阻应介于声头材料与皮肤之间，防止声阻差过大产生界面的能量反射。临床上常用的耦合剂有煮沸后冷却的水、液体石蜡、甘油、凡士林、液体凝胶等。

（三）辅助设备

辅助设备指为某些超声波的特殊操作所配备的附件。如水下超声波治疗时使用的水槽、水枕、水袋、水漏斗、反射器，为固定法或水下法操作配备的支架等。

二、操作方法

（一）直接治疗法

直接治疗法指将声头直接与体表接触进行治疗，可分为移动法和固定法两种。

（1）移动法：最常用的临床超声波治疗方法。声头在涂有耦合剂的治疗部位缓慢往返或回旋移动，一般为 2~3cm/s。

（2）固定法：用于较小部位（如痛点、穴位、神经根等）的超声波治疗方法。声头以适当的压力固定于涂有耦合剂的治疗部位。由于声头固定，治疗剂量宜小，常用强度为 $0.1~0.5W/cm^2$，最大剂量为移动法的三分之一。固定法在组织交界处容易产生强烈的温热作用和骨膜疼痛反应，如治疗时出现疼痛或过热，是临界强度的信号，应减小强度或改用移动法，避免损伤。

（二）间接治疗法

间接治疗法指通过水或水枕、水袋等辅助器，将超声波间接作用于人体组织的一种治疗方法，分为水下法和辅助器治疗法两种。

（1）水下法：治疗在水中进行，由水来充当耦合剂。常用于不规则的体表或局部痛觉敏感、开放性伤口、溃疡等不宜直接接触治疗的部位。水下法不仅能垂直且能倾斜成束状辐射到治疗区域，还可通过水增加超声波能量的传导。为了避免气体对超声波能量传递的影响，水需要经过煮沸、冷却以驱除气体。

（2）辅助器治疗法：对于眼睛、面部、颈部、脊柱、关节、阴道、前列腺、牙齿等特殊部位，治疗时需要水枕、水袋等辅助器，使治疗区域变得平整以进行超声波治疗。

（三）超声综合治疗

将超声波治疗与其他物理因子治疗或化学治疗技术相结合，共同作用于机体以治疗疾病的方法为超声综合治疗，包括超声雾化吸入疗法、超声-间动电疗法、超声药物透入疗法等。

（1）超声雾化吸入疗法：利用超声的空化作用，使液体在气相中分散，将药液变成微细的雾状颗粒（气溶胶），通过吸入进入呼吸道，直接作用于呼吸道局部病灶的一种治疗方法。

（2）超声-间动电疗法：同时应用超声波与间动电作用于人体以治疗疾病的方法。超声波治疗仪声头以间动电流作为间动电疗的作用极，非作用极固定在机体的相应部位，声头移动时同时有超声波和间动电流作用于人体。

（3）超声药物透入疗法：又名声透疗法，是将药物加入接触剂中，利用超声波解聚药物，提高其弥散作用和组织渗透性，经体表透入人体的治疗方法，兼有药物和超声波的综合作用，操作同移动法。

第四节　超声波的临床应用

一、适应证

超声波作为一种深层加热的方式，可以用于治疗关节挛缩和瘢痕组织、亚急性或慢性软组织炎症（当需要增加组织温度或血流时），缓解疼痛和减轻肌痉挛。在促进愈合方面，超声波可以用于软组织的急性损伤或炎症、周围神经急性损伤或炎症、开放伤口、骨折。临床上超声波常用于：

（1）坐骨神经痛、三叉神经痛、肋间神经痛等。

（2）肌肉劳损、软组织扭挫伤、软组织挛缩、腱鞘炎、肌腱损伤，以及促进组织愈合等。

（3）颈椎病、肩周炎、强直性脊柱炎、退行性关节炎、腰椎间盘突出、半月板损伤、髌骨软化症、腕管综合征、骨折、颞下颌关节功能紊乱、肱骨外上髁炎等。

（4）脑卒中、脑外伤后遗症等。

二、禁忌证

（1）心绞痛，心力衰竭，安装心脏起搏器、心脏支架，严重心脏病的心区及星状神经节、迷走神经等部位。

（2）多发性血管硬化、血栓性静脉炎、静脉血栓区。

（3）活动性肺结核、严重支气管扩张。

（4）出血倾向或活动性出血、消化道大面积溃疡、急性败血症、化脓性炎症、持续性高热。

（5）孕妇腹部、小儿骨骺部禁用。头、眼、生殖器等敏感部位的治疗剂量应严格控制。高度近视患者的眼部及邻近部位禁用。

（6）放射线或同位素治疗期间及治疗后半年内。

（7）恶性肿瘤（超声治癌技术除外）。

三、注意事项

在超声波的临床应用中，特别是考虑作为深层热疗时，需要关注以下因素以确保安全。

（1）与任何热形态一样，患者可以准确感知疼痛和体温变化并及时向治疗师反馈的能力是防止受伤的主要保障。因此，患者若无法清晰交流或治疗区域有感觉缺陷，在应用超声波治疗时必须非常谨慎。

（2）必须考虑治疗区域组织的循环状态和血管分布。如果局部循环受到周围血管疾病的影响，或者组织内固有的血管很少，则可能由于温度过高或热量不能充分耗散而产生损害。

（3）尽管使用塑料或金属植入物（如用于骨折固定、关节修复和置换的材料）并不属于治疗禁忌，但仍需谨慎。用于关节置换的材料部件和骨水泥的材料具有很高的超声波吸收能力。从理论上讲，这意味着超声波对假体周围组织的任何加热作用都可以通过假体的导热而增强。由于金属在很大程度上反射超声波，因此在声头和金属植入物之间的组织中产生驻波的可能性会增加。适当的超声波应用技术可将过度加热的风险降至最低，但超声波治疗在任何情况下都不应使患者感到不适。当治疗过程中出现疼痛时，治疗师应迅速做出反应。

（4）保持声头移动，超声波治疗的前提就是声头移动。由于光束的不均匀性和光束中心的高空间峰值强度，在声头下的能量分布是不均匀的。传感器下面的某些小区域可能接收到高比例的发射能量，而其他区域接收到的能量可能很少。当超声波以足够的强度持续传送时，会出现局部区域的剧烈疼痛感（通常被称为"热点"），并可能造成组织损伤。相反，当声头在治疗区域以平稳、有节奏的方式缓慢移动时，能量的空间分布会更加均匀。

四、治疗方法

当治疗区域相对平坦，且至少达到声头面积时，超声波的首选方法就是直接治疗法。从治疗的角度来看，声头未接触机体表面的部位发出的能量被浪费，其反射的能量可能导致声头本身过热、损坏。因此，应该选择大小合适的声头。治疗骨突处和手指、脚趾等小而不规则的表面时需要更小的声头。因为超声波无法有效地通过空气传播，因此必须使用耦合剂以传输超声波能量。水溶性超声凝胶是目前市面上最常用的超声波直接治疗法的耦合剂。

随着小声头的出现，对超声波与皮肤表面耦合的担忧越来越少，但在某些情况下超声波直接治疗法可能并不合适。若患者痛觉过敏，无法接受声头移动带来的疼痛，或治疗部位为不规则形状，则需要使用间接治疗法。在水下治疗中，手或脚浸入水中，声头离治疗表面1~2cm。相较于金属，塑料水盆更能减少反射。有研究发现，超声波在水下传输的能量大大减少，仅为使用凝胶直接治疗时能量的32%。这意味着如预设的升温目标相同，与直接治疗法相比，水下治疗的强度应增加。

五、评估

（一）有效性指标

疼痛通常作为评估超声波治疗效果的有效性指标，可以在治疗期间、治疗后立即评估，或在一个治疗阶段到下一个治疗阶段的间歇期评估休息或基线疼痛水平的变化。根据患者的病情，可以采用触诊引发压痛或特定运动、抵抗试验引发不适程度作为评估手段。

（二）治疗记录

应详细准确地记录超声波治疗过程。除具体参数外，还应记录特定的治疗区域、患者位置、治疗方法、声头大小以及治疗时的操作顺序。治疗期间发生的任何不良反应以及治疗师的处理都应该重点描述。例如，"患者治疗 4 分钟后自觉膝关节疼痛增加，膝关节被重新定位到屈曲约 60°，患者可耐受剩余治疗，没有任何不适"。

六、临床操作

（一）常规剂量

超声波常用治疗强度一般小于 $3W/cm^2$，按强度大小可分为大、中、小三挡。大剂量为 $2\sim3W/cm^2$，中等剂量为 $1\sim2W/cm^2$，小剂量为 $0.1\sim1.0W/cm^2$。超声波治疗方法不同，强度也不同（表 9-5）。脉冲治疗、间接治疗时剂量强度可稍大。

表 9-5　超声强度等级（W/cm²）

治疗方法	固定法			移动法		
强度等级	低	中	高	低	中	高
连续模式	0.1~0.2	0.3~0.4	0.5~0.6	0.5~0.8	1.1~2.0	1.2~2.0
脉冲模式	0.3~0.4	0.5~0.7	0.8~1.0	1.0~1.5	1.5~2.0	2.0~2.5

（二）常规操作

1. 移动法的操作

熟悉仪器性能，定期测定输出强度，确保剂量准确。治疗前检查治疗部位感觉有无异常。治疗时声头必须通过耦合剂与皮肤紧密接触后才调节输出，切勿声头空载或碰撞。耦合剂涂抹均匀。声头紧贴皮肤不得留有任何细微间隙，并注意治疗期间及时补充耦合剂。接通电源，根据病情调节治疗时间、输出强度。声头在治疗区域缓慢往返或回旋移动，确保治疗区域不超过 2 倍 ERA。移动速度均匀，一般为 $2\sim3cm/s$，切勿停止。治疗强度常为 $0.5\sim2.5W/cm^2$。若治疗区域为头部，可选用脉冲超声，输出强度为 $0.75\sim1.00W/cm^2$，后可逐渐增加至 $1.50W/cm^2$。眼部治疗也应选用脉冲超声，输出强度为 $0.50\sim0.75W/cm^2$。每次治疗时间为 $5\sim10$ 分钟。若治疗区域面积较大，可适当延长治疗时间至 $10\sim20$ 分钟。治疗期间患者应无任何疼痛或不适，若自觉疼痛或发热，应立即调小输出强度。治疗结束后，将超声输出调回零位，关闭电源，取下声头。擦拭声头与皮肤上的耦合剂，用 75% 酒精对声头进行消毒。常规治疗 $6\sim10$ 次为 1 个疗程，慢性病治疗 $10\sim15$ 次，每日或隔日一次，疗程间隔 $1\sim2$ 周。如病情需要治疗 $3\sim4$ 个疗程，则第 2 个疗程结束以后的间隔时间应适当延长。

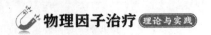

2. 固定法的操作

熟悉仪器性能，定期测定输出强度，确保剂量准确。治疗前检查治疗部位感觉有无异常。治疗部位涂抹耦合剂，声头以适当压力固定于治疗部位。相对于移动法，固定法的治疗剂量宜小。常用超声强度为 0.1~0.5W/cm²，其最大强度约为移动法的三分之一。治疗时间每次为 3~5 分钟。其余操作程序与移动法相同。固定法易在组织界面产生强烈温热作用及骨膜疼痛反应，治疗中应严密观察，若患者自觉疼痛或过热，应移动声头或降低治疗强度。

3. 水下法的操作

治疗部位与声头浸入塑料容器的 36~38℃温开水中，声头距离机体表面 1~2cm。接通电源，调节治疗参数后声头缓慢往返移动。治疗时间、疗程、操作顺序等与移动法相同，治疗强度可酌情加大。

4. 辅助器治疗法的操作

在组织表面与水枕、水袋等辅助器均匀涂抹耦合剂。声头以适当压力置于水枕、水袋上。接通电源，调节治疗参数。操作顺序与固定法相同。

5. 超声-间动电疗法的操作

患者暴露治疗部位，在治疗区域均匀涂抹耦合剂。接通电源，声头接阴极（作用极），间动电接阳极（非作用极）固定在机体。一般上肢治疗时可置于肩胛间区，下肢治疗时置于腰骶部。声头紧贴皮肤，调节治疗参数。固定法小于 0.5W/cm²，移动法 0.5~1.5W/cm²。根据患者病情与耐受程度调节间动电参数。一般治疗时间为 5~10 分钟。治疗过程中要巡视患者，若有不良反应应及时处理。治疗结束时，先关闭间动电输出，再关闭超声波输出。取下电极与声头，关闭电源。擦拭声头与皮肤上的耦合剂，用 75％酒精对声头进行消毒。超声波与电疗的综合治疗，除超声-间动电疗法外，还有超声脉冲电疗法、超声中频疗法等，其治疗技术、临床应用同超声-间动电疗法。

6. 超声药物透入疗法

与一般的超声波疗法的方法相同，不同之处在于将普通的耦合剂替换为加有药物的耦合剂（水剂、乳剂或油膏等）。治疗时多采用直接治疗法，固定法小于 0.5W/cm²，移动法 0.5~1.5W/cm²。治疗时间 5~10 分钟。目前常用的药物有维生素 C、氢化可的松、呋喃西林、普鲁卡因等，丹参等活血化瘀的中药应用也有报道。需要注意的是，对皮肤有较强烈刺激作用或易引发过敏的药物慎用。其他操作与直接治疗法相同。

7. 超声热治疗

超声热治疗联合放疗、化疗，比单一放疗、化疗的效果更好。患者的不良反应小。限制该项技术发展的主要因素为无损测温问题。

第五节　处方示例

一、处方示例一

患者，男，58 岁，木匠，1 天前因"活动后出现右肩疼痛"就诊。右肩活动部分受限，进行洗头、洗澡等过顶活动时疼痛加重。

评定结果：肌力评估，右侧三角肌肌力 5 级，肱二头肌、肱三头肌肌力 5 级。右肩关节外展 70°因疼痛而受限，被动关节活动度正常。右侧冈上肌肌腱处有压痛，VAS 评分：6/10。

临床诊断：冈上肌肌腱炎。

康复诊断：①右侧肩关节活动度受限；②日常生活活动能力受限。

治疗目标：①减少右侧冈上肌肌腱压痛；②增加右肩关节活动度；③增强日常生活活动能力。

治疗方案：该患者右侧冈上肌局部压痛，导致关节活动度因疼痛而下降，可使用超声波治疗，作用于右侧冈上肌肌腱。确定冈上肌肌腱及周围组织约为 2 倍 ERA 的治疗区域，采用直接治疗法中的移动法，脉冲治疗。具体参数：占空比 20%～50%，频率 1.0 MHz，强度 1.5W/cm^2，持续 5～10 分钟。每天 1～2 次，治疗 15～20 次。

二、处方示例二

患者，女，75 岁，1 个月前出现右膝疼痛加重，休息时疼痛缓解，步行时疼痛加重。患者既往有骨关节炎和糖尿病病史。

评定结果：患者右侧屈膝 90°时，主动、被动活动均因疼痛而受限，VAS 评分：5/10。屈膝及伸膝肌力均为 5 级。右下肢局部皮肤无破溃，皮温正常，深浅感觉正常。

临床诊断：右膝关节炎。

康复诊断：①右侧膝关节活动度受限；②步行能力受限。

治疗目标：①减少右侧膝关节疼痛；②增加右侧膝关节屈曲活动度；③恢复步行能力。

治疗方案：采用直接治疗法中的移动法，确定膝关节周围约为 2 倍 ERA 的治疗区域。具体参数为连续波治疗，占空比 100%。频率 1.0MHz，强度 1.0～1.5W/cm^2，治疗时间 10～15 分钟，每天 1～2 次，治疗 15～20 次。

（关敏）

主要参考文献

[1] DRAPER D O，CASTEL J C，CASTEL D. Rate of temperature increase in human muscle during 1MHz and 3MHz continuous ultrasound [J]. Journal of Orthopaedic & Sports Physical Therapy，1995，22 (4)：142−50.

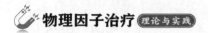

［2］ CHAN A K, MYRER J W, MEASOM G J, et al. Temperature changes in human patellar tendon in response to therapeutic ultrasound ［J］. Journal of Athletic Training, 1998, 33 (2): 130－135.

［3］ LEHMANN J F. Therapeutic Heat and Cold ［M］. 4th ed. Baltimore: Williams and Wilkins, 1990.

［4］ LEHMANN J F, DELATEUR B J, STONEBRIDGE J B, et al. Therapeutic temperature distribution produced by ultrasound as modified by dosage and volume of tissue exposed ［J］. Archives of Physical Medicine & Rehabilitation, 1967, 48 (12): 662－666.

［5］ LEHMANN J F, DELATEUR B J, WARREN C G, et al. Heating produced by ultrasound in bone and soft tissue ［J］. Archives of Physical Medicine and Rehabilitation, 1967, 48 (8): 397－401.

［6］ ROBINSON S E, BUONO M J. Effect of continuous－wave ultrasound on blood flow in skeletal muscle ［J］. Physical Therapy, 1995 (2): 145－149.

［7］ FABRIZIO P A, SCHMIDT J A, CLEMENTE F R, et al. Acute effects of therapeutic ultrasound delivered at varying parameters on the blood flow velocity in a muscular distribution artery ［J］. Journal of Orthopedics & Sports Physical Therapy, 1996, 24 (5): 294－302.

［8］ LOTA M J. Electric plethysmographic and tissue temperature studies of effect of ultrasound on blood flow ［J］. Archives of Physical Medicine & Rehabilitation, 1965 (46): 315－322.

［9］ FORREST G, ROSEN K. Ultrasound: effectiveness of treatments given under water ［J］. Archives of Physical Medicine and Rehabilitation, 1989, 70 (1): 28－29.

［10］ DRAPER D O, SUNDERLAND S, KIRKENDALL D T, et al. A comparison of temperature rise in human calf muscles following applications of underwater and topical gel ultrasound ［J］. Journal of Orthopaedic & Sports Physical Therapy, 1993, 17 (5): 247－251.

［11］ KLUCINEC B, SCHEIDLER M, DENEGAR C, et al. Transmissivity of coupling agents used to deliver ultrasound through indirect methods ［J］. Journal of Orthopaedic & Sports Physical Therapy, 2000, 30 (5): 263－269.

第十章　冲击波

第一节　概　述

一、概念

在介质中传播的具有声、光、力学特征的机械波，当波的运动速度超过传播速度时，称为冲击波（shock wave，SW）。它利用能量转换和传递原理，造成不同密度组织之间产生能量梯度差及扭拉力，并产生空化作用和机械作用。体外冲击波（extracorporeal shock wave，ESW）则是一组以峰值压力高（500bar，1bar＝10^5Pa）、增压速度快（小于 10 纳秒）和周期短（10 微秒）为特点的机械性脉冲波。目前，临床上常用的体外冲击波疗法就是利用体外冲击波治疗仪所产生的弹道式冲击波对患者进行治疗的一种方法。

体外冲击波治疗仪所产生冲击波的能量是超声波的 1000 倍左右，可对人体造成物理冲击，促使其释放生长激素，从而起到促进受损组织修复、再生及镇痛、消炎的作用。

二、发展史

20 世纪 80 年代初，德国医生首次利用高能冲击波击碎泌尿系统结石，由此产生了体外冲击波碎石术，使患者免于手术。这项技术的诞生彻底改变了传统治疗泌尿系统结石主要依赖开放手术的状况，目前被公认为是治疗泌尿系统结石的首选方法。1988 年，Graff 等在动物实验中意外发现 ESW 具有成骨作用，此后人们逐渐开始研究 ESW 对骨折愈合的促进作用。自 20 世纪 90 年代开始，世界各地的骨科医学中心开始利用 ESW 治疗骨不连、骨折延迟愈合及慢性软组织损伤性疾病，取得了明显的效果。国内不少医院也应用 ESW 治疗股骨头坏死、骨不连和慢性损伤性肌腱末端病，疗效满意。随着该领域研究的不断完善，治疗肌骨系统疾病的体外冲击波疗法产生，随后体外冲击波疗法在欧洲、南美洲、亚洲、北美洲都取得了巨大的成功。1998 年，"国际肌骨系统冲击波疗法联合会"成立。中国国家食品药品监督管理总局（CFDA）于 2000 年 8 月批准国产体外冲击波疗法治疗仪用于临床治疗骨科疾病，美国食品药品监督管理局（FDA）及韩国食品药品监督管理局（KFDA）于 2000 年核准将体外冲击波疗法用于足底筋膜炎、肱骨外上髁炎、肱骨内上髁炎的临床治疗。

相对于传统的外科手术，体外冲击波疗法具有非侵入性、组织损伤小、疼痛缓解迅速、并发症少、治疗周期短、治疗风险低、治愈率高、费用低廉等优势，已成为一种全新的非手术治疗方法，其临床应用得到了泌尿外科、骨科、运动医学科、疼痛科和康复科等的广泛关注，发挥着前所未有的作用。

三、作用机制

相关文献指出，体外冲击波疗法用于慢性软组织损伤（如肌腱炎、髌腱炎、肱骨外上髁炎、跖筋膜炎、钙化性肌腱炎、跟腱腱鞘炎等）性疼痛的效果最为显著。有学者指出，用体外冲击波疗法对钙化性肩肌腱炎所致疼痛患者进行治疗，能显著改善其肩关节活动度和肌力，减轻肩关节的疼痛感。体外冲击波疗法治疗慢性软组织损伤性疼痛的机制：①促进体内一氧化氮的合成。一氧化氮是一种高活性分子，可促进机体细胞外基质的合成，减轻软组织损伤，从而起到缓解疼痛的作用。②促进患者的血液循环，刺激其痛觉神经感受器，其痛觉神经感受器的敏感性降低，从而达到止痛的目的。③临床研究表明，慢性软组织损伤性疼痛患者体内白细胞介素和基质金属蛋白酶的水平相对较高，而白细胞介素和基质金属蛋白酶可参与疼痛的产生。对此类患者采用体外冲击波疗法，能有效地降低其白细胞介素和基质金属蛋白酶的水平，从而起到缓解疼痛的作用。有学者对肌腱炎患者使用体外冲击波疗法进行治疗，取得了显著的效果，使其疼痛评分较未使用体外冲击波疗法进行治疗的患者明显下降。这表明用体外冲击波疗法治疗慢性软组织损伤性疼痛是可行且有效的。

近些年，体外冲击波疗法还被应用于缓解脑卒中后肢体痉挛，其机制目前尚不明确。可能的机制包括机械应力的作用、诱导一氧化氮合成、降低脊髓兴奋性等，其中诱导一氧化氮合成被认为起主导作用。Ciampa 等让冲击波作用于小鼠的神经胶质细胞C6，发现冲击波可加强细胞质一氧化氮合成酶的活性，且在能量密度为 $0.03mJ/mm^2$、冲击 500 次时，一氧化氮活性达到最强，提示冲击波可以提高神经元一氧化氮生成的速度。用体外冲击波疗法治疗肌痉挛，可对患者发生肌痉挛的肌纤维产生机械刺激，从而缓解肌痉挛的症状。

第二节　冲击波的生理效应和治疗作用

冲击波是一种通过振动、高速运动等导致介质快速或极速压缩而聚集产生能量的具有力学特性的声波，可引起介质的压强、温度、密度等物理性质发生跳跃式改变。冲击波作用于人体后，通过力化学信号转导产生生物学效应，促进生长激素释放，促使微血管新生及组织再生与修复。

一、生理效应

（一）机械作用

冲击波进入人体后，在不同介质中传播，由于声阻抗不同而产生不同的机械作用，对细胞产生不同的拉应力及压应力。拉应力可诱发软组织间松解，裂解硬化骨。压应力可促使细胞变形，增加细胞摄氧，促进组织血管生长。

（二）空化作用

空化作用指存在于组织间液体中的微气核空化泡在冲击波作用下发生振动，当冲击波强度超过一定值时，生长和崩溃所产生的效应。空化作用有利于疏通闭塞的微细血管，使受冲击部位微循环加速，改善局部血液循环，松解软组织粘连。

二、治疗作用

冲击波具有修复重建作用、粘连松解作用、扩张血管和促进血管再生作用、镇痛及神经末梢封闭作用、高密度组织裂解作用、炎症及感染控制作用。

体外冲击波疗法利用能量转换和传递原理，使相邻组织之间形成能量梯度差及扭拉力，产生空化作用，导致一系列物理及生物学效应，松解粘连组织，从而缓解痉挛。目前国外研究报道，体外冲击波疗法对上运动神经元损伤患者的痉挛状态具有良好的治疗作用。

体外冲击波疗法是一种全新的无创治疗技术，经济、安全、简便、并发症少，是目前治疗痉挛状态的有效措施之一。1997 年就有文献报道聚焦式冲击波可以有效治疗上运动神经元损伤后的肌张力增高和肌张力障碍。Gonkova 等报道对脑瘫患儿采用了单次放散式体外冲击波疗法，冲击部位为腓肠肌和比目鱼肌，结果显示，单次放散式体外冲击波疗法可以长时间缓解脑瘫患儿的痉挛状态。杨志杰等对脑卒中下肢痉挛状态患者采用单次放散式体外冲击波疗法，冲击部位为小腿三头肌，结果显示，单次放散式体外冲击波疗法可以即时改善痉挛状态，疗效明显，并且效应可以维持 4 周。

第三节 冲击波的治疗技术

一、体外冲击波治疗仪

体外冲击波治疗仪由主机、治疗枪和治疗枪头组成，推车式设计，四脚装有带锁止的万向轮，转动灵活，锁止牢固，移动灵活方便。

标准配置：治疗枪、治疗传导子、子弹、弹道、压缩机。

内置软件系统：中文操作界面，具有多个处方，可以新增治疗处方，并能储存患者数据。

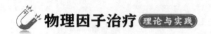

二、体外冲击波的分类

根据冲击波的运行形式，体外冲击波可分为聚焦式体外冲击波（focused extracorporeal shock wave therapy，fESWT）和放散式体外冲击波（radial extracorporeal shock wave therapy，rESWT）。其中，聚焦式体外冲击波在临床上较为常用，它主要由电磁、液电或压电装置产生，能将大量的声波能量聚集在靶组织上，从而对靶组织起到治疗作用。而放散式体外冲击波是一项较新的技术，它主要利用压缩气体产生的能量来驱动手柄内的子弹体，使子弹体脉冲式冲击而产生机械波，冲击波沿着传播方向以发散状扩散至治疗部位，使组织产生压缩和松弛的交替变化，具有机械作用、空化作用和痛觉封闭作用，对各种疼痛均有不同程度的治疗作用。除此之外，近些年它也被应用于脑卒中后肢体痉挛的治疗。

与聚焦式体外冲击波相比，放散式体外冲击波的峰值压力较低（1～10bar），达到峰值压力所需时间更长（5毫秒），且达到的部位较浅，被吸收的深度约为3cm。因此放散式体外冲击波的侵入性不强，治疗时不良反应少，患者耐受程度高，具有较好的可重复性，且更便宜。

三、描述冲击波常用的物理参数

冲击波压力分布的测量需要不同的物理参数，主要包括冲击波能量、压力场及能流密度。①冲击波能量是对每一个压力场特定位置内的压力/时间函数进行时间积分后，再进行体积积分后计算出的，单位为毫焦（mJ）。②压力场是环绕治疗枪头的对称轴区域，不同类型的冲击波治疗仪的压力场不同，液电式冲击波场呈椭圆形，电磁式冲击波场呈纺锤形，压电式冲击波场呈圆形，单位为兆帕（MPa，1MPa＝10bar）。③能流密度（energy flux density，ED）是描述冲击波能量的最常用参数，描述单位面积能量的集中度，计量单位为毫焦/平方毫米（mJ/mm^2）。

四、冲击波波源的分类

（一）液电式冲击波源

水中放置的两根电极，在电压作用下瞬间放电，使电极附近的水迅速汽化，温度急剧升高，释放球形高能冲击波，经聚焦后作用于人体骨骼肌肉组织。液电式冲击波源属于"点波源"，是最可靠的冲击波发生方法。

（二）压电晶体冲击波源

使用压电晶体材料作为换能器。将数百计的压电晶体排列在一个凹形面上，外界电场通过压电晶体时，晶体体积发生改变，产生压力波，当晶体复原时产生张力波，全部压电晶体共同振动，一起发出冲击波，经椭球体的收集，使全部能量聚焦于治疗部位。

（三）电磁式冲击波源

高电压通过安装在电容器内的脉冲电流，产生脉冲电场，并使之通过铜线圈产生脉冲磁场，处于磁场中的弹性铜膜产生机械振动，进而推动膜外的流体产生冲击波，经声透镜或反射体聚焦后，形成聚焦冲击波，导入需要治疗的部位。电磁式冲击波源属于"面式冲击波"。

（四）气压弹道式冲击波源

利用压缩气体产生能量，驱动手柄内的子弹体，使子弹体以脉冲方式冲击治疗部位。气压弹道式冲击波源利用振子在空腔内高速运动产生振动，通过枪式探头耦合进入人体（原理同射钉枪、水泥枪）。此类设备产生的机械波不具备聚焦特性，又称为散射式冲击波。

气压弹道式冲击波治疗仪的工作原理：压缩机产生的气压脉冲声波转化成精准的弹道式冲击波，通过物理介质传导（如空气、液体等）作用于人体，产生生物学效应，能量的突然释放产生高能量压力波，具有压力瞬间增高和高速传导特性。压缩气体进入枪膛，子弹头在冲击头产生压力波，然后冲击头把压力波传播到组织中去。

治疗原理：①应力作用，冲击波在传播过程中具备一定的声学特性，在不同的声阻抗界面会产生拉应力与压应力，对材料产生机械破坏作用，有助于松解组织粘连、粉碎骨刺。②空化作用，冲击波在介质中传播时会产生一系列的空化泡，这些空化泡生长、震荡、溃破，释放出大量能量。③镇痛作用，激活产生 P 物质，持续作用一段时间后，疼痛阈值提高，且 P 物质产生减少。P 物质是广泛分布于神经纤维内的一种神经肽，P 物质能直接或间接参与痛觉传递，促进脑啡肽的释放，起镇痛作用。④代谢激活，冲击波改变细胞膜的通透性，加速膜内外离子交换过程，并加快代谢分解产物清除与吸收。⑤其他作用，如成骨效应、产生促血管生长因子等。

临床观察发现，液电式冲击波、压电晶体冲击波、电磁式冲击波均通过反射体将能量聚焦于治疗部位，而气压弹道式冲击波则不需要聚焦能量。液电式冲击波对骨骼的治疗效果最好，气压弹道式冲击波对肌肉组织的治疗效果好，且易于操作、安全，更适合治疗软组织损伤性疾病。

五、冲击波波源的能量传递形式

冲击波波源的能量传递形式可分为聚焦式、发散式、平波式、水平聚焦式等。

六、冲击波的波形

冲击波的波形由压力相（正向）与张力相（负向）组成。

压力相：前沿迅速升压，并随后逐渐衰减的正压波。

张力相：持续较长时间的负压波。

七、体外冲击波疗法的能量选择

冲击波疗法的关键是将适宜的能量作用于准确的部位。采用的能量和选择的部位直接决定治疗效果。能量过低达不到治疗效果，能量过高则产生不良反应。冲击波能量按等级划分为低、中、高三个能级：低能量范围为 $0.06 \sim 0.11 mJ/mm^2$，中能量范围为

0.12～0.25mJ/mm^2，高能量范围为 0.26～0.39mJ/mm^2。可根据设备制造商提供的不同能量参数范围、换算方式换算为能流密度。

低能量和中能量体外冲击波多用于治疗慢性软组织损伤性疾病、软骨损伤性疾病及位置浅表的骨不连，高能量体外冲击波多用于治疗位置较深的骨不连、骨折延迟愈合和股骨头坏死等成骨障碍性疾病。

聚焦式冲击波和水平聚焦式冲击波多用于治疗骨不连及骨折延迟愈合、股骨头坏死等成骨障碍性疾病和位置较深的骨及软骨损伤性疾病；发散式冲击波多用于治疗慢性软组织损伤性疾病、浅表的骨及软骨损伤性疾病，缓解肌痉挛；平波式冲击波多用于治疗浅表的慢性软组织损伤性疾病、伤口溃疡及瘢痕等。

八、体外冲击波疗法的定位

准确定位是体外冲击波取得良好疗效的前提。常用的定位方法包括体表解剖标志结合痛点定位、X 线定位、超声定位及磁共振成像（magnetic resonance imaging，MRI）结合体表解剖标志定位。定位时，治疗点应避开脑及脊髓组织、大血管及重要神经干、肺组织，同时应避免内固定物遮挡。

（一）体表解剖标志结合痛点定位

根据患者痛点及局部解剖标志进行定位，常用于慢性软组织损伤性疾病如肱骨外上髁炎、肱骨内上髁炎等的定位。

（二）X 线定位

通过 X 线机将治疗点与聚焦式冲击波治疗机第二焦点耦合，主要用于骨组织疾病如骨不连、股骨头坏死等的定位。

（三）超声定位

通过超声检查确定治疗部位，可用于骨、软组织疾病如肱二头肌长头肌肌腱炎、跟腱炎、钙化性冈上肌肌腱炎等的定位。

（四）MRI 结合体表解剖标志定位

根据患者 MRI 表现及局部解剖标志进行定位，常用于骨及软骨损伤性疾病如股骨头坏死、距骨骨软骨损伤、骨髓水肿、应力性骨折等的定位。

第四节　冲击波的临床应用

一、体外冲击波疗法的适应证

（一）肌肉骨骼系统疾病

适应证：骨不连及骨折延迟愈合、成人股骨头坏死、膝骨关节炎、钙化性冈上肌肌腱炎、肱骨外上髁炎、跖筋膜炎、足底筋膜炎、跟腱炎、肱二头肌长头肌肌腱炎、股骨大转子疼痛综合征、髌腱炎、腱鞘炎、应力性骨折。

专家建议以下情况或可使用体外冲击波疗法进行治疗：肱骨内上髁炎、肩峰下滑囊炎、髌前滑囊炎、腕管综合征、骨坏死性疾病（月骨坏死、距骨坏死、舟状骨坏死）、髋关节骨性关节炎、弹响髋、肩袖损伤、肌肉拉伤、骨质疏松症等。

体外冲击波疗法在骨伤科领域的应用已达 30 余年，是一种无创、安全、易行的物理治疗方式。随着研究的深入，对体外冲击波疗法作用于人体产生的生物学效应及物理学特性的认识也越发完善。体外冲击波疗法治疗骨伤科疾病进入了一个全新阶段，取得明显的临床疗效。

体外冲击波疗法在治疗骨不连方面较为成熟，并且与中医药的结合也越发广泛，其治疗效果得到了广大医务工作者的认可。但更为深入的研究证实体外冲击波疗法并不适用于所有类型的骨不连疾病，在临床应用中要认识到其局限性。简单来说，体外冲击波疗法在作用于病变区域时，在不同密度组织的界面处可以产生不同的机械作用，这些机械作用不仅可以松解粘连的组织，而且在促使细胞弹性变形的同时增加了细胞的摄氧能力，进而达到促进局部微循环的目的，为骨折的愈合提供良好条件。有研究者通过研究证实了体外冲击波疗法作用于骨折端增加了骨髓间充质干细胞（BMSC）的分泌，因而有利于血管的新生，并且使其往成骨方向分化。还有部分研究发现，体外冲击波疗法可以通过募集和诱导骨祖细胞、成纤维细胞等方式促进血管再生，增加断端血供，促进骨折的愈合。

跟痛症是多种慢性病所致的足跟跖面疼痛。最常见的是足底筋膜炎，还包括跟管综合征、跟部滑囊炎等。跟痛症好发于肥胖者和中老年人，体外冲击波疗法因其远期治疗效果持久、止痛效果强，越来越受到患者的青睐。虽然有研究者通过局部封闭或超声波治疗取得一定的效果，但往往只能缓解疼痛，远期易复发，疗效一般。因此有研究者开始尝试使用体外冲击波疗法治疗跟痛症，并且通过前瞻性研究，发现 5 次气压弹道式冲击波能够保持一个良好的长期镇痛效果，同时中短时间内改善关节功能的效果明显。这一发现为体外冲击波疗法治疗跟痛症的治疗总次数提供了一个准确的参考值，可用于指导临床。

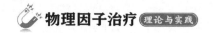

（二）神经系统疾病

肌痉挛是运动神经元综合征的临床表现之一。目前，临床上治疗肌痉挛的方法较多，主要有巴氯芬鞘内注射法、肉毒素注射法、运动疗法、神经切断术、经皮电刺激术、矫形疗法等。上述疗法均能在一定程度上降低患者的肌张力、缓解肌痉挛的症状，但效果一般，且有其各自的局限性（如运动疗法的疗效短暂，巴氯芬鞘内注射法、肉毒素注射法等会导致患者出现明显的不良反应）。近年来，临床上用体外冲击波疗法对肌痉挛患者进行治疗，取得了良好的效果。

段好阳等采用体外冲击波疗法对若干例脑卒中后肱二头肌痉挛患者进行治疗，结果显示，接受治疗后，这些患者的改良 Ashworth 痉挛评定量表的评分和关节的被动活动度等均明显改善。有研究表明，用体外冲击波疗法对肌痉挛患者进行治疗，不仅能缓解肌痉挛的症状，还能减轻局部的疼痛感。朱美丽等采用气压弹道式体外冲击波对若干例偏瘫后肩痛的患者进行治疗，结果显示，接受治疗后，这些患者的肩痛程度（VAS 评分）、肩关节主动屈曲活动度及上肢运动功能均有改善。

（三）泌尿系统疾病

体外冲击波碎石治疗术（ESWL）成为 75％泌尿系统结石患者的首选治疗方法。ESWL 的绝对禁忌证是具有未经纠正的出血倾向（使用华法林、氯吡格雷、阿司匹林及新型口服抗凝剂）、肾动脉及主动脉瘤、结石远端存在未解决的梗阻、尿路感染和妊娠、存在结石无法定位的脊柱畸形或肾脏位置异常等。适应证：直径小于 20mm 的肾中、上盏结石，直径小于 10mm 的肾下盏结石，输尿管任何位置的结石都可以首选ESWL，尤其是直径小于 10mm 的输尿管结石。成人直径小于 30mm 的膀胱结石亦可选择 ESWL。

（四）心血管系统疾病

有学者指出，低能量体外冲击波能够促进患者缺血的心肌生成新的血管，从而改善其心绞痛的症状。用体外冲击波疗法对缺血性心脏病患者进行治疗，能对其平滑肌细胞、心肌细胞、冠状动脉内皮细胞等产生积极的作用。在大鼠实验中，用体外冲击波疗法对缺血性心力衰竭大鼠进行治疗，可显著提高其左心室射血分数，增加局部心肌的血流量，减少冠状动脉纤维细胞的数量。郭佳宝等采用体外冲击波疗法对 21 例顽固性心绞痛患者进行治疗，取得了良好的效果。但临床研究表明，用体外冲击波疗法对缺血性心脏病以外的心脏病进行治疗则无明显的效果。

（五）皮肤疾病

体外冲击波疗法可用于治疗皮肤溃疡。

（六）妇产科疾病

放散式体外冲击波作为一种物理治疗方法，安全有效，能明显缓解疼痛，改善周围组织血供，在一定程度上减轻局部炎症反应。针对临床上妇产科常见的痛经、盆腔炎后遗症、输卵管积液、绝经后女性膝关节炎、产后乳痛等疾病，应用放散式体外冲击波治疗均取得了良好的疗效，为妇产科疾病的治疗提供了新思路、新选择、新手段。但放散式体外冲击波治疗妇产科疾病的治疗强度以及治疗参数的标准尚未统一，治疗机制和不良反应也尚未明确。

二、体外冲击波疗法的禁忌证及不良反应

（一）全身因素绝对禁忌证

（1）出血性疾病：对凝血功能障碍患者可能引起局部组织出血，未治疗、未治愈或不能治愈的出血性疾病患者不宜采用体外冲击波疗法。

（2）治疗区域存在血栓：该类患者禁止使用体外冲击波疗法，以免造成血栓脱落，引起严重后果。

（3）严重认知障碍和精神疾病患者禁用。

（二）全身因素相对禁忌证

下列疾病在使用高能量聚焦式冲击波治疗时为相对禁忌证，而低能量冲击波治疗不完全受下列禁忌证限制：①严重心律失常患者；②严重高血压且血压控制不佳的患者；③安装心脏起搏器的患者；④恶性肿瘤已多处转移的患者；⑤妊娠女性；⑥感觉功能障碍患者；⑦痛风急性发作患者。

（三）局部因素禁忌证

（1）肌腱、筋膜断裂及严重损伤患者。

（2）体外冲击波焦点位于脑及脊髓组织者、位于大血管及重要神经干走行者、位于肺组织者。

（3）关节液渗漏患者（易引起关节液渗出加重）。

（4）治疗部位存在骺板。

（四）体外冲击波疗法的不良反应

常见的不良反应包括：①治疗部位局部血肿、瘀紫、点状出血；②治疗部位疼痛反应短时间增强；③治疗部位局部麻木、针刺感、感觉减退；④高能量体外冲击波可能导致局部神经、血管损伤；⑤接触性皮炎。

体外冲击波作为一种具有力学特质的声波，主要作用机制为通过振动、高速运动等导致介质快速或极速压缩而聚集产生能量，从而引起介质的压强、温度、密度等物理性质发生跳跃式改变。尽管体外冲击波疗法应用于康复医学领域的时间相对较短，但多数患者在采用该疗法进行治疗后取得了良好的效果，且治疗的安全性较高。鉴于此，临床上应严格、精准地掌握体外冲击波疗法的适应证、禁忌证等，以便使该疗法能够更好地应用于康复医学领域。

第五节　处方示例

一、处方示例 1

患者，男，65 岁，MRI 提示右侧脑出血致左侧上、下肢瘫痪，病程 5$^+$ 月。

评定结果：

Brunnstrom 分期，左侧上肢、手、下肢分别为 Ⅲ 期、Ⅱ 期、Ⅲ 期。

肌张力，左侧屈肘肌群、前臂旋前肌群、髋内收肌群、股四头肌、小腿三头肌肌张力增高，改良 Ashworth 评定结果分别为 2 级、1+级、2 级、2 级、3 级。

平衡：坐位平衡 2 级，站立位平衡 1 级。

转移：翻身需少量辅助，卧坐转移、坐站转移、床-轮椅转移均需中等辅助。

步行能力：辅助下仍无法步行。

临床诊断：脑出血。

康复诊断：患侧上、下肢肌张力增高，分离运动差；平衡功能减退；步行能力减退；日常生活活动能力受限。

治疗目标：缓解患侧肢体痉挛，促进患侧上、下肢分离运动，提高平衡功能和转移能力，提高步行能力。

治疗方案：采用体外冲击波治疗仪进行治疗，在治疗前向患者讲述治疗的具体情况及可能出现的不良反应，叮嘱患者取舒适体位。

定位：将耦合剂在患侧比目鱼肌和腓肠肌肌腹皮肤表面均匀涂抹，探头紧贴患者肌腹进行冲击，并且避开神经走行、血管的解剖位置。

治疗方法：能流密度为低、中级，每次冲击 1500～2000 次，冲击频率为 8Hz，冲击波压力强度为 2bar，每周治疗 1 次，3～5 次为 1 个疗程。

二、处方示例 2

患者，男，25 岁，网球运动员，自诉左肘部外侧疼痛、持物无力半月余。

评定结果：肌力评估，双侧伸腕肌肌力为 5 级/3＋级，左侧握力较右侧差。VAS 评分：5/10。

临床诊断：左侧肱骨外上髁炎。

康复诊断：左侧伸腕肌力、握力减弱，日常生活活动能力受限。

治疗目标：增加左侧伸腕肌群力量，恢复左上肢功能。

治疗方案：采用体外冲击波治疗仪进行治疗，在治疗前向患者讲述治疗的具体情况及可能出现的不良反应，叮嘱患者取舒适体位。

定位：一般用体表解剖标志结合痛点定位，患侧肘关节屈曲，臂部旋前，触诊肱骨外上髁压痛点及前臂激痛点并标记治疗区。

治疗方法：患者取坐位，冲击能量按由低到高微调，以患者能够耐受为宜。能流密度为低、中级，至少冲击 1500 次，在冲击波治疗后一定要注意休息，疼痛缓解后方能再次进行治疗。

（侯玲英 何佩珏）

主要参考文献

[1] 徐春燕，刘锋，欧吉兵，等. 浅析体外冲击波疗法在康复医学领域中的应用进展 [J]. 2017，15（27）：30-31.

[2] 陆晓. 心脏康复的演变与进展 [J]. 中国康复医学杂志，2017，32（1）：4-9.

[3] 中国研究型医院学会冲击波医学专业委员会. 中国骨肌疾病体外冲击波疗法指南（2019 年版）[J]. 中国医学前沿杂志（电子版），2019，11（4）：1-10.

[4] 中国研究型医院学会冲击波医学专业委员. 刘初容，池沛沛，张新斐，等. 电针联合体外冲击波治疗对肩关节周围炎患者疼痛和肩关节活动度的影响 [J]. 上海针灸杂志，2017，36（5）：598-601.

[5] 陶熔，王静，李海芹，等. 体外冲击波联合椎间孔注射治疗腰椎小关节综合征的疗效观察 [J]. 中华物理医学与康复杂志，2017，39（1）：34-37.

[6] 段好阳，李贞兰，徐国兴，等. 体外冲击波治疗脑卒中患者肱二头肌痉挛状态的疗效 [J]. 吉林大学学报（医学版），2017，43（1）：151-154.

[7] 朱美丽，胡江飚，陈海挺，等. 气弹式体外冲击波治疗偏瘫后肩痛的疗效观察 [J]. 心脑血管病防治，2017，17（1）：59-60.

[8] 李范强，肖菲娜. KT 联合体外冲击波疗法治疗难治性肱骨外上髁炎的可行性分析 [J]. 医学理论与实践，2017，30（14）：2101-2103.

[9] 迟卫华. 体外冲击波治疗恢复期手指屈肌损伤患者临床效果观察 [J]. 中国卫生标准管理，2017，8（11）：60-62.

[10] 郭佳宝，朱毅，陈炳霖，等. 放散式体外冲击波治疗脑卒中后肢体痉挛的系统评价 [J]. 中国康复医学杂志，2017，32（2）：207-212.

[11] ZHANG L, FU X B, CHEN S, et al. Efficacy and safety of extracorporeal shock wave therapy for acute and chronic soft tissue wounds：A systematic review and meta－analysis [J]. International Wound Journal, 2018, 15（4）：590－599.

[12] SNYDER R, GALIANO R, MAYER P, et al. Diabetic foot ulcer treatment with focused shockwave therapy：two multicentre, prospective, controlled, double－blinded, randomised phaseⅢ clinical trials [J]. Journal of Wound Care, 2018, 27（12）：822－836.

[13] TELHA K A, ALKOHLANY K, ALNONO I. Extracorporeal shockwave lithotripsy monotherapy for treating patients with bladder stones [J]. Arab Journal of Urology, 2016, 14（3）：207－210.

[14] LOU J, WANG S, LIU S, et al. Effectiveness of extracorporeal shock wave therapy without local anesthesia in patients with recalcitrant plantar fasciitis：a

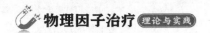

meta-analysis of randomized controlled trials [J]. American Journal of Physical Medicine & Rehabilitation，2017，96 (8)：529-533.

[15] 李少帅，张宏军. 体外冲击波疗法在骨伤科疾病的临床应用现状 [J]. 中国中医骨伤科杂志，2019，27 (7)：85-88.

[16] YANG Y M，ZHANG H，LIAO W X，et al. Effects of shock wave on the proliferation and osteogenic differentiation of human bone marrow mesenchymal stemcells [J]. Expert Review of Hematology，2017，25 (1)：209-213.

[17] HUAN Z M，DONG S Z，DONG L，et al. A histomorphometric study of necrotic femoral head in rabbits treated with extracorporeal shock wave [J]. Journal of Physical Therapy Science，2017，29 (1)：24-28.

第十一章 磁场疗法

第一节 概 述

磁场疗法简称磁疗（magnetotherapy），通常指将磁场应用于人体经络穴位或病变部位以治疗疾病的方法。磁场无处不在。地球是一个大磁体，我们的生活也与磁密切相关。我国是最早发现和应用磁治疗疾病的国家。在西汉时期，我国已利用磁石来治病。早在汉代司马迁的《史记·扁鹊仓公传》中就记载了使用磁石与其他中药一起煎服的方法。其后历代医书中不断有磁场疗法的记录。16 世纪末，各种磁场疗法的相关器械在国外出现，如磁椅、磁床、磁服等。国内外对磁场疗法生物学作用的研究从未停止，交变磁场疗法、旋转磁场疗法、脉冲磁场疗法等治疗方法相继出现，经颅磁刺激技术的广泛研究和应用已取得了新的进展。

一、理论基础

（一）磁体

磁体是指能够产生磁场的物质或材料，能够吸附铁、钴、镍等物质（图 11-1）。磁铁吸引铁、钴、镍等物质的性质被称为磁性。

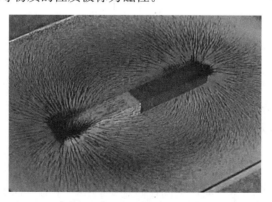

图 11-1 磁体吸附物质

（二）磁极

磁铁的磁性分布并不均匀，其中磁性最强的位置是磁铁的两极。一个磁体无论多么小都有两个磁极。可以在水平面内自由转动的磁体，静止时两个磁极总是一个指向南方，另一个指向北方。指向南的叫作南极（S极），指向北的叫作北极（N极）（图11-2）。

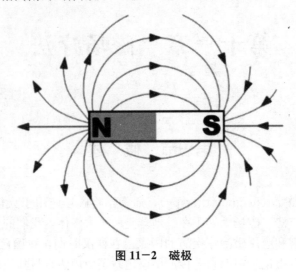

图 11-2 磁极

（三）磁场、磁场方向、磁场强度与磁力线

1. 磁场

磁场是存在于磁体、运动电荷周围的一种看不见又摸不着的物质。它是一种连续分布的矢量场，存在于磁体、电流、运动电荷或变化电场周围的空间，对处于其中的磁体、电流、运动电荷有力的作用。磁现象的电本质：所有的磁现象都可归结为运动电荷之间通过磁场而发生的相互作用。

2. 磁场方向

磁场是无形的，磁场中磁力是有方向的。在磁铁外部，磁力线是从磁铁的N极出发到S极，在磁铁内部是从磁铁的S极出发到N极。

3. 磁场强度

磁场强度是指磁场对放入其中的电流或磁极有力的作用。磁力线的疏密程度反映了磁场的强弱，用B表示，单位为特斯拉（T）。

4. 磁力线

为了描述磁场的强弱与方向，人们在磁场中画出一组有方向的线。磁力线的疏密程度反映了磁场的强弱，任何一点切线方向表示该点磁场的方向，它是闭合的曲线。

（四）磁路、磁阻与磁导

1. 磁路

磁路是指磁力线从磁体的 N 极出发，再回到磁体的 S 级的路径。

2. 磁阻

在磁路中阻碍磁力线从磁体 N 级到 S 极的力称为磁阻。

3. 磁导

在磁路中导磁的力量称为磁导，用来衡量物质磁导大小的物理量是磁导率。真空状态下磁导率等于 1。所有物质根据磁导率可分为以下几类。

（1）顺磁质物质：磁导率略大于真空的磁导率，这类物质包括空气、稀土金属、氧气等，能被磁铁吸引，在靠近磁极的部分产生异名极。

（2）反磁质物质：磁导率略小于真空的磁导率，这类物质包括水、玻璃、惰性气体等，不能被磁铁吸引。

（3）铁磁质物质：磁导率很明显大于 1，这些物质包括铁、镍等，能被磁铁吸引，在磁场作用下磁化。

（五）磁化与磁感应

1. 磁化

磁化是指使原本不具有磁性的物质具有磁性的过程。

2. 磁感应

磁感应是指没有直接接触磁体，隔着其他物质被磁化的过程。

二、磁场的分类

（一）静磁场

磁场强度和方向不变的磁场称为静磁场，也叫恒定磁场。

（二）动磁场

磁场方向和强度会变化的磁场称为动磁场。动磁场又包括交变磁场、脉动磁场和脉冲磁场等。

1. 交变磁场

磁场方向和强度随时间交替变化的磁场称为交变磁场。

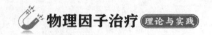

2. 脉动磁场

磁场强度规律变化而磁场方向不变的磁场称为脉动磁场。

3. 脉冲磁场

脉冲电流通入线圈产生的间歇性磁场称为脉冲磁场。

三、磁场疗法的作用途径

（一）调节体内生物磁场

1. 生物电流

人体内存在生物电流（如心电、脑电、肌电等），一切生命现象都直接或间接与机体中电子或离子的转移有关。人体患有疾病时生物电流可能发生改变，而心电图、脑电图、肌电图等检测方法通过记录人体内的生物电流数据，从而分析生物电流是否有异常变化，以此来诊断疾病或评估功能。

2. 生物磁场

根据电磁感应原理，电流与磁场可相互转化。目前已经证实了人体生物磁场的存在，并在临床上开始用于疾病的诊断，如脑磁图、胃磁图等。人体患有疾病时生物磁场同样可能发生改变。正常情况下，人体内的磁场总是维持着一种动态平衡，在异常情况下，动态平衡被打破，可能发生疾病。通过在外部施加适当的磁场以调节体内的生物磁场，就可以帮助体内生物磁场趋向正常的动态平衡。

（二）产生感应微电流

根据电磁感应原理，磁场可以产生感应电流。当对人体施加一定磁场时，人体内的水分及钾、钠、钙、镁等多种物质导体由于人体活动、血管收缩、血液流动或磁场本身的运动会切割磁力线，由此产生感应微电流。

切割磁场产生的感应微电流会影响人体内的生物电流，引起体内钾、钠、氯等离子的移动与分布变化，改变膜电位和膜系统的通透性，使组织细胞的生理生化过程改变，进而影响机体功能，以此达到治疗的目的。

（三）磁场疗法的特征

物理因子的局部作用和神经体液作用是所有理疗方法共同作用的途径。磁场疗法与其他理疗方式相比，既有共同之处，又有特殊之处。

1. 局部作用

磁场疗法对穴位的作用效果非常明显。有大量研究表明，磁场作用于人体穴位，有类似于针刺穴位的感觉，即出现凉感、热感、麻感和冷风吹动感等。穴位是人体电磁最活跃的点，在穴位上采用磁场疗法可以达到刺激穴位、调理身体的目的。

2. 神经反射作用

磁场作用于人体可以刺激人体的感受器，沿神经传导通路到达中枢神经系统，通过神经反射影响局部甚至整个机体。例如，在局部可引起反射性血管扩张，使血流加快。

3. 体液作用

磁场的体液作用是扩张血管、加快血流，使得各种致痛物质迅速被稀释和排出，从而缓解疼痛。在磁场作用下，各种内分泌素和酶的含量和活性发生改变，这些改变可以影响组织细胞的生理生化过程，如可以提高脑垂体和丘脑下部的脑啡肽含量来起到镇痛作用，调节体液中钾、钙、钠、铁、铜、锌等离子的分布来治疗疾病。

4. 改变细胞膜的通透性

细胞膜是人体进行物质交换的通道。细胞膜中含有大量的酶和神经递质受体，在磁场作用下，这些细胞膜中的膜蛋白分子重新排布，改变了膜的特性与功能，继而产生一系列生理学效应，从而达到治疗疾病的目的。

第二节 磁场疗法的生理效应和治疗作用

一、生理效应

（一）磁场对神经系统的作用

国内外动物实验的结果证明磁场对脑电活动存在影响：对大脑皮层运动区、感觉区、海马、下丘脑、丘脑特异结构及网状结构的单个神经元应用场强为 90mT 的恒定磁场，发现大部分单个神经元产生兴奋或抑制的反应，且抑制的神经元多于兴奋的神经元。由此推断恒定磁场的抑制作用大于兴奋作用。磁场对感觉神经和运动神经传导速度均无明显作用。有部分研究认为，磁场对痛觉纤维传导速度存在抑制作用，这是磁场疗法止痛作用的基础。磁场可影响自主神经递质的含量，从而产生呼吸减缓、心率减慢、血压降低等作用。

（二）磁场对心血管系统的作用

目前，有大量的研究表明，脉冲磁场疗法对心血管系统有一定的调节作用，可以使局部血管扩张、血流加快，预防高血压，降低血脂，改善微循环，防止动脉粥样硬化。实验研究表明，磁场疗法对正常心脏无明显作用，但对改善病理性心脏的功能有一定的效果。此外，磁场疗法还能加快血液循环和淋巴循环，改善局部营养状况，促进病理物质的代谢。另有研究结果表明,单纯脉冲磁场疗法对心绞痛有明显的治疗作用且可以增强心绞痛药物的疗效。

(三) 磁场对血液的作用

根据文献报道,磁场对白细胞的影响并不一致。430~510mT 的磁场作用于健康人群和化脓性感染患者 3 小时,白细胞的吞噬能力明显提高;而病毒性肝炎患者在 400mT 磁场作用下,白细胞吞噬能力则降低。磁场对凝血功能的影响主要取决于磁场的强度和作用时间,低强度磁场对凝血功能影响不大。有大量研究证实,磁场可降低全血比黏度及血浆比黏度,使淋巴细胞电泳速度增快。磁场疗法让血液流变学指标有不同程度的改善。

(四) 磁场对免疫功能的作用

据恒定磁场作用于类风湿性关节炎患者脾区的相关研究报道,每次 30 分钟,20 次为 1 个疗程,恒定磁场可能对类风湿因子如 IgM、IgG 有抑制作用,并能调节吞噬细胞的功能。国内相关研究显示,恒定磁场与交变磁场均对人体免疫功能有改善作用。国内有文献表示,一定强度的恒定磁场与交变磁场均有调节白细胞吞噬功能作用。

(五) 磁场对胃肠功能的作用

大量国内外研究显示,磁场对胃肠起双向调节作用。磁场对胃肠蠕动缓慢的患者起促进作用,对胃肠蠕动过快的患者起抑制作用。临床指标证实对慢性胃十二指肠炎学龄儿童应用低剂量低频磁场疗法,对营养供应有积极作用。

(六) 磁场对呼吸系统的作用

研究发现,对于慢性气管炎和支气管哮喘患者,磁场疗法能较好地缓解游离组胺及乙酰胆碱等神经递质引起的支气管痉挛。磁场疗法可通过促进支气管黏膜的纤毛运动,达到抑制腺体分泌、排痰止咳的目的。

(七) 磁场对内分泌系统的作用

磁场可影响机体激素分泌,使下丘脑-垂体-肾上腺系统、胰腺、性腺、甲状腺等更敏感。动物实验显示,交变磁场在作用 5~15 分钟后,主要增加垂体和血液中乙酰胆碱的含量;在作用 7~8 分钟后,血液中 11-羟皮质激素含量增加 38%;在作用 10~15 分钟后,11-羟皮质激素含量可增加近 1 倍。

(八) 磁场对肿瘤的作用

磁场疗法对良性肿瘤及恶性肿瘤均有影响,可使某些良性肿瘤缩小或消失,使某些恶性肿瘤缩小并且改善肿瘤导致的症状。其治疗肿瘤的机制尚不明确,可能与磁场抑制肿瘤细胞生长有关。有研究显示,高强度磁场对肿瘤导致的疼痛有较好的缓解作用,在肿瘤晚期可帮助减少止痛药的用量。

（九）磁场对皮肤的作用

临床试验表明，用 16mT 脉冲磁场作用 10 分钟，可增加皮肤对化学刺激的敏感性，改变皮肤对某些离子的通透性。动物实验表明，用恒定磁场 30mT 作用 10 分钟，可减轻致敏动物的变态反应，缓解过敏症状。

（十）磁场对创面的作用

磁场疗法可使局部血管扩张，加快血液流动，改善血液循环，提高局部的营养供给，达到促进创面愈合的目的。同时，有研究表明，磁场疗法对大肠埃希菌、溶血性链球菌、金黄色葡萄球菌等细菌有抑制作用，对绿脓杆菌则无抑制作用。但目前磁场对细菌是否有抑制作用的研究结果并不一致，需要进一步的研究。

（十一）磁场对超氧化物歧化酶与过氧化脂质、自由基的作用

磁场疗法可以提高超氧化物歧化酶（superoxide dismutase，SOD）的活性，增强细胞的抗氧化能力，减轻氧化损伤。研究显示，磁处理水有抗氧化的能力。游离或结合的多不饱和脂肪酸在自由基的作用下氧化或过氧化产生过氧化脂质，因此过氧化脂质的产生与体内自由基的数量密切相关。当自由基减少时，产生的过氧化脂质也会减少。有报道认为自由基活性的变化会影响许多生理功能，如对 DNA 损伤、免疫反应、炎症反应、细胞增殖和分化、伤口愈合及神经电活动等产生影响。研究显示，观察对全脑缺血 10 分钟后的沙鼠施加极低频磁场（50Hz，0.5mT）后大脑氧化应激的反应，极低频磁场通过降低脑缺血诱导的氧化应激，减少了自由基对大脑功能可能产生的负面影响。

二、治疗作用

（一）消炎作用

磁场疗法对生物因素及非生物因素所致的急、慢性炎症均有一定的疗效。其机制与磁场可改善局部微循环、增强免疫功能并有抑菌杀菌作用相关。在磁场作用下，机体的血管扩张，血液流速加快，组织通透性增强，有利于炎症渗出物的吸收和消散，同时增强营养供给，增加氧供，提高修复能力。磁场作用于机体，使机体的免疫功能增强，血液中白蛋白及其他抗体成分增加，吞噬能力增强，加强了抗炎作用。磁场可能对部分细菌有抑菌杀菌的作用，但目前磁场对不同菌种的确切作用尚需大量研究。

（二）镇痛作用

磁场疗法对软组织疼痛、神经性疼痛、炎性疼痛、内脏器官疼痛和肿瘤所致疼痛等均有较好的镇痛效果。磁场性质不同，作用时间及作用效果不同。动磁场止痛较快，但不持久；恒定磁场止痛较慢，但持续时间长。多数患者在磁场作用 10 分钟内就可出现止痛效果。极低强度经颅磁刺激对纤维肌痛综合征的影响研究结果显示，干预组在体感疼痛阈值、日常生活活动能力、慢性疼痛和睡眠质量方面与对照组相比在统计学上有显

著改善。极低强度经颅磁刺激可能代表一种安全有效的治疗慢性疼痛和其他与纤维肌痛有关症状的方法。磁场疗法镇痛的机制可能有多方面。

1. 改善局部微循环和组织代谢

磁场疗法可增强血液循环，使得炎性物质的吸收与消散加快，减轻对神经末梢的压迫，纠正缺血、缺氧、水肿，促进致痛物质的消散。

2. 降低致痛物质浓度

提高致痛物质水解酶的活性，促进致痛物质水解或转化，降低组胺、缓激肽、钾离子、5-羟色胺、乙酰胆碱等致痛物质的浓度。

3. 促进有镇痛作用内分泌素的生成

促进体内生成有类似吗啡作用的内分泌素，如甲硫氨酸脑啡肽、内啡肽、精氨酸加压素等，提高疼痛阈值，产生镇痛作用。

4. 降低感觉神经的兴奋性

磁场疗法可降低神经兴奋性，减少感觉神经传入，从而产生止痛效果。

（三）镇静作用

1. 改善睡眠质量

磁场疗法可加快入睡，延长睡眠时间，增加睡眠深度。

2. 降低肌张力

磁场疗法能缓解肌痉挛，降低肌张力，其机制可能与中枢神经的抑制有关。

3. 舒缓紧张情绪

磁场疗法可缓解由紧张情绪引起的焦虑状态，用于神经症、睡眠障碍等的治疗。

4. 抑制癫痫

磁场疗法可抑制癫痫的发作。

（四）消肿作用

磁场疗法对外伤性血肿、软组织损伤、冻伤、烫伤、炎症等皆有很好的消肿作用。磁场疗法既可以提高血流速度，促进组织液吸收，又可以增加血管渗透性，加速蛋白质的转移，降低组织间隙的胶体渗透压。

（五）降压作用

磁场疗法能不同程度地降低血压，其降低血压的机制是多方面的。

1. 神经作用

磁场疗法可增强中枢神经系统和自主神经系统的调节作用。

2. 血管作用

磁场疗法可扩张外周小动脉，舒张血管管腔，降低外周阻力。

3. 穴位作用

磁场疗法作用于曲池、内关、百会等穴位，可以通经活络，调节人体功能，还可通过神经反射作用，恢复大脑皮层的功能，从而达到降低血压的目的。

（六）止泻作用

磁场疗法的止泻作用明显，尤其对消化不良性腹泻有较好的效果，对中毒性腹泻也有一定的疗效。研究发现，采用磁场疗法后肠炎患者肠黏膜的病理变化有一定程度的好转。相关动物实验表明，磁场疗法可抑制小肠运动，使肠内容物在肠内停留时间变长，发挥止泻作用。研究显示，磁场疗法可能通过减少肠系膜渗出，使肠内容物中水分减少，从而止泻。

（七）对瘢痕的作用

磁场疗法有软化瘢痕、防止瘢痕形成的作用。在磁场作用下，瘢痕周围血液循环改善，炎性渗出物的消散和吸收也增加，伤口愈合加速，瘢痕减小。相关动物实验表明，在磁场作用下，肌成纤维细胞退化，破纤维细胞内溶酶体增加，加强细胞吞噬作用，达到软化瘢痕的目的。

（八）促进伤口愈合作用

磁场疗法对伤口愈合有促进作用。其机制是在磁场作用下，创面周围微循环改善，为创面提供了更多的氧及营养物质，促进创面愈合。

（九）促进骨折愈合作用

磁场疗法可以促进骨痂形成，促进骨折愈合。有文献表明，磁场疗法可促进一般性骨折愈合，对病理性骨折也有一定的效果。其机制是在磁场作用下，微循环改善，局部营养供给及氧供增加，加速骨组织再生，促进骨折愈合。

（十）对良性肿物的作用

磁场疗法对良性肿物有治疗作用。采用磁场疗法后，乳腺增生病、耳廓假性囊肿、腱鞘囊肿、卵巢囊肿、毛细血管瘤、子宫肌瘤等得到改善。相关文献表明，磁场疗法对血管瘤的治疗效果随治疗时间延长而提高，因此，血管瘤的治疗时间应控制在半年至一年。在相关穴位应用磁场疗法，可以调节内分泌系统。通过控制炎性渗出物，使良性肿

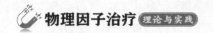

物缩小或消失。

第三节　磁场疗法的治疗技术

一、静磁场疗法

利用恒定磁场治疗疾病的方法称为静磁场疗法。

（一）磁片法

1．器具

磁片是最常用的磁场疗法器具，是一种以钐钴合金、铈钴合金、铝镍钴合金等为主要材料的永磁体，主要用于磁场疗法中的贴敷法及制作旋转磁疗机等。磁片的直径通常为 1cm，厚度通常为 2～5cm。磁片的形状较多，有圆形、长方形、圆柱形等，其中圆形最为常用。

2．操作方法

（1）确认患者有无磁场疗法相关禁忌证。

（2）治疗前向患者做好解释工作，告知患者磁片治疗部位可能出现冷、热、麻等感觉。告知患者如果出现任何不良反应或出现磁头过热的情况，及时向治疗师反映。

3．注意事项

检查患者治疗区域有无感觉减弱或丧失、皮肤破损等。如发现治疗区域存在感觉减弱或丧失，则不可以在该处进行治疗；如发现皮肤破损，如抓伤、擦伤等，可用消毒纱布覆盖皮肤破损处进行治疗。治疗前应去除治疗区域的金属物品。注意不宜将机械手表、手机、磁卡等靠近治疗磁头或磁片，以免消磁。应注意勿将磁片置于一处，以免破坏磁场。

（1）根据治疗部位选择合适的磁片，并用 75％酒精进行擦拭消毒。

（2）治疗前用 75％酒精擦拭消毒治疗区域，待酒精挥发后将磁片置于治疗区域，并固定。

（3）治疗过程中应注意询问患者有无不良反应，有无磁头过热的情况。

（4）治疗结束后，取下磁片并消毒，观察治疗区域有无水疱、疼痛等不良反应，如出现，应及时处理。

4．常用治疗方法

（1）直接贴敷法：用胶布或其他固定用品将磁片固定在治疗部位上，根据患者情况选择磁片数目及放置方法。依据磁片数目，直接贴敷法可分为单磁片法、双磁片法及多磁片法。单磁片法：将一个磁片置于病变范围小且浅表的部位。双磁片法：双磁片法有两种放置方式，即并置贴敷法和对置贴敷法。并置贴敷法指将两个同性或异性磁极并置于患者皮肤，同性磁极并置作用范围小而深，异性磁极并置作用范围大但浅。对置贴敷法（图11-3）指将两个磁片固定于治疗部位的两侧，使之形成一个贯通的磁场，多用于组织较薄的部位，如腕关节、踝关节、肘关节等。

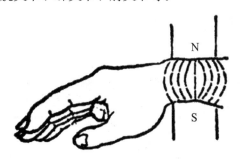

图 11-3　对置贴敷法

（2）间接贴敷法：将磁片固定在外部制成磁帽、磁衣、磁枕、磁项链等以便于进行长时间的治疗，且与皮肤没有接触。这种方法适用于不能采用直接贴敷法或病变部位较大、不易固定的情况，主要用于治疗慢性病。

5. 疗程

可根据患者情况制定疗程，一般贴敷一周后休息 1~2 天。治疗时间可短至 3~5 天，长达 2~3 个月不等。

（二）磁针法

1. 器具

磁针。

2. 操作方法

操作方法及注意事项同磁片法。皮肤用 75% 酒精擦拭消毒后，将磁针刺入人体穴位或痛点。磁针法主要用于活动少的部位。

3. 疗程

每天 2~3 次，每次刺激时间根据患者情况调整，一般为 20 分钟，连续治疗 2 周为 1 个疗程。

（三）耳磁法

1. 器具

磁珠或小磁片。

2. 操作方法

(1) 治疗前选取合适的磁珠或小磁片。

(2) 根据患者的病情每次选取 2~4 个合适的耳穴,将磁珠或小磁片用胶布贴在耳穴上。

(3) 疗程无严格限制,3~7 天复查一次。

3. 注意事项

注意检查治疗区域有无感觉减弱或丧失、皮肤破损等。如发现皮肤溃破、起水疱等情况,则不可以在该处进行治疗。治疗前应去除治疗区域的金属物品,如耳环等。在耳廓两侧对置贴敷时,为防止压迫耳廓组织,一般贴 2 小时松开 5 分钟。

4. 疗程

10~30 次为 1 个疗程,每 3~7 天复查一次,根据病情可选择连续贴敷或每天贴敷一段时间。

二、动磁场疗法

动磁场疗法是利用磁场强度或方向变化的磁场进行治疗的方法。

(一)旋磁法

1. 设备

旋磁机是利用微型电动机带动多块永磁体旋转的装置。在电动机转动时,多块永磁体也发生转动,使恒定磁场变成了旋转磁场。永磁体多为 2~4 块,转速一般为 3000~5000 转/分,同极或异极配置形成脉动磁场或交变磁场,平均强度为 0.05~0.12T。

2. 操作方法

(1) 确认患者有无磁场疗法相关禁忌证。

(2) 治疗前向患者做好解释工作,告知患者开始治疗后机头开始旋转可能会发出一定响声。

(3) 根据病情选择合适的治疗体位,暴露治疗区域。

(4) 根据治疗部位将机头置于治疗区域并固定,叮嘱患者不要轻易变动体位,如变换了位置,应及时告知治疗师。

(5) 确认设备无损坏后,打开电源开关,再打开电机开关,将强度依据患者情况调至目标强度。一般远心端采用较高磁场强度,近心端采用较低磁场强度。老年人、小孩及体弱患者应采用较低磁场强度。

(6) 治疗过程中应注意询问患者有无不良反应,如有任何不适,立即停止治疗。

(7) 治疗结束后,等电压降至"0"后,关闭电机开关,移开机头。

3. 疗程

治疗时间一般为 15～30 分钟，每天 1～2 次，15～20 次为 1 个疗程。百会穴不应超过 10 分钟。

（二）脉冲磁场疗法

1. 设备

脉冲磁疗机是利用脉冲电流通过电磁铁线圈产生脉冲磁场的设备，一般由主机和磁头组成。磁头可分为圆形磁头和环形磁头。强度一般控制在 1T 以内，治疗可调节频率及强度，可结合振动和热疗。

2. 操作方法

（1）治疗前确定患者有无脉冲磁场疗法相关禁忌证。

（2）在治疗前向患者做好解释工作，告知患者治疗过程中可能出现振动感。检查治疗区域有无金属物品，若有应去除。

（3）确认设备无损坏后，打开机器，根据患者病情设置磁场强度、频率、波形及治疗时间等。

（4）依据治疗区域选取合适的体位，叮嘱患者治疗过程中不要随意乱动。如有不适或其他情况，及时告知治疗师。

（5）将磁极置于相应治疗区域后，点击"开始"按钮进行治疗。

（6）治疗结束时，仪器会自动停止。移开磁极，然后关闭机器。

3. 疗程

治疗时间一般为 15～30 分钟，每天 1～2 次，15～20 次为 1 个疗程。

（三）低频交变磁场疗法

1. 设备

低频交变磁场疗法的相关仪器可分为异极旋转治疗仪和电磁疗机。异极旋转治疗仪是在电动机轴轮盘上安装两片或四片磁片，轮盘旋转时产生交变磁场。电磁疗机是利用电磁感应原理产生交变磁场的设备，在线圈通过不同强度的电流时，可产生不同强度的交变磁场。低频交变磁场疗法的相关仪器可有多路输出和多个磁头，应依据适用部位选择合适的磁头进行治疗。

2. 操作方法

（1）治疗前确定患者有无低频交变磁场疗法相关禁忌证。

（2）在治疗前向患者做好解释工作，告知患者治疗过程中可能出现振动感及温热感。检查治疗区域有无金属物品，若有应去除。

（3）确认设备无损坏，旋钮归零，电源处于关闭状态。

（4）根据治疗区域选取合适的磁头装入布袋内，插入所需波形的接口。

（5）依据治疗区域选取合适的体位，将磁头置于治疗区域。检查患者治疗区域有无感觉障碍或皮肤破损等。叮嘱患者治疗过程中不要随意乱动。如有不适或其他情况，及时告知治疗师。

（6）打开机器，根据患者病情设置电压强度及治疗时间等。电压强度一般为40V。

（7）治疗结束时，先将电压旋钮归零，然后关闭电源，拆卸磁头，检查治疗区域有无水疱、疼痛等不良反应，如有应及时处理。

3. 疗程

治疗时间一般为12~30分钟，每天1~2次，15~20次为1个疗程。

（四）一般动磁场疗法

1. 剂量

动磁场疗法剂量的影响因素有磁场强度、作用面积、磁场形状、梯度、作用时间、脉冲频率等，其中磁场强度是最重要的影响因素。一般使用磁场强度来量化磁场疗法的剂量。磁场强度小于0.1T为小剂量磁场或低磁场，磁场强度0.1~0.2T为中剂量或中磁场，磁场强度大于0.2T为大剂量磁场或强磁场。

2. 疗程

治疗时间一般为20~30分钟，每天1~2次，15~20次为1个疗程。

三、磁处理水疗法

（一）设备

医用磁水器是制造医用磁处理水的装置。医用磁水器最主要的部分是永磁体。制造磁处理水主要有两种方法：静态法和动态法。静态法：将普通水于磁水器中放置一定时间后取用，如磁水杯。动态法：将普通水流经有磁场的管道而产生磁处理水。医院多采用动态法。

（二）治疗方法

磁处理水疗法主要用于治疗有胆结石、尿路结石、萎缩性胃炎的患者。患者每天饮用磁处理水2000~3000mL，除晨起空腹饮1000mL外，其余分次饮用。

（三）疗程

2~3个月为1个疗程。

第四节　磁场疗法的临床应用

一、适应证

(一) 骨折

大量临床研究证实,对骨折部位采用一定强度的磁场疗法,磁场疗法组消肿所用的时间明显短于对照组。有临床研究对 30 例桡骨远端骨折患者采用一定强度和频率的磁场疗法进行治疗,每天 1 次,每次 20 分钟,连续治疗 15 天,磁场疗法组消肿效果明显,消肿时间明显短于对照组(P 小于 0.01)。当骨折发生时,骨折局部会出现肿胀,手法复位和夹板外固定都会导致血液、淋巴回流障碍,加剧患肢的肿胀,从而影响患肢周围甚至于远端关节的运动。而长期的肿胀可能会延长功能恢复时间。磁场疗法通过促进骨折部位的血液循环、减少组织液渗出,消除肿胀,还能促进局部营养供给及氧供,促进成骨细胞发挥作用,减少骨质疏松,促进骨折愈合;通过增强免疫功能,抑制炎症。磁场疗法有利于患者尽早活动,减少骨折引起的并发症。

(二) 骨质疏松

有临床研究报道,应用脉冲磁场治疗骨质疏松 849 例,选用一定强度和频率的磁场疗法进行治疗,每次治疗 40~45 分钟,每天或隔天治疗一次,25~30 次为 1 个疗程,1 个疗程结束后休息 1 个月,根据情况开始第 2 个疗程。42 例患者复查了骨密度,其中有 40 例患者骨密度增加了 1%~12%,该结果说明脉冲磁场可有效增加骨密度。另一临床研究显示,应用低频脉冲磁场疗法治疗 40 例老年性骨质疏松,治疗组的结局指标明显优于对照组(P 小于 0.05),证实了低频脉冲磁场疗法可改善骨密度,提高生活质量。

(三) 软组织损伤

研究发现,对急性踝关节扭伤的患者采用中等强度和频率的交变脉冲磁场疗法,每天治疗 30 分钟,磁场疗法组恢复工作的时间明显短于对照组,且有统计学意义(P 小于 0.01)。另有临床研究对 30 位年龄在 21~65 岁的腕管综合征患者采取静磁场疗法干预,另外 30 人进行假磁铁对照,治疗 6 周后,未观察到两组的组间差异,但两组都有同等程度的症状改善。

(四) 伤口及溃疡

对 25 例慢性小腿溃疡患者应用静磁场疗法的研究表明,静磁场疗法有加速创面愈合的作用。磁场疗法组伤口愈合的时间明显短于对照组,其出现小血管和毛细血管增生、血管扩张、充血的时间明显早于对照组,而溃疡边缘表皮增生与皮面平行的时间也明显早于对照组，有统计学意义（P 小于 0.01）。这说明静磁场疗法能够促进小血管与毛细血管增生，促进表皮生长。慢性皮肤溃疡可采用直接贴敷法和旋磁法。直接贴敷法需将创面消毒后用消毒纱布覆盖，磁片用酒精擦拭消毒后固定于患处。采用旋磁法时则直接将机头对准创面，可以加快伤口愈合。

（五）耳廓浆液性软骨膜炎

耳廓浆液性软骨膜炎是软骨膜的无菌性炎症反应，多发生在一边耳廓外侧前上部，仅有耳廓局限肿起，无明显疼痛，穿刺可抽出淡黄色浆液性液体，培养无细菌生长。应用双磁片异极进行对置，可以对耳廓处进行加压消肿。磁场疗法具有消炎、消肿、止痛的作用，因此对耳廓浆液性软骨膜炎有较明显的疗效。

（六）癌症

有临床研究报道，晚期肺癌患者在常规治疗的基础上增加磁场疗法，可以改善生活质量并调节其血液细胞因子浓度。低频旋转磁场（low frequency rotating magnetic field，LF-RMF）可以与化疗一起用作辅助疗法。临床动物实验研究显示，中强度低频旋转磁场已被证明可以抑制小鼠黑色素瘤、肝癌和肺癌。

（七）腰椎间盘突出症

有研究将 73 例腰椎间盘突出症患者随机分为实验组和对照组，实验组在常规治疗的基础上增加了低强度全身磁场疗法。最终结果显示，当与常规康复结合时，低强度全身磁场疗法可有效缓解疼痛。

（八）其他适应证

磁场疗法的临床应用十分广泛，如可采用直接贴敷法、耳磁法、旋磁法、磁处理水疗法等配合穴位治疗高血压，可采用直接贴敷法、耳磁法等治疗神经衰弱，可采用脉冲磁场疗法于患侧区域治疗以消除臀部注射硬结。磁场疗法对风湿性关节炎、骨关节炎、冠心病、肠炎、胃炎、慢性支气管炎、三叉神经痛、静脉炎、静脉曲张、颈椎病、肾结石、神经性耳鸣、股骨头缺血坏死、鼻炎、带状疱疹、痛经等疾病均有一定的临床疗效。

二、禁忌证及慎用范围

（一）禁忌证

(1) 白细胞总数在 4.0×10^9/L 以下。
(2) 体质极度衰弱、高热、患急性传染病者。
(3) 对磁场疗法的不良反应明显不能耐受。
(4) 孕妇的下腹部。
(5) 体内有金属物品如心脏起搏器等。

（二）慎用范围

有严重的心、肺、肝及血液疾病者慎用。这些患者易出现明显的不良反应。

第五节 处方示例

患者，男，45岁，半月前因"右侧前臂外伤"入院。X线检查显示右手桡骨远端骨折。经复位固定等处理后，右手前臂肿胀、疼痛。

评定结果：肌力评估，右侧伸腕、屈腕肌力均为4/5级。右侧腕关节因肿胀活动度受限。VAS评分：4/10。

临床诊断：右手桡骨远端闭合性骨折。

康复诊断：①右侧前臂肿胀、疼痛；②右侧伸腕、屈腕活动度受限；③日常生活活动能力受限。

治疗目标：①缓解右手前臂肿胀、疼痛；②恢复右上肢功能。

治疗方案：除常规药物治疗外，可以考虑使用磁片对置贴敷法进行治疗，每天1次，每次20分钟，每周5天，连续治疗15~20天。

（张兴来 何佩珏）

主要参考文献

[1] 沈滢，张志强. 康复治疗师临床工作指南：物理因子治疗技术［M］. 北京：人民卫生出版社，2019.

[2] ZHA M，TAO Q，LI J，et al. Moderate intensity low frequency rotating magnetic field inhibits breast cancer growth in mice ［J］. Electromagnetic Biology and Medicine，2018，37（4）：192-201.

[3] 叶海霞，谭波涛，贾功伟，等. 膝关节骨性关节炎的物理治疗进展［J］. 中华物理医学与康复杂志，2020，42（9）：853-857.

[4] 周绍杰，魏云鹏，杨建成，等. 电磁疗法对常见疾病的临床治疗研究进展［J］. 国际生物医学工程杂志，2020，43（3）：231-238.

[5] 王剑敏，肖小注，黄凤琪，等. 低频脉冲电磁场疗法对老年绝经后骨质疏松症患者骨密度及骨代谢指标的影响［J］. 中国医师杂志，2019，21（2）：274-277.

[6] 张丽，付小兵. 电磁疗法治疗慢性创面的基础与临床研究［J］. 中华损伤与修复杂志（电子版），2016，11（1）：68-71.

[7] KOCZY B，STOŁTNY T，PASEK J，et al. Evaluation of $\beta-$endorphin concentration，mood，and pain intensity in men with idiopathic hip osteoarthritis treated with variable magnetic field ［J］. Medicine（Baltimore），2019，98（30）：e16431.

[8] SHANG W，CHEN G，LI Y，et al. Static Magnetic Field Accelerates Diabetic Wound Healing by Facilitating Resolution of Inflammation ［J］. Journal of

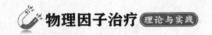

Diabetes Research，2019，30：51—11.

[9] SZEMERSZKY R，SZABOLCS Z，BOGDÁNY T，et al. No effect of a pulsed magnetic field on induced ischemic muscle pain：A double－blind，randomized，placebo－controlled trial [J]. Physiology & Behavior，2018，184：55—59.

[10] 陈秋兰，邱晓玲，佘宝钻，等. 磁场疗法配合超短波治疗小儿反复呼吸道感染的疗效 [J]. 现代医院，2012，12（7）：37—39.

第十二章　经颅磁刺激

第一节　概　述

经颅磁刺激（transcranial magnetic stimulation，TMS）是一种利用时变的脉冲磁场作用于中枢神经系统（主要是大脑），改变皮层神经细胞的膜电位，使之产生感应电流，影响脑内代谢和神经电活动，从而引起一系列生理生化反应的磁刺激技术。TMS 是在高压大容量的电容上充电，通过开关向磁场刺激线圈放电，不到 1 毫秒内流过数千安培的脉冲电流，瞬间功率达到几十兆瓦，刺激线圈表面产生脉冲磁场。运动磁场的感应电压产生感应电流，从而产生治疗作用。TMS 通过颅内感应电流对皮层神经产生刺激作用，宏观上可以看到大脑神经活动的改变，如用肌电图诱发电位仪可以检测到运动诱发电位（motor evoked potential，MEP）和肌肉抽动，脑电图（electroenc ephalo grahpy，EEG）可以检测脑电活动频率、幅度及部位的变化，正电子发射断层显像（positron emission tomography，PET）、功能性磁共振成像（functional magnetic resonance imaging，fMRI）可以检测到脑血流、代谢和大脑功能的变化等。其微观作用可以影响细胞膜电位、动作电位、神经递质、受体、突触、神经可塑性。TMS 的原理与作用见图 12-1。

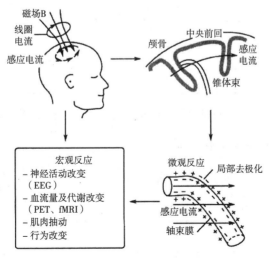

图 12-1　TMS 的原理和作用

（引自：窦祖林，廖家华，宋为群. 经颅磁刺激技术基础与临床应用［M］. 北京：人民卫生出版社，2012。）

1985 年，Barker 成功研制出第一台经颅磁刺激仪。它具有很多电刺激所不具备的优点：①更容易实现颅脑深部刺激；②人体不适感轻微；③无创。目前 TMS 得到了广泛的应用，作为一种非药物治疗手段，对抑郁症、脑卒中等疾病的治疗在临床上取得了可喜的成绩。

经颅磁刺激仪（图 12-2）主要由三个部分组成：主机（电路板、高能电容器）、刺激线圈系统（线圈拍、冷却系统、支架）、控制系统（计算机人机交互系统）。

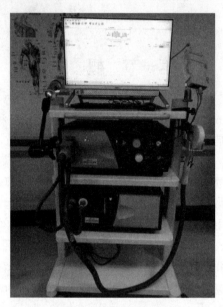

图 12-2 经颅磁刺激仪

TMS 与普通磁场疗法的区别见表 12-1。

表 12-1 TMS 与普通磁场疗法的区别

	TMS	普通磁场疗法
磁场性质	脉冲磁场	静磁场、动磁场、磁处理水
磁场强度	1~6T	1T 以内
刺激的靶肌反应和生理反应	可引起靶肌动作和 MEP	没感觉
刺激深度	有效刺激 1~3cm	可穿透人体
频率	0~30Hz、50Hz 或 100Hz，可调	静磁场为恒定磁场，无频率变化；动磁场频率可调
定位要求	有刺激大脑皮层的定位要求	治疗部位在磁场内

第二节　经颅磁刺激的生理效应和治疗作用

一、生理效应

大脑是一个电化学器官，整个神经元间的活动与通信始于电脉冲。神经元之间通过电刺激实现信息的传递。所有神经元传递信息及与其他细胞通信是通过一个电刺激（去极化）信号从树突传递到突触的过程。经颅磁线圈内电流瞬变形成高强度交变磁场，进而在颅内导体产生感应电流并产生一系列生理生化反应。

TMS的生理效应包括：①调节大脑皮层兴奋性（突触可塑性）；②调节局部脑血流量；③调节脑源性神经营养因子（brain-derivedneurotrophic factor，BDNF）的分泌；④调节神经递质的释放。当刺激强度低于阈值时，阈下刺激引起的神经去极化会引发皮质抑制与易化，一定程度上增强或降低大脑皮层兴奋性。当刺激强度高于阈值时，阈上刺激将首先导致神经递质释放，这种化学反应会引起神经元活动，突触化学信号转化为电信号，突触的前后活动诱发连锁反应进而引起细胞内活动，最终在行为层面上对个体产生影响。重复经颅磁刺激（rTMS）可能对皮质局部代谢水平和脑血流有调节作用，可使局部脑血流和血流速度增加，有利于神经细胞生长，形成新的树突和轴突。传入神经元感受到电信号后，通过内部的神经递质囊将神经递质经由突触间隙传递到受体神经，实现代谢。磁刺激引起皮质广泛的 $C-fos$ 基因表达增加，近中线结构（纹状体、丘脑、扣带回、室旁核等）尤为显著。在松果体、视网膜及调节生物节律区，更敏感的转录因子环磷腺苷效应元件结合蛋白（cAMP-response element binding protein，CREB）磷酸化形式表达增加，rTMS引起的这种效应更明显。脑源性神经营养因子是体内含量最多的神经营养因子，通过与酪氨酸激酶B（TrkB）结合而发挥作用。作用方式有三种：①增加突触可塑性，进而影响长时程增强（long term potentiation，LTP），提高神经元活性；②促进神经发生尤其是海马神经发生，为大脑的可塑性提供保障；③促进细胞生存，是脑功能恢复的保障。无论是低频还是高频rTMS都对BDNF-TrkB信号通路和N-甲基-D-天冬氨酸受体（N-methyl-D-aspartic acid receptor，NMDA）起调控作用。

二、治疗作用

（一）影响神经可塑性

TMS的作用机制之一是影响大脑皮质的可塑性。刺激强度可影响刺激部位和刺激深度，TMS的刺激深度可达1~3cm，如果用120%运动阈值刺激，其刺激深度一般为2cm。TMS影响神经系统对信息的处理，包括神经元的突触兴奋、突触抑制和突触可塑性。突触可塑性与神经系统的发育、成熟、修复等密切相关。在高频rTMS刺激下可诱导突触传递功能的长时程增强，以及低频刺激引起长时程抑制（long term depression，LTD）是突触功能可塑性的重要表现形式，也是 TMS 采取不同频率影响和调控神经功能的可塑性，治疗各种不同疾病的主要方式。

（二）神经功能调控

TMS 不仅是一种刺激技术，而且是一种大脑神经功能的调控技术，特别是 rTMS，它不仅可以实时调控，而且还有着明显的后续调控功能。在刺激停止后，对由刺激引起的变化，包括生化反应、组织结构和生理功能的改变有后续作用。TMS 不仅有局部皮质的刺激作用，而且通过刺激区域的神经网络连接有远程作用。除了刺激运动皮质可以引发远端手足肌肉收缩，刺激额叶、顶叶、颞叶不同的皮质区域还可以兴奋与大脑皮质有广泛双向联系的深部核团，引起神经递质、激素、脑源性神经营养因子、血流量的变化，以及大脑基础活动频率、共振频率的变化，通过多种机制调控大脑功能。

（三）同步振荡

神经高级功能的实现需要特定功能的多区域神经系统间进行不同层次的整合和协调。神经网络的同步振荡是一种有高度选择性的活动，给神经元之间的动态活动的相关性提供了一种时间结构。振荡可以视为时钟，在给定的时间窗口让众多的神经元联合起来协同工作。神经元集群的同步活动、网络共振是大脑惊人的计算能力和联想记忆的基础。TMS 作用于特定部位能够像起搏器一样引起大脑皮质广泛性同步振荡，从而提供一个激发与创造大脑特定部位同步振荡并研究大脑同步振荡的工具。

第三节　经颅磁刺激的治疗技术

一、TMS 模式

经颅磁刺激仪主要有三种刺激模式：①单脉冲经颅磁刺激（single-pulse TMS，sTMS）；②成对经颅磁刺激（paired pulse TMS，pTMS）或成对关联刺激（paired associative stimulation，PAS）；③rTMS。sTMS 由手动控制无节律的脉冲输出，也可激发多个刺激，但刺激间隔较长，多用于常规的生理检查。pTMS 以极短的时间间隔在一个刺激部位连续给予两个脉冲刺激，或者在两个部位各给予一个脉冲刺激（又称作 double-coil TMS，dTMS），多用于研究皮质内的抑制和易化作用，或者大脑两个半球间的相互作用。如果成对刺激的范围超出了大脑，即一个刺激大脑皮质，另一个刺激外周神经，或者是磁刺激大脑、电刺激外周，这样组成的成对刺激称为成对关联刺激。rTMS 是在某一特定皮质区给予重复、连续、有规律的磁刺激的过程。rTMS 能产生积累效应，能兴奋更多水平方向的神经元，产生长时程效应，多用于临床治疗。rTMS 分为高频 rTMS 和低频 rTMS 两种。低频 rTMS（小于或等于 1Hz）有抑制局部神经元活动的作用，使局部皮质兴奋性降低；高频 rTMS（大于 1Hz）有易化局部神经元的作用，可使局部皮质兴奋性增加。

sTMS 的检测项目主要包括运动阈值（motor threshold，MT）、运动诱发电位（motor evoked potential，MEP）、中枢传导时间（central motor conduct time，CMCT）及皮质静息期（cortical silent period，CSP）。MT 是 TMS 作用于运动皮质，10 次刺激中至少 5 次诱发出波幅超过 $50\mu V$ 的靶肌（通常为拇展短肌）运动诱发电位所需要的最低刺激强度，主要用于评价皮质束的兴奋性，脊髓损伤或脑卒中导致皮质脊髓束受损后运动阈值将明显升高，低阈值表示皮质脊髓束的高兴奋性。MEP 是指当 TMS 以适当的刺激强度作用于运动皮质时，可在对侧肢体肌肉记录到 MEP，如果周围神经完整，则 MEP 波幅反映皮质脊髓束的完整性及运动皮质和 α 前角运动神经元的兴奋性。CMCT 是指从脑皮质到脊髓 α 前角运动神经元的传导时间，可由皮质到目标肌肉的传导时间减去周围运动神经传导的时间得到。周围运动神经传导时间可由电刺激或磁刺激脊髓神经根测量 F 波的潜伏期而得，皮质脊髓束的脱髓鞘、退行性变化、缺血性变化及脊髓病变等将导致中枢传导时间延长，且通常早于临床症状出现。TMS 诱发出 MEP 后，当嘱受试者收缩同一目标肌肉时，肌电图显示肌肉活性下降，这段时期称为 CSP 静息期，CSP 表现为对侧目标肌肉自主收缩活性受到抑制，即从记录到磁刺激 MEP 后该肌肉恢复肌电图活性的时间间隔。CSP 主要经胼胝体传导通路调节。如胼胝体联合病变则 CSP 延迟或消失。CSP 对评价癫痫、脑卒中、运动异常、肌萎缩侧索硬化症、偏头痛和破伤风等有一定意义。

pTMS 用于研究皮质和皮质间兴奋性和完整性，为神经病理疾病诊断、治疗及预后提供有力证据。pTMS 与实时脑电图仪可以记录磁刺激产生的诱发电位，而不再依赖肌肉产生的 MEP。PAS 主要以活动时序依赖性可塑性（spike timing dependent plasticity，STDP）原理诱导大脑被刺激的区域产生长时程增强或长时程抑制。

rTMS 每次输出两个以上成串的有规律、有节律的重复刺激。根据 1996 年国际经颅磁学会统一规定：刺激频率小于或等于 1Hz 为低频（抑制作用），刺激频率大于 1Hz 为高频（兴奋作用）。为了增加安全性和减少适应性，通常刺激频率大于或等于 5Hz 时，刺激脉冲分为一段一段的串刺激，每一段串刺激的时间为串时长（duration）或串长，单位以秒表示。每串之间停止输出，串与串之间无输出的时间称为串间歇（inter-train interval，ITI）。每一串内的刺激脉冲数等于频率乘以串长。刺激频率小于或等于 1Hz 时，刺激脉冲可以连续输出。频率越高，串长越短，串间歇越长。模式化 rTMS（patterned rTMS，prTMS）的内容和含义与常规 rTMS 不同，增加了各种爆发式（burst）簇状或丛状刺激模式，每一个丛、簇相当于常规 TMS 中的一个脉冲，多个丛刺激组合在一起相当于常规 rTMS 的一个串刺激。θ 节律刺激（theta burst stimulation，TBS）是 prTMS 的一种。按照间隔时间，TBS 可分为间歇性 TBS（intermittent TBS，iTBS）和连续性 TBS（continuous TBS，cTBS）。如 cTBS 每丛 3pules/50Hz，连续 200 丛，600 串，用时 40 秒，可产生长时程抑制，能快速引起神经功能的抑制，主要作用于健侧大脑皮质。iTBS 可诱发长时程增强，可诱导神经功能长时程兴奋性增加，主要作用于患侧大脑皮质，如 3pules，刺激 2 秒，间歇 8 秒。常规 rTMS 与模式化 rTMS 见图 12-3。

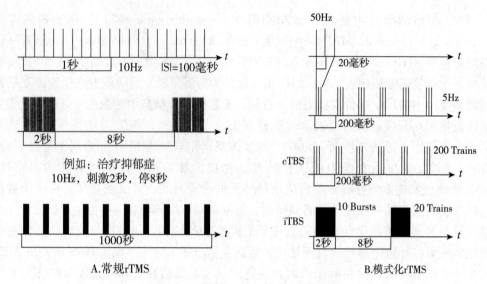

图 12-3　常规 rTMS 与模式化 rTMS

（引自：窦祖林，廖家华，宋为群. 经颅磁刺激技术基础与临床应用 ［M］. 北京：人民卫生出版社，2012。）

二、rTMS 应用参数

（一）运动阈值

MT 代表皮质兴奋性，常为刺激强度的基本单位。每个患者的 MT 不一样。未做特殊说明时，运动阈值一般指静息运动阈值（resting motor threshold，RMT）。

（二）刺激强度

百分比的 MT，80%～120%MT 安全有效。

（三）刺激频率

刺激频率指每秒钟刺激的个数（0.1～100），小于或等于 1Hz 为低频（抑制作用），大于 1Hz 为高频（兴奋作用），设备能达到的最大频率越高，性能越好。在模式化 rTMS 中，频率分为丛内频率和丛间频率，每一个丛刺激相当于常规刺激中的一个脉冲，常规模式化 rTMS 的丛间频率相当于常规刺激频率，一般为 5Hz，而丛内频率是指 50Hz 左右或更高的频率。

（四）刺激时间

刺激时间指一个序列、串刺激时间。

（五）刺激间歇

刺激间歇指每串刺激中间的停止时间。

（六）治疗时间

治疗时间＝（刺激时间＋刺激间歇）×重复次数。

（七）刺激部位

刺激部位为皮质功能区。

（八）疗程

TMS 为一种神经调控技术，需要多次刺激产生积累效应。强化期：每天 1 次，5 天/周，2 周为 1 个疗程，完成 2~3 个疗程。巩固期：一周 1 次、两周 1 次、每月 1 次。

常规 rTMS 的参数安全设置可以参考表 12－2。刺激强度为 90％~130％MT 是最常用的范围，很少见到超过 130％MT 的报道。

表 12－2　美国国家神经病与卒中研究所（National Institute of Neurological Disorders and Stroke，NINDS）建议的 rTMS 单列最大安全时程

频率（Hz）	最大安全时程（秒）				
	90％MT	100％MT	110％MT	120％MT	130％MT
1	>1800.00	>1800.00	>1800.00	>1800.00	>1800.00
5	>10.00	>10.00	>10.00	>10.00	>10.00
10	>5.00	>5.00	>5.00	4.20	2.90
20	2.05	2.05	1.60	1.00	0.55
25	1.28	1.28	0.84	0.40	0.24

注：rTMS 单个刺激串最大安全时程（秒），不超过表内串长（脉冲串时程）的最大值被认为不会诱发癫痫，不会有兴奋扩散和后作用。"＞"表示目前已检测过的最大值。

三、安全因素

（一）设备安全性

设备安全性取决于高电压、大电流、强磁场的安全特性与温度保护。TMS 磁场刺激线圈是有可能接触到人体的部件，其表面温度应该控制在 42℃ 以下，所有 TMS 设备都具有这一保护功能。设备本身的耐压、防潮、漏电指标都有医用设备的安全标准。高电压部分都是绝缘的，高压输出与交流电源、大地都是绝缘的。刺激线圈本身瞬间变化的大电流和强磁场对周围铁磁性物体有强烈的电磁力作用和电磁感应作用，对附近的电子设备有不可避免的电磁干扰。线圈有一定的使用寿命，刺激电流越大，刺激时间越长，越容易损坏。如果发现刺激线圈响声变大、振动变强，应联系厂家及时更换线圈。

（二）电磁物理的安全性

电磁感应产生的涡旋电流是有热效应的。为了研究 TMS 的热效应，Elwassif 在埋

藏了脑深部刺激电极的周围组织测量最高升温约为 0.8℃。脑深部的动脉瘤夹和刺激电极也能被加热，但颅骨修补的钛合金片导电率低，发热小，比较安全。TMS 线圈产生的脉冲磁场对铁磁性物体有吸引作用，而对非铁磁性物体有排斥作用。因此，TMS 可能造成颅内植入物移位。TMS 脉冲可能对耳蜗内的植入物（如人造电子耳蜗）造成移动，或对电子耳蜗的铁磁部件消磁。

（三）人体的安全性

TMS 脉冲磁场的最高场强 2T 与 MRI 静态磁场相近，并且 TMS 磁场辐射的时间极短，刺激线圈不大，脉冲磁场作用随着距离的增加迅速衰减，但从安全性考虑，操作人员应尽量与刺激线圈保持 0.7m 以上距离。

四、安全操作及治疗规范

（1）治疗仪器属于大型用电设备，应保证电压稳定、电流不过载，消除安全隐患。

（2）签署知情同意书并完成安全筛查评估。

（3）首次治疗测定患者皮质 RMT。患者取坐位，右手掌向上，呈自然放松状态，置于右腿上，刺激线圈放置于左侧手运动热点（hotspot）处（运动热点是指最容易引出 MEP 的脑皮质处），以单脉冲刺激模式刺激运动热点，采用磁场刺激仪自带的 MEP 功能模块记录 MEP。测试时记录电极置于拇短展肌肌腹，参考电极置于拇短展肌肌腱（骨性突起处），记录电极与参考电极一般相距 2~3cm。地线置于刺激部位与记录电极之间（手腕处），以减少刺激伪迹。通过不断调节 sTMS 的刺激强度和观察 MEP 波幅，10 次中有 5 次能采集到约 $50\mu V$ 波幅时的最小强度即为左侧 M1 区 RMT（图 12-4）。当刺激部位发生变化时相应脑皮质区域、记录电极位置、参考电极位置以及底地线位置应进行调整（如当刺激下肢皮质功能区时，记录电极可粘贴于胫骨前肌表面皮肤，地线可置于踝部）。

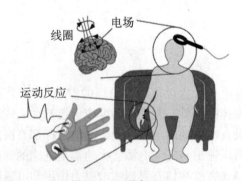

线圈　电场
运动反应

图 12-4　测定 RMT

（4）根据治疗目的选定 rTMS 的强度、频率和刺激数量。应严格限制在安全范围内，避免诱发癫痫风险的安全序列。

（5）rTMS 治疗靶点定位。常用治疗靶点脑区定位方法有三种：①先测定 M1 区，以观测到外显运动反应进行确定，之后以 M1 区作为参照点，沿头皮各个方向进行定位；②参照国际标准脑电电极 10-20 导联系统定位；③借助脑影像导航技术定位。脑影像包括全脑 T1、T2 结构像，各类功能像等（如脑血流、静息态、功能区激活像等）。

（6）评定治疗过程中的不良反应。

五、注意事项

系统内部部件的温度在工作过程中会升高，因此治疗结束后系统需要保持开机状态，并在刺激后等待约 10 分钟再关机，这样系统内部风扇将有充分的时间冷却系统部件。

第四节　经颅磁刺激的临床应用

rTMS 具有调节病变区皮质兴奋性等复杂机制，其在抑郁症、慢性疼痛、帕金森病、癫痫、脑卒中等疾病的实验性和应用性治疗研究方面具有巨大的潜在价值，并逐渐被应用于临床神经学、神经康复学和精神心理学领域。

一、适应证

（一）抑郁症

抑郁症是一种临床常见的情感障碍性精神疾病。一般认为它的发生与不同程度的 5-羟色胺（5-HT）功能降低及局部脑血流（rCBF）减少有关。另外，谷氨酸等氨基酸递质在其发生机制中也扮演了重要角色，兴奋性/抑制性氨基酸失衡可导致抑郁症的发生。通常认为大脑皮质左前额叶背外侧皮质（L-DLPFC）参与正性情绪的产生和调节，右前额叶背外侧皮质（R-DLPFC）参与负性情绪的产生和调节。抑郁症患者 L-DLPFC 功能异常减弱，R-DLPFC 功能异常增强。因此，在理论上通过改善患者 DLPFC 功能可以改善患者的情绪障碍。

针对抑郁症的治疗参数如下。

1. 刺激部位及定位方法

抑郁症患者中最常见的功能异常区是前额皮质（PFC）、膝下扣带回（subgenual cingulated cortex，Cg25）、皮质下海马区和杏仁核。DLPFC 与边缘结构脑区高度相关，对情绪调节发挥着重要作用，是目前最常用的刺激靶点。体表定位临床上常用"5cm法"。另外有人认为"5+1cm法"可以减少运动前区的偏移量。不过这两种方法都忽略了颅脑解剖的个体差异。

2. 刺激频率

高频 rTMS 治疗抑郁症在临床上已有广泛应用。美国食品药品监督管理局（FDA）于 2008 年 10 月已正式批准用 10Hz 的 rTMS 刺激 L-DLPFC 治疗难治性抑郁症。

3. 刺激强度

刺激强度是根据 MT 的百分比来确定的。MT 与皮质兴奋性有关。目前研究多以 80%～110%MT 作为刺激强度。阈上强度刺激可能诱发癫痫，引起局部头皮的疼痛和手部肌肉的收缩。同时具有高强度和高频率两个特征的刺激诱发癫痫的危险性会增加。另外，由于老年人前额叶皮质萎缩明显，颅骨与前额叶皮质距离增大，故应提高刺激强度以达到治疗目的。

4. 刺激时间和刺激数量

一项由美国国立精神卫生研究所资助的研究表明，大多数 rTMS 治疗有效的抑郁症患者是在治疗的第 4 周或第 5 周症状才得到缓解的，所以 3 周或短于 3 周的治疗是不够的。FDA 推荐 rTMS 最少治疗时间为 4 周，治疗大多数在 4～6 周起效。

目前尚无 rTMS 治疗抑郁症的最佳参数。在安全范围内提高刺激强度、增加刺激数量、延长治疗时间均可能有助于治疗获得成功。

（二）慢性疼痛

1. 慢性疼痛分类

（1）中枢性神经病理性疼痛：中枢性神经病理性疼痛多由脑组织损伤或脊髓损伤所致。此前，脑卒中后神经病理性疼痛被认为是丘脑疼痛综合征，实际上在皮质脊髓束传导通路中任何水平的损伤均可导致疼痛。rTMS 通过不同频率的刺激改变大脑皮质兴奋性、修正传导通路中异常信号传导、均衡神经递质的释放，进而治疗脑卒中后神经病理性疼痛。脊髓损伤后体感传导通路发生异常。rTMS 对脊髓损伤后疼痛的镇痛原理尚不明确，但多数研究倾向给予高频刺激。

（2）肌肉骨骼性疼痛：肌肉骨骼性疼痛发病率较高，但药物治疗效果欠佳。越来越多的患者选择接受物理因子治疗。目前关于 rTMS 治疗此类疾病的研究较少，原因可能是躯干的大脑皮质代表区较小，病灶或区域性疼痛常见且发病部位及病因多样化，症状较容易受身心因素的影响。但有研究发现慢性背痛可能与躯干肌不正常的姿势控制有关，而 M1 区对姿势控制的调节起着至关重要的作用。肌筋膜疼痛综合征也是肌肉骨骼性疼痛的常见病因之一，其引起疼痛的原因是中枢及周围感知觉障碍，而 rTMS 通过恢复相关缺陷抑制系统来调控感知觉系统，从而减轻疼痛。

（3）偏头痛：2015 年，TMS 被 FDA 认证可用于先兆偏头痛的治疗。研究发现，偏头痛常与神经及血管因素有关，包括大脑细胞兴奋性、三叉神经通路的敏感性、基因及环境因素，而 rTMS 可以提高疼痛相关皮质结构的活性、降低大脑皮质兴奋性。研究认为，高频 rTMS 对预防偏头痛有较好的疗效，患者耐受性也会增加。刺激部位为左额叶皮质，频率 10Hz，每次 600 个脉冲，分为 10 个连续序列，每天 3 次，共 4 周。

（4）其他类型的疼痛：带状疱疹后神经痛、三叉神经痛及偏瘫后肩痛在康复科较为常见。虽有研究报道 rTMS 治疗有效，但镇痛原理尚不明确，可能与刺激 M1 区后患者情感、认知和（或）疼痛调节系统发生变化及 rTMS 治疗的远端效应有关。另外，刺激 M1 区机体内啡肽分泌水平会增加，此物质在大脑网状系统中主要用于改善认知及调节疼痛。

2. 针对慢性疼痛的治疗参数

（1）刺激部位与定位方法：慢性疼痛由脑神经网络系统功能紊乱所致。刺激 DLPFC 可以起到镇痛作用，尤其是对周围神经损伤所致的慢性疼痛有效果。此外，DLPFC 作为 rTMS 的刺激靶点用于治疗抑郁症的有效性已被证实。而抑郁症和慢性疼痛存在密切关系，所以 DLPFC 可作为 rTMS 治疗慢性疼痛的一个探索靶点。为了避免不必要的位置受到刺激，精准定位显得尤为重要。方法有两种：①功能定位，利用单次 rTMS 找到能够在靶肌肉上诱发出 MEP 最大波幅的点；②解剖定位，可借助国际标准脑电电极 10－20 导联系统，也可借助导航系统或 fMRI 的引导，后者定位更精准。

（2）刺激频率：多以高频刺激为主，10Hz 及 20Hz 应用较多。近年来，θ节律磁刺激（theta burst stimulation，TBS）逐渐成为 TMS 治疗慢性疼痛的研究热点。TBS 是模式化磁刺激的一种，在不引起神经功能兴奋性增加的情况下快速产生抑制作用，从而减轻疼痛。

（3）其他参数：关于刺激强度、脉冲数及总治疗次数，目前尚缺乏系统性的研究。刺激强度常根据 RMT 确定。不同文献中报道的 rTMS 的刺激强度不同，但 80%～90% MT 应用较多，100% 及更高刺激强度已较少使用。需要进一步的研究来证实是否有最小脉冲数及是否存在天花板效应，总治疗次数与长期疗效的关系也需进一步来证明。

（三）脑卒中后运动功能障碍、失语症、吞咽障碍

脑卒中是全球人群主要死因之一。尽管随着医疗技术的发展，各国脑卒中所致死亡率逐年下降，但依旧有高达 80% 的患者会在脑卒中后残留不同程度的运动功能障碍。目前 rTMS 改善脑卒中后运动功能障碍的理论大多基于"半球间竞争模型"，这一模型认为神经功能障碍与损伤后大脑两半球间皮质兴奋性的失衡有关。脑卒中后损伤侧半球的兴奋性降低，经胼胝体对健侧半球的抑制减少，从而使健侧半球的兴奋性升高，并且健侧半球对患侧半球的抑制也相应增强，最终导致患侧半球兴奋性和可塑性进一步降低。另有研究表明，健侧半球的活动有助于脑卒中后的功能恢复，这种功能重塑模式被称为"代偿模型"。该模型认为，残存未受损的脑网络代偿受损部分网络的功能，且这种代偿可能是由健侧半球来完成的。上述两种模型代表着不同的神经调控策略：①基于"半球间竞争模型"的磁刺激策略。该策略认为纠正损伤后半球间兴奋性的不平衡有利于脑功能的重塑，即通过抑制性的 cTBS/低频 rTMS 降低健侧运动皮质的兴奋性，或通过兴奋性的 iTBS/高频 rTMS 上调患侧运动皮质的兴奋性。②基于"代偿模型"的磁刺激策略。该策略则认为上述调控策略会影响健侧半球的代偿功能，进而得到适得其反的效果。近年来，有研究提示神经调控策略仅依赖"半球间竞争模型"可能存在局限性，进而提出新的"双相平衡恢复模型"（the bimodal balance－recovery model）。这一

模型融合了"半球间竞争模型"和"代偿模型"的理论，结合脑损伤后的结构保留程度，认为损伤较轻、患侧大脑结构保留较多的患者往往有较好的功能恢复，对这部分患者来说，大脑两半球间的兴奋性越平衡，越有利于恢复。而对于损伤较重、患侧大脑结构保留较少的患者，大脑两半球间兴奋性的不平衡反而能够促进健侧大脑的代偿，更有利于功能的恢复。

针对脑卒中后运动功能障碍、失语症、吞咽障碍的刺激参数如下。

（1）患侧半球初级运动皮质区：给予 3~10Hz 的 rTMS，刺激强度在 80％~120％ MT，治疗后运动反应的准确性、运动时间等运动行为学指标以及脑卒中临床量表评分改善。

（2）低频 rTMS 作用于病灶对侧皮质 M1 区和运动前区起抑制作用：多针对脑卒中恢复期患者，采用 0.5~1.0Hz，强度为 80％~100％MT 的 rTMS，评估患者治疗前后的一般反应时间、旋转反应时间、九孔试验、手指插板任务等，结果表明健侧半球对患侧半球的异常抑制改善，并表现出相应的运动功能改善。

（3）TBS：以 5Hz 的频率给予高达 100Hz 的爆发性 3~5 个脉冲或者 50Hz 的 3 个脉冲刺激串，可诱发长时程增强和长时程抑制，从而产生兴奋性和抑制性效应，运动改善持续的时间更久。

（4）PAS：将 PAS 施加在病灶对侧的下肢运动系统代表区，可增强脑卒中后患者步行时患侧下肢的皮质兴奋性，提示 PAS 可能是治疗脑卒中患者步行困难的新方法。

TMS 治疗失语症的策略与运动功能障碍有所不同，这与语言功能代表区重组的特点有关。推动这种功能性重组的神经可塑性变化在受损的左侧半球和未受损的右侧半球均可发生。左侧病灶周围区域的代偿与失语症的恢复有关，而右侧半球区域在语言恢复中的角色则是多重的，某些区域的代偿不能促进语言网络有意义的重组，反而会形成阻碍。有研究发现，右侧额下回（inferior frontal gyrus，IFG）的特定区域，即右侧额下回三角部（pars triangularis，PTr）在语言任务中激活，但可能是阻碍语言功能恢复的无效代偿。2020 年更新的 TMS 循证指南提出，对脑卒中后慢性阶段非流利性失语症患者右侧 IFG 可进行低频 rTMS，尤其是结合言语和语言治疗方案（B 级证据，很可能有疗效）。相对于低频 rTMS，运用高频 rTMS 治疗脑卒中后非流利性失语症的研究较少，通常是在患侧 IFG 应用高频 rTMS，但这些研究结果尚不足以支持兴奋性增强方案（高频 rTMS 或 iTBS）。与非流利性失语症比较，运用 rTMS 治疗脑卒中后流利性失语症研究不多，其主流观点是将 rTMS 靶区定位于颞上回（superior temporal gyrus，STG），并应用低频 rTMS，但目前的研究结果尚不足以给出确切的建议方案。

TMS 治疗吞咽障碍的策略与运动功能障碍相似，有研究基于"半球间竞争模型"对健侧咽部运动皮质进行抑制性刺激来减少健侧半球对患侧半球经胼胝体的抑制；或对患侧咽部运动皮质进行兴奋性刺激，上调受累侧运动皮质的兴奋性来恢复吞咽功能。也有研究尝试将高频 rTMS 作用于损伤对侧咽部运动皮质以提高其兴奋性，旨在促进未受累半球咽部代表区的神经连接重组，促进吞咽功能的恢复。高频 rTMS 同时刺激双侧半球咽部运动皮质也可改善脑卒中患者的吞咽功能。应用 TMS 治疗脑卒中后吞咽功能障碍的相关研究较少，且异质性较大，目前的循证证据尚不充分，其机制及具体何种神经调控策略更有效还有待进一步研究确定。

（四）帕金森病（Parkinson's disease，PD）

多巴胺和乙酰胆碱是纹状体内两种重要的神经递质，功能相互拮抗。PD 最主要的特征是黑质多巴胺能神经元丢失，导致纹状体的多巴胺显著降低，乙酰胆碱功能相对增强，使锥体外系功能失调。目前认为 rTMS 治疗 PD 的机制包括：①抑制大脑皮质兴奋性，PD 患者静息期的皮质兴奋性增高可能用来代偿皮质－基底核－丘脑皮质环路的缺陷。一般认为，PD 患者表现为辅助运动区（supplementary motor area，SMA）和 DLPFC 活动减少，而顶叶和外侧运动前区活动增加。低频 rTMS 可抑制 PD 运动皮质过高的兴奋性，纠正皮质抑制异常，通过调节皮质－基底核－丘脑皮质环路的兴奋抑制平衡，使之达到或接近正常状态，从而发挥抗 PD 的作用。②中脑纹状体多巴胺能通路激活，中脑纹状体多巴胺系统起源于黑质和腹侧被盖区的细胞，这个系统的背侧成分组成黑质纹状体通路，经中间前脑束和内囊下行支配尾状核和壳核。给予 rTMS 的 PD 患者功能影像显示尾状核区活动明显增加。rTMS 可能通过激活皮质至基底核的投射纤维促进多巴胺的释放，中脑纹状体多巴胺能通路的激活可能是 rTMS 对 PD 产生治疗效应的机制之一。③促进脑源性神经营养因子的合成，胶质细胞源性神经营养因子（glial cell line－derived neurotrophic factor）和脑源性神经营养因子与 PD 的发病密切相关，各种神经营养因子的缺乏可能是黑质神经元退变的原因。

TMS 治疗可改善 PD 患者运动迟缓和肌强直。有学者发现 1Hz 作用于 M1 区的 rTMS 可提高患者上肢，尤其是手的动作频率。可以考虑给予患者 1Hz 作用于 M1 区，90%MT，每次 600 个脉冲，连续 10 天的治疗方案。另一种方法是高频刺激辅助运动区（SMA）。Hamada 给予 PD 患者 SMA 每次 1000 个脉冲（5Hz，50 个脉冲为 1 组，每次 20 组），110%MT 的 rTMS，每周 1 次，治疗 8 周后，发现运动迟缓现象有明显改善，而且帕金森病统一评定量表（UPDRS）评分也明显提高。

TMS 治疗可改善 PD 患者伴发的抑郁症状。前额叶背内侧皮质、前额叶腹内侧皮质、前额叶腹外侧皮质，以及前额极皮质可能是 rTMS 治疗抑郁症较好的靶点。汤义平等对 31 例 PD 后抑郁症患者给予 5Hz 刺激频率，强度 90%～100%MT，位置为右前额叶背外侧，每串刺激 1.2 秒，刺激总量 1740 次，间歇期 20 秒的 rTMS，每周治疗 2 次，共治疗 4 周。证实高频 rTMS 能改善 PD 患者的抑郁症状，对日常生活活动能力亦有所改善，临床疗效确切且不良反应少。

对于应用 rTMS 的 PD 患者的临床研究结果表明，影响 rTMS 作用的外在因素很多，包括刺激部位、刺激频率、刺激强度、治疗持续时间等。对于不同患者的大脑功能状况，需要用个体化治疗才能取得良好的治疗效果。多数研究的治疗持续时间为 7～21 天，刺激一定范围的皮质可使患者获益，接受 rTMS 的局部神经通过神经网络之间的联系和互相作用对多部位功能产生影响。

（五）癫痫

癫痫是一组由不同病因引起，脑部神经元高度同步化，且常有自限性异常放电，以发作性、短暂性、重复性及刻板性的中枢神经系统功能失常为特征的综合征。癫痫发作前 24 小时，患者运动皮质兴奋性增高，表现为 MT 降低，皮质内易化增强，皮质内抑制减弱。发作后，运动皮质兴奋性降低。这些改变出现于全身强直－阵挛发作的患者和继发全身大发作的部分性发作患者。类似的改变也出现于未继发全身大发作的部分性发作患者，同时在病灶对侧的脑皮质会出现一些复杂性的兴奋性改变。

低频 rTMS 具有抗癫痫作用。Sun 等对 60 例难治性癫痫患者进行了随机对照研究，患者的病灶多为局限的浅表病灶。试验组刺激强度为 90%RMT，对照组刺激强度为 20%MT，两组刺激频率均为 0.5Hz，脉冲数均为每天 1500 个脉冲，刺激部位均为致痫灶，持续治疗 2 周。试验组在治疗后 8 周内癫痫发作次数、发作间期痫样放电均显著减少，而且有 11 例患者在观察期完全无发作。

（六）耳鸣

耳鸣是临床常见症状，是指外界无相应声源或刺激存在，而患者主观上感觉耳内或颅内有声音。耳鸣可分为两类：客观性耳鸣和主观性耳鸣。前者在临床上较少见（小于 5%），是指可记录到体声，包括血流搏动、肌肉收缩等，需要特定治疗；后者占临床上的大多数（大于 95%），是指在没有任何内部或外部声音刺激的情况下产生的一种耳内或颅内的听错觉。本书仅讨论 TMS 在主观性耳鸣中的应用。rTMS 治疗耳鸣主要有两种方案。第一种是数次短时高频 rTMS，制造一个"虚拟性损伤"以暂时阻断耳鸣的感知。第二种方案是单次长时低频 rTMS，该方案可能通过引起突触可塑性过程，产生 LTD 作用，以减轻听觉皮质与耳鸣相关的过度活动。

短时高频 rTMS 对耳鸣有短暂的缓解作用。Fregni 等对 7 例双侧耳鸣患者进行了左侧颞顶部和中央顶部区域短时高频 rTMS（10Hz，120%MT），3 例患者出现耳鸣暂时性缓解。与高频 rTMS 相比，低频 rTMS 耳鸣缓解效果更久、治疗潜力更大。Kleinjung 等对 14 例长期单侧耳鸣患者在 PET 引导下进行低频 rTMS（1Hz，110% MT，2000 次/天，共 5 天），患者耳鸣明显缓解，此后 6 个月随访中有 8 例患者的临床疗效保持不变。另外，该研究对 45 例长期耳鸣患者进行 rTMS（1Hz，110%MT，2000 次/天，共 10 天），发现治疗有效者的特征是耳鸣时间短和听力正常。其中耳鸣时间不足 3 年者治疗效果最佳；耳鸣时间 3～10 年者，效果次之；耳鸣时间超过 10 年者治疗无效。

二、禁忌证和注意事项

（一）绝对禁忌证

靠近线圈刺激部位有金属或电子仪器，例如电子耳蜗、脉冲发生器、医疗泵等体内植入体，这些设备有被损坏的风险。

（二）注意事项

有诱导癫痫发作的风险或不确定的风险，包括两种情况。

（1）与刺激相关：①脑出血急性期、急性传染性疾病患者禁止使用。②有癫痫病史和家族史的患者禁止使用高频高强度刺激。③抑郁症中有强烈自杀倾向者，建议不要使用。

（2）严重头痛、血压过高、恶性肿瘤、开放性伤口、血管性栓塞、白细胞低下的患者以及孕妇、儿童应慎用。

第五节 处方示例

患者，男，58岁，因"左侧肢体活动不利3月余"入院。患者3个月前无明显诱因突然出现左侧肢体麻木，活动不灵，无意识不清，恶心、呕吐，当地某医院头颅CT示右侧基底节脑出血，出血量约16mL。对症支持治疗，1周后病情稳定。

康复评定：①Brunnstrom分期左上肢Ⅳ期，左手Ⅳ期；②Fugl-Meyer评定量表评分上肢25分，手7分，协调3分；③偏瘫上肢功能测试4级；④改良Ashworth量表评分左上肢屈肌Ⅰ级，左下肢伸肌Ⅰ级；⑤改良Barthel量表评分80分。

临床诊断：脑出血（恢复期）（右侧基底节区）、高血压3级（极高危）。

康复诊断：左侧肢体运动功能障碍、左侧偏身感觉障碍、日常生活活动部分依赖、社会参与能力障碍。

主要问题：①左上肢分离运动不充分；②手的协调与灵活性差；③辅助手A。

治疗目标：①改善手部运动功能障碍（近期）。②促进辅助手A向实用手B转变（远期）。

治疗方案：第一次磁刺激前测定患者M1手区MT，测定MT时注意患者是否存在任何不适。测出阈值后，先行健侧M1手区rTMS，频率1Hz，刺激10秒，共10次，间隔2秒，重复100次，约20分钟；再行患侧M1手区rTMS，频率10Hz，刺激时间1.5秒，共15次，间隔10秒，重复刺激52次，约10分钟。过程中密切观察患者，询问患者治疗时的感觉。每天1次，每周5天，共6周。

（曹永武 何佩珏）

主要参考文献

[1] 窦祖林，廖家华，宋为群. 经颅磁刺激技术基础与临床应用 [M]. 北京：人民卫生出版社，2012.

[2] 中国医师协会神经调控专业委员会电休克与神经刺激学组. 重复经颅磁刺激治疗专家共识 [J]. 转化医学杂志，2018，7（1）：4-9.

[3] 牛玉莲，王红星，王玉平. 重复经颅磁刺激治疗抑郁症的研究进展 [J]. 中华医学杂志，2017，97（31）：2470-2472.

[4] MISRA U K，KALITA J，BHOI S K. High-rate repetitive transcrinial magnetic stimulation in migraine prophylaxis：a randomized，placebo-controlled study [J]. Journal of Neurology，2013，260（11）：2793-2801.

[5] SUN W，MAO W，MENG X，et al. Low-frequency repetitive transcranial

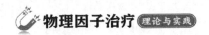
物理因子治疗 理论与实践

magnetic stimulation for the treatment of refractory partial epilepsy: a controlled clinical study [J]. Epilepsia, 2012, 53 (10): 1782-1789.

[6] FREGNI F, MARCONDES R, BOGGIO P S, et al. Transient tinnitus suppression induced by repetitive transcranial magnetic stimulation and transcranial direct current stimulation [J]. European Journal of Neurology, 2010, 13 (9): 996-1001.

[7] KLEINJUNG T, STEFFENS T, SAND P, et al. Which tinnitus patients benefit from transcranial magnetic stimulation? [J]. Otolaryngol Head Neck Surg, 2007, 137 (4): 589-595.

[8] 杨延辉, 张洁, 董媛媛, 等. 重复经颅磁刺激联合镜像疗法对脑卒中上肢和手康复的个案报道 [J]. 中国康复理论与实践, 2019, 25 (5): 590-592.

第十三章　高频电疗法

第一节　概　述

一、定义与背景

（一）定义

频率大于 100kHz 的交流电属于高频电流，医学上利用频率 100kHz～300GHz、波长 3000m～1mm 的正弦交流电来治疗疾病的方法称为高频电疗法（high frequency electrotherapy）。

（二）背景

高频电疗法始于 19 世纪末，其中共鸣火花疗法（又称达松伐电疗法）由法国人达松伐发明，是最早用来治疗疾病的高频电疗法。20 世纪上半叶，中波、短波、超短波和微波疗法相继出现。经过百年探索，高频电疗法的热效应和非热效应已逐渐被认知，此法也被广泛用来治疗各种疾病。

二、物理学特性

（一）电磁波

高频电流可产生交替变化的电场和磁场，即电磁场。电磁场形成后会向周围空间传播电磁波。电磁波具备波粒二象性，即波动属性和粒子属性，有速度亦有能量。电磁波的波速近似光速，所以根据公式 $v = \lambda f$（λ 为波长，f 为频率）可以计算波长或频率。电磁波的波长随频率的增加而变短，随频率的减少而变长。

（二）电流强度

导体中的自由电荷在电场作用下做有规则的定向运动形成电流，具备三大效应，即热效应、磁效应和化学效应。电学上规定：正电荷定向流动的方向为电流方向，电流强度是单位时间流经导体截面的电荷数，单位为安培（A）。在临床上低频、中频治疗仪器和部分高频治疗仪器用电流强度来直接或间接描述治疗强度。高频电疗法以振荡电流为主要特征，振荡电流由高频振荡电路产生，电流强度和电压随着时间产生周期性变化，在其周围形成电磁场并向周围空间传播电磁波。

三、生物物理学特性

（一）高频电无电解、电泳、电渗现象

高频电流属于正弦交流电，电流方向会发生周期性改变。在高频电场中，由于电场方向迅速变换，处于电场中的电解质离子不能定向移动，而只能在原位振动。电介质（细胞膜）中的偶极子也按高频电场的方向变动，不断做取向运动（高速旋转）。所以，高频电场中只有位移电流，而无传导电流，高频电无电解、电泳、电渗现象。因此，高频电不会在皮肤下产生电解产物，通常也不会刺激皮肤引起过敏现象，但须警惕组织吸收电能后的"内生"热灼伤组织。

（二）对神经、肌肉无兴奋作用

由于细胞膜的去极化是生物电化学过程，响应速度较慢，因此电流对机体的刺激兴奋作用随着频率升高而减弱。当频率大于100kHz时，正弦交流电每个周期时间小于0.01毫秒，刺激时间达不到兴奋神经和肌肉的阈值（0.03～1.00毫秒）。但100～150kHz的高频电流对机体仍有极微弱的刺激性，频率大于500kHz时，已完全无神经兴奋作用。在正常情况下，无论兴奋多少个周期，均不能兴奋神经、肌肉。因此，频率越高，人体能耐受的电流就越大。

（三）电极不必接触皮肤

从物理学可知，人体电阻由阻抗、容抗、感抗组成。容抗是人体电阻的最大构成部分。根据容抗的计算公式：$Xc=1/2\pi fC$（Xc 为容抗，f 为频率，C 为电容量），可知容抗的大小与通过人体的电流频率大小有密切关系，频率越高，电容的容抗越小。高频电流能很容易地通过容抗只有几个欧姆的由电极、空气和皮肤三者构成的电容。所以，进行高频电疗法时电极不必接触皮肤。

（四）高频电作用于人体组织的电磁学特性

1. 导体特性

人体组织中含有大量水分、矿物质和电解质，分布在血液、淋巴液和体液中的水分子、电离子及带电蛋白质分子使得人体成为导体。在高频电的作用下，离子沿着电力线方向高速振荡，产生传导电流，遵循欧姆损耗产热机制。焦耳定律是定量说明传导电流将电能转换为热能的定律，其数学表达式：$Q=I^2Rt$（Q 为热量，I 为电流强度，R 为导电体电阻，t 为时间）。其说明电流越大，导体电阻越大，时间越长，产生的热量越多。而与 Q 关系最大的是电流 I，Q 与 I^2 成正比。特别是在临床手术用到的高频电凝

设备上，由于工作电极（针尖、刀尖）与组织接触面积很小，电流密度很高，触点处产生的高温可达到使组织瞬间碳化或气化的水平。

2. 电介质特性

人体的肌腱、韧带、骨骼和皮肤都具备电介质特性。这些组织在无电磁场环境下为无局域电荷特性，属于非极性分子（无极分子）。在高频电磁场中，非极性分子转化成极性分子（有极分子），也称偶极子。偶极子可分为电偶极子和磁偶极子。人体中的水和氨基酸等本身就是偶极子，在高频电磁场中做取向运动，产生位移电流，由于介质损耗产热，且频率越高，电介常数越大，电场强度越强，产热越多。

3. 电容特性

从宏观上看，人体组织既是导体也是电容体，存在电阻和容抗。从微观上看，动物细胞膜内外存在电位差，有电容性质，细胞液和组织间液可构成良好的导体，直流电或低频电不能或者很难通过电容，而高频电可较容易通过。根据容抗的计算公式（$Xc = 1/2\pi fC$），当高频电流频率上升时，容抗（Xc）急剧下降，组织电阻可降至数百或数十欧姆，通过组织的电流急剧增加，因而产热明显，且高频电能比较均匀地通过人体组织。

4. 线圈特性

在高频电范围内，实心的导体也可以当作由大小不同的依次重叠起来的导线环组成。人体可以被视为多个大小不同的线圈同心地套在一起形成的导体。在高频电场的作用下，由于电感应而在这些线圈中产生沿着线圈流动的感应电流，呈旋涡状，被称为涡电流。涡电流属于一种传导电流，主要沿电阻较小的通路通过，其产热的原理和通过导体时一样，频率越高，产热越多。

四、分类

（一）按波长和频率

医用高频电按波长和频率通常分为长波、中波、短波、超短波和微波 5 个波段。

（二）按振荡电流类型

高频电磁场由高频振荡电路产生，根据高频振荡电路中产生的高频振荡电流，可将高频电分成以下四种形式。

（1）等幅振荡电流：电流的最大振幅不随时间发生改变，例如短波、超短波、微波。

（2）脉冲等幅振荡电流：有规律的间歇出现的等幅振荡电流，通常间歇时间长于脉冲时间，峰值功率也比连续作用的大，例如脉冲短波、脉冲微波、脉冲超短波。

（3）减幅振荡电流：电流的最大振幅随时间推移而逐渐减小。

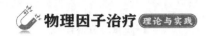

（4）脉冲减幅振荡电流：有规律的间歇出现的减幅振荡电流，通常间歇时间长于脉冲时间，例如共鸣火花。

（三）按电流作用于人体的方式

（1）火花放电法：利用玻璃电极与体表之间的高电压产生火花放电，刺激体表感受器治疗疾病，例如共鸣火花疗法。

（2）直接接触法：治疗时电极直接与人体皮肤或黏膜接触，例如中波疗法。

（3）电容场法：治疗时电极与人体有一定的距离，形成一个电容，人体在此电容场内接受电场的作用，例如短波疗法、超短波疗法。

（4）电感场法（电缆电极法、线圈电磁场法）：用一根电缆围绕人体或肢体，缠绕数周或盘绕成饼状、栅状、螺旋形等，电缆接通高频电流，通过电磁感应产生磁场，可使类似多层圈状结构的人体产生涡电流，例如短波电感法。

（5）辐射场法：当高频电流的频率很高时，其波长很短，接近光波，在其发射电磁波的无线装置周围安装一个灯罩状的辐射头（辐射器），这样可以让电磁波像光一样经辐射头作用到治疗部位，例如微波疗法。

五、安全与防护

（一）安全技术

1. 设备的安全措施

（1）治疗室环境要求：高频电疗室地面应铺装绝缘的木地板或橡皮板，并避免潮湿，保持干燥。治疗桌、治疗椅、治疗床、屏风隔断及相关附件应选用木制品或绝缘的非金属制品。暖气管和水管应远离高频设备，暖气片外用木板遮挡。高频电疗设备不能与低频、中频电疗设备放置在同一个治疗室内。

（2）电源要求：治疗室的电源开关、插座、电源线、底线必须按照安全用电的要求来设计、安装，设立单独的用电总闸。

（3）治疗设备要求：治疗设备按照要求进行定期保养和安全检查。不得使用不合格或超报废期限的设备。治疗设备外壳要求接地线，防止漏电引发事故。不得随意更换不符合安全要求的电极、电缆和附件。每次使用设备之前应先检查机器是否正常工作，电极、电缆、辐射头和仪表盘有无破损，检查开关、调节旋钮有无故障，检查接头有无断离、裸露或接触不良等，不能将有故障、破损、接触不良或输出不正常的治疗设备及附件用于治疗。

（4）维修：治疗设备或电路产生故障时应该有专业的维修人员负责拆装、检查和修理。

2. 操作的安全要求

操作者应该掌握安全用电的基本知识和触电、电击伤的一般处理方法。

（1）患者和操作者的衣服和皮肤应保持干燥，穿不含金属且吸汗的衣物。操作者不能湿手操作设备。患者治疗部位若有汗水应擦干，有敷料时应撤下。给意识障碍或感觉障碍的患者治疗时应防止尿液流到治疗部位，防止从治疗床上滚落。打雷天气请关闭设备，停止治疗。

（2）患者的治疗部位及附近有金属物品（如手机、手表、发卡、别针、钥匙、助听器、首饰、金属拉链等）时应去除或远离，治疗过程中避免接触金属物品。体内有金属物品（如内固定钢钉、钢板、钢丝以及气管金属插管、金属节育环等）的部位不宜进行高频电治疗，以免发生烫伤。必要时只能行无热量、短时间的治疗。治疗过程中如有过热或灼痛，应立即断电找寻原因；如有烫伤，应及时处理并告知医生。

（3）治疗时不要将电缆直接搭在患者身上，电缆最好是用棉垫或毡垫包覆之后置于治疗部位。电缆之间不得直接接触、交叉，以免接触、交叉处发生短路而减弱远端的输出，甚至烧毁电缆。电缆之间不能打圈，以免由于电磁感应在线圈内产生反向的感应电流，从而抵消线圈内原有的输出电流，减弱治疗电流剂量，影响疗效。双下肢同时治疗时，应在双膝、踝关节内侧的骨突接触部位用棉垫或毡垫分离开，防止电场线集中该处造成烫伤。

（4）植入心脏起搏器的患者不能进入高频电疗室或者使用高频电疗设备，更不能接受高频电治疗，以免高频电磁波干扰起搏器的正常工作而发生意外。手机、收音机、助听器等电子设备应远离高频电疗设备，避免设备受干扰。

（5）治疗前要检查皮肤有无破损、汗液，有无循环障碍、感觉障碍、意识障碍、交流障碍等。对睾丸、卵巢、眼部等敏感部位的治疗应慎重，一般不使用温热量。对老年人、儿童或体质虚弱者要谨慎核对医嘱，避免因为对热不敏感而发生烫伤。婴幼儿治疗时应由专人看护。头部一般不宜进行大功率温热量或热量治疗，避免高频热作用引起颅内血管扩张、充血或刺激半规管而引发头晕不适或损伤视网膜、晶体等。

（6）术前1~2天、局部穿刺部位当天、X线造影当天均不做高频温热量治疗。孕妇不接受高频电治疗，亦不得在高频电环境中工作。

（7）患者治疗过程中保持舒适体位，不能随意挪动，最好不要入睡。操作者告知常规注意事项，同时检查设备，遵医嘱摆放好电极后，开启机器，核对剂量和治疗时间，用荧光灯棒检查有无输出。治疗过程中每隔5分钟查看仪表指针并询问患者感受。

（二）辐射防护

1. 辐射对人体健康的影响

高频电疗设备在工作时所发出的高频电磁波向周围空间传播辐射，该辐射并非电离辐射，因此不像反射线的电离辐射对人体健康的损害那般严重，但是仍然有一定的影响。若长期接受一定量的高频辐射，人体有可能出现神经系统、心血管系统、消化系统、血液系统的一些反应或症状，比如头痛、头晕、失眠、乏力、嗜睡、记忆力减退、血压降低、心率过缓、食欲不振、消化不良、白细胞减少、淋巴细胞减少等，一般属于可逆性损伤，脱离高频辐射环境后这些反应或症状会逐渐消失。但是短时间内接受大量的高频电辐射的组织或器官，尤其是脑、眼等敏感器官，则可能出现器质性损伤，比如白内障、睾丸的曲精细管变性等。

2. 影响人体健康的辐射因素

（1）辐射源：高频电的频率越高、治疗时输出功率越大、距离辐射源越近，对人体的健康危害越大。非接触式辐射器工作时向四周环境辐射的电磁波多于接触式辐射器。非接触式辐射器垂直向下时向周围环境的辐射相对较小。

（2）环境：高频电疗室的金属物品越多、室内温度越高，对人体健康的影响越大。

（3）受辐射者：孕妇、年龄小者（尤其是新生儿）、接触高频电时间长者。

3. 辐射的防护措施

（1）环境的防护措施：①尽量将高频电疗设备置于同一治疗室内，以便集中采取防护措施。②治疗室的地面、墙面最好采用木地板或橡皮板以减少辐射。③室内装修尽量减少使用金属材料，高频电疗设备尽量远离这些金属材料以减少高频电磁波在金属表面发生反射次数。④高频电疗设备一定要与办公桌保持足够距离，一般要求超过 3m。⑤高频电疗设备的摆放不能太密集，各个仪器之间最好能保持 2m 左右的距离。有条件的可用 20～60 目铜网线制成 2m 高的防护屏风或四面包围式屏蔽间或六面全封闭式屏蔽室，也可用防护专用的化纤镀金属纤维布（导电平布）制成屏蔽帘以作隔断。⑥保持室温适中。室温过高可能会增加高频电疗设备对环境的辐射污染。

（2）高频电辐射源的防护：①选购高频电疗设备时应关注检测质量，不购买未经国家检测部门检测或检测不合格的设备。②高频电疗设备的输出电缆应为屏蔽电缆。③正确操作设备，减少电磁波向周围空间辐射。在进行超短波治疗、短波治疗时，调整调谐按钮使设备在谐振状态下工作，禁止有输出的辐射器空载。有条件者可以使用接触式辐射器或采取经介质辐射法。④请主管高频电的劳动卫生部门对正在工作的高频电疗室的高频电辐射强度、设备的漏辐强度和工作人员经常活动或办公区域进行检测。

（3）操作者的防护：①学习有关高频电安全技术与防护知识。②切勿直视正在工作的辐射器输出口，必要时佩戴防护眼镜。③完成操作后立即离开高频电疗设备，不要在旁边逗留。④可以穿微波防辐射服、防辐射围裙等，减少对微波辐射的吸收。⑤高频电疗室的高频电疗设备多、工作量大、辐射强度大、防护措施不足时，操作者可以定期轮换到其他治疗室工作，必要时定期做体格检查。

（柯俊　何佩珏）

第二节　高频电疗法的生理效应和治疗作用

一、生理效应

高频电作用于人体时主要的生理效应为热效应和非热效应（热外效应）。

（一）热效应

1. 产热机制

高频电作用于人体时由于频率高，容抗急剧下降，通过人体的电流急剧增大，因而产生热。组织内产热的电流既包括传导电流的欧姆损耗产热，也包含位移电流的介质损耗产热。

2. 热效应特点

（1）不是体外辐射而来的热量，是组织吸收电能后转变的"内生"热。

（2）热作用较深，可达体内深部的器官或组织，具体深浅因频率大小各异，一般介于 3~8cm。

（3）热作用较均匀，因为高频电的电力线可较均匀地通过人体组织。

（4）热作用选择性分布，高频电的波长频率、治疗方法不同，其产热的分布也不同。例如，超短波电容场法在各组织中产热比较均匀，短波电容场法在脂肪组织中的产热是肌肉组织的数倍，而短波电感场法在肌肉产热多、在脂肪产热少，微波辐射法则在富含水分的组织产热最多。

（二）非热效应

高频电作用于人体，在无温热感觉（或不引起组织产热）的情况下引发生理效应。人体处在高频电场内，组织内同样存在受电磁场影响的离子移动、偶极子旋转、胶体运动、细胞膜电位改变和膜通透性改变等诸多生理效应。

二、治疗作用

（一）热效应的治疗作用

1. 镇痛

中等剂量高频电的热效应可使多种原因引起的疼痛减轻或消失。①神经痛：直接作用于感觉神经可降低其兴奋性，热可以在痛觉传导通路的某一环节干扰痛觉传导而导致痛感减弱或消失。一般只有在温热条件下才有良好的镇痛作用，当加温到 45℃ 时会出现灼痛感。②肌痉挛性疼痛：热效应物质通过轴突反射引起小动脉血管扩张，热能可引起组织蛋白微量变性，形成组胺以扩张血管，促进血液循环，加速致痛物质的排出，从而缓解肌痉挛性疼痛。③肿胀、张力性疼痛：热效应可促进血液循环、静脉和淋巴回流，促进渗出物吸收，使肿胀消退后组织张力下降，疼痛减轻。④缺血性疼痛：热效应加速血液循环，组织的供血和供氧增加，疼痛缓解。⑤炎症性疼痛：适度的热作用可以促进局部组织的血液循环、肿胀的消退和炎性介质的清除，降低感觉神经的兴奋性，缓解炎症性疼痛。

2. 改善局部血液循环

中小剂量高频电的热效应可使局部组织的血管扩张，血流加速，血液循环明显增强。其机制：①通过轴突反射来扩张小动脉血管。②通过热作用使血液温度升高，兴奋自主神经，扩张局部血管。③热作用引起蛋白微量变性，产生组胺和血管活性肽等血管扩张物质。

注意大剂量高频电会使血管麻痹、毛细血管栓塞，引起淤血。

3. 消炎

中小剂量高频电的热效应可促进炎症消散，对于各种深、浅，急性、亚急性、慢性炎症，均有较好的效果。

4. 加强代谢

中小剂量高频电的热效应可以加速组织生长修复。其机制：①热作用促进分子运动，使物质经膜交换和弥散过程均有加强。②适度的热作用可以增强体内酶的活性，组织代谢因此增强。③热作用加强了血液循环，使组织供氧能力加强，同时也加速了代谢物质的排出。

5. 降低软组织张力

中等剂量高频电的热效应可以降低各软组织的张力，缓解痉挛。

6. 增加免疫力

中小剂量高频电的热效应可使体内抗体和补体增加，巨噬细胞系统功能增强。当温度升至 38～40℃ 时，吞噬作用增加 100%，由此增加自身的免疫力。

7. 治疗肿瘤

大剂量高频电可产生高热，对于治疗肿瘤有一定帮助。高热、放疗和化疗的综合治疗临床已有应用。

（二）非热效应的治疗作用

虽然小剂量高频电作用于人体的能量未能转化产生明显的温热感觉，但是机体组织中仍存在离子的移动、偶极子和胶体粒子的转动、膜电位改变和膜通透性的变化等，如此同样会产生较明显的生物学效应。如无热量高频电可以使动物神经纤维再生加速、肉芽组织生长加速、白细胞吞噬功能加强，阻止急性炎症的发展、神经系统的兴奋性增高等。这些现象不能用热效应来解释，因此常被称为非热效应。

（柯俊　何佩珏）

第三节　高频电疗法的治疗技术

一、短波疗法

应用波长 100～10m，频率 3～30MHz 的高频正弦交流电所产生的高频电场作用于人体来治疗疾病的方法，称为短波疗法（short wave therapy）。由于短波疗法主要以热效应为主，所以此法又被称为短波透热疗法（short wave diathermy，SWD）。

（一）作用机制

1. 电感场法

电感场法利用盘绕体表或缠绕肢体的电缆或盘状电极或涡流电极作用于人体，通过辐射器发出的交变电磁场使人体组织内存在的离子发生移动，产生感应电流，即涡电流。涡电流的频率与产生磁场的电流频率相同，而方向相反。因此涡电流也是高频交变磁场，涡电流属于传导电流。传导电流主要通过电阻较小的组织，其单位时间单位体积的组织在电磁场中欧姆损耗产生的热量为：$Q = Kf^2H^2g = Kf^2\mu H^2/R$（$Q$ 为产热量，K 为常数，f 为电流频率，H 为磁场强度，μ 为组织导磁系数，R 为电阻值，g 为组织导电率）。由此可见，电流频率越高，磁场强度越大，组织导电率越高，电阻越小，单位时间内组织产热就越多；反之，则产热就越少。人体肌肉组织含水量多、导电率高、电阻小，因此短波疗法用电感场法产生的涡电流主要在肌肉组织中通过，引起欧姆损耗产热在肌肉组织多，而在脂肪组织少。由于浅层组织距离电缆或盘状电极近，所受到的电磁感应强，因此浅层组织涡电流相对大，产热也更多；深层肌肉距离电缆或盘状电极远，涡电流相对小，产热也更少。总的来说，电感场法在浅层组织产热较深层肌肉多，在皮下脂肪和深肌层及以下的组织产热较少。

2. 电容场法

电容场法即利用电容电极间的高频交变电场作用于机体局部产生生物学效应。人体有电介质特性，把人体置于两个电容电极之间的电容场中，在其电场作用下，人体内的非极性分子转化为极性分子（偶极子），且在电场内做取向运动。偶极子内电荷位置的移动产生位移电流，偶极子高速旋转相互摩擦以及与周围介质摩擦，克服介质的阻力，引起能量消耗，即介质损耗产热。介质损耗产热量与电流强度成正相关，与组织导电率、组织介电常数成负相关。另外，由于人体兼具电介质特性和导体特性，在高频电场中，人体内的离子也会高速移动从而产生传导电流，也有欧姆损耗产热。在高频电容场中，人体的介质属性远超导体属性，因此我们可以忽略欧姆损耗产热。脂肪组织的导电率和介电常数为肌肉的几分之一到几十分之一，那么脂肪在短波疗法的电容场法中产热是肌肉组织的数倍。而脂肪中血管少，血液循环差，产热之后不易散发，在脂肪层厚的时候容易出现"脂肪过热"现象，这会影响电容场法的治疗深度。

（二）治疗作用

1. 消炎、消肿

中小剂量短波作用于人体组织后，血管通透性提高，可以促进组织的血液循环，加强组织营养，增强新陈代谢，增加吞噬细胞数量，有促进水肿和组织炎性物质吸收的作用。但如果剂量过大，也可引起血管麻痹，血管壁内皮细胞变性，致使毛细血管内血栓形成，造成皮下淤血。

2. 镇静、镇痛、解痉

短波可以降低神经兴奋性，故有镇静、镇痛作用；短波可以缓解平滑肌痉挛、骨骼肌痉挛，减轻痉挛性疼痛。

3. 改善器官功能

（1）短波可促进肺组织血管扩张、炎症物质吸收，改善肺组织通气功能。
（2）短波作用于肝胆区可增强肝脏解毒功能，增加胆汁分泌。
（3）短波可增加肾血流量，改善肾功能，促进排尿。
（4）短波作用于胃肠区，可缓解胃肠平滑肌痉挛，增强胃肠的吸收和分泌功能。
（5）短波可以使卵巢功能正常化，性腺对短波作用敏感，小剂量有提升其功能的作用，大剂量则会抑制。
（6）短波作用于心区会影响迷走神经，小剂量时兴奋迷走神经使心率减慢，心肌张力和收缩力下降，血压下降。大剂量时抑制迷走神经，血压升高，心率加快。

4. 增强免疫力

短波能增强单核－巨噬细胞功能，激活酶活性，增强人体免疫力，促进炎症的消散和吸收。

5. 促进组织修复

中小剂量短波作用于软组织可促进血液循环，增强组织营养，使成纤维细胞增殖加速，肉芽组织、结缔组织生长加快，软组织加速愈合。中小剂量短波作用于骨折或神经受损部位，可促进骨痂生长、神经再生。过大剂量则会抑制生长和再生。

6. 抑制肿瘤细胞增殖

大功率短波的透热（超过 42.5℃）可以杀灭肿瘤细胞或抑制肿瘤细胞增殖，常与放疗结合来治疗肿瘤。

（三）治疗技术

1. 治疗设备

短波治疗仪（图13-1）目前临床常用的有台式和落地式两种，输出短波电流的波长为22.12m、频率13.56MHz，以及波长11.06m、频率27.12MHz两种类型。物理因子治疗常用的治疗仪输出连续短波，电压100~150V，功率250~300W。有的治疗仪可单输出脉冲波，也可二者兼具。治疗肿瘤的治疗仪输出波长22.12m、频率13.56MHz的连续波，电压3000~4000V，功率1~2kW。

短波治疗仪常用的电极有电缆电极、电容电极（玻璃式和胶板式）、盘状电极、涡流电极。

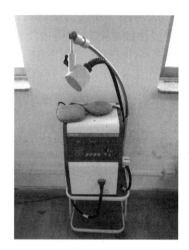

图13-1　短波治疗仪

2. 治疗方法

（1）电容场法：在高频电疗法中，电容场法是目前国内临床最常用的治疗方法。电极多为矩形或圆形。选用的电极面积应稍大于病灶部位，电极需与皮肤平行放置，并且二者之间需保持一定间隙。胶板式电极通常用毛毡或毛巾包覆以避免与治疗部位直接接触（玻璃电容电极可不必包覆）。电极放置的方法有对置法、并置法、交叉法和单极法四种，其中对置法和并置法最常用。

1）对置法：①两个电极相对放置，即放置于治疗部位的两侧，电场线分布在两个电极之间并横贯治疗部位，此法作用较深。②放置电极时要求两个电极之间的距离不应小于一个电极的直径。③电极与治疗部位之间需保持一定间距，电极贴近皮肤时电场线密集于浅表部位，作用浅表；反之，加大二者的间距可使电场线分散，作用均匀。④治疗时保证两个电极与皮肤的间距相等，如果治疗部位呈斜面，电极也要与之平行，否则电场线分布不均匀，电极与治疗部位更接近的一侧电场线更密集。⑤两个电极平行于皮肤斜对置时（如肩关节前后对置），注意两个电极边缘切勿靠太近，否则可能引起短路。

⑥表面凹凸不平的部位进行治疗时，电场线易集中于隆起突出的部位，容易造成烫伤。⑦两个对置的电极如果不等大，则电场线在较小电极的那一端会更集中。因此，如果治疗部位需要相对大一些强度的治疗，可以选择较小的电极与之相对。⑧两侧肢体需同时治疗时（如双膝），最好在两侧肢体骨突接触点附近垫上衬垫，以免电场线过多集中在骨突接触点造成烫伤或者影响电场的均匀分布。

2）并置法：①两个电极并列放置于治疗部位表面，电场线较分散，此法作用较浅，多用于治疗病灶较浅的部位。②放置电极时，电极与皮肤之间的距离不能过大，以免电场线向四周散射而不能通过人体或只有部分通过人体，削弱治疗的深度与强度。③两个电极之间的距离不能大于电极本身直径，且不能小于3cm。电极之间距离过大会使电场线分散，削弱治疗的强度与深度。电极之间距离过小则使电场线在两电极距离最近处过于集中，如此病灶可能被置于电场之外。

3）交叉法：两对电极分别对置于相互垂直的位置上，先后输出，使病变部位先后接受不同方向的两次治疗，以增强治疗局部的作用强度和均匀度。

4）单极法：①治疗时只使用一个电极，作用范围小而浅表，只限于点电极下中央部位的浅层组织。②治疗时应将不用于治疗的另一个电极尽量远离治疗部位，并且使两极背对。如此可以避免电场线在两极之间集中而使治疗电极的作用减弱、偏离。③单极法治疗时有大量的电场线散向四周，所以大功率治疗仪不宜采用单极法来做治疗，小功率治疗仪也尽量少用，以免加重环境中的电磁污染。

（2）电缆电极法：短波疗法的电缆电极法是前些年主流的治疗方法，目前临床上基本被电容场法取代。治疗时电缆按照同一方向缠绕，以免因方向不同造成磁场对消。电缆一般盘绕2～3圈，不超过4圈，以免圈数过多时感抗增大而减小输出。各圈之间的间隔应大于电缆直径，一般2～3cm，用专用固定夹固定，垫以衬垫（如毡垫、棉垫等），以免电缆过近时形成圈间电容，电流通过圈间电容而减弱磁场强度和作用深度。电缆与皮肤之间间隔1～2cm，其间可用毡垫、棉垫等隔开，不能用电缆直接贴近皮肤，以免组织过热。电缆盘绕后其两端留出的长度应相等。电缆电极法通常可分为盘缆法、缠缆法和圆盘电极法。

1）盘缆法：根据不同的治疗要求将2～3m的电缆盘绕成饼状、祥状、栅状、螺旋形等，置于治疗部位。

2）缠缆法：将电缆缠绕于肢体上，一般绕2～3圈，缆圈之间间距2～3cm，电缆缠绕后两端以缆夹固定。

3）圆盘电极法（鼓状电极法）：将有绝缘胶木盒的盘状电极置于局部的治疗方法。

（3）涡流电极法：将有绝缘胶木盒的涡流电极置于局部的治疗方法，涡流电极可直接贴于皮肤表面。

（四）操作程序

（1）检查电缆或电极的插头是否连接完好，检查仪器的各仪表盘是否处于起始位，接通电源，将输出旋钮调至"预热"挡，并预热3分钟。

（2）患者取下身上所有的金属物品，选择恰当、舒适的体位，无需裸露治疗部位。

与患者核对医嘱信息并告知正常治疗状态的感觉，告知患者如有异常感觉（特别是灼热感）应及时告知治疗人员。

（3）按照医嘱选择合适的电极和治疗方法。按照剂量要求与病灶深度来调整电极与皮肤之间的距离。

（4）根据医嘱选择治疗时间。

（5）将输出旋钮调至"治疗"挡，再调节调谐旋钮，使电流表盘指针上升达到最高的谐振点，使氖光管在电极周围测试的亮度最明亮。询问患者的感觉，告知治疗已经开始。每隔 5 分钟询问患者感受。

（6）治疗结束后，逆上述操作顺序，依次关闭输出旋钮、取下电极或电缆、关闭电源。

（五）剂量、时间和疗程

根据患者的主观温热感、氖光管的亮度、在谐振状态下的电子管阳极电流强度（毫安表的读数）三个指标将治疗剂量分为四级。

（1）无热量（Ⅰ级剂量）：患者无温热感，氖光管若明若暗，电流强度 100～120mA，适用于急性炎症早期、水肿、循环障碍等。治疗时间 5～10 分钟，每日 1～2 次，5～10 次为 1 个疗程。

（2）微热量（Ⅱ级剂量）：患者刚能感觉到温热感，氖光管微亮，电流强度 130～170mA，适用于亚急性、慢性炎症。治疗时间 10～15 分钟，每日 1 次，10～20 次为 1 个疗程。

（3）温热量（Ⅲ级剂量）：患者有明显而舒适的温热感，氖光管明亮，电流强度 180～240mA，适用于疼痛、肌痉挛、慢性炎症及局部血液循环障碍。治疗时间 15～30 分钟，每日 1～2 次，10～20 次为 1 个疗程。

（4）热量（Ⅳ级剂量）：患者有明显的强烈热感，但能耐受，氖光管辉亮，电流强度 240mA 以上，适用于恶性肿瘤的治疗。此法要求设备平均功率大于 300W，脉冲短波通常达不到此要求，所以常用连续短波透热治疗。具体治疗时间和疗程需联合肿瘤科商定。

（六）注意事项

（1）治疗仪须接地，治疗室用木地板，治疗床、治疗椅、治疗桌用木制品，治疗设备附近尽量不存放金属制品或用绝缘罩隔开。

（2）治疗前除去患者身上一切金属物品，包括含金属的衣物或膏药，佩戴助听器的患者应关掉或取下，禁止在有金属异物的局部治疗。

（3）治疗部位保持干燥，禁止穿潮湿的衣服，治疗前擦去水、汗液，除去伤口的湿敷料及分泌物。

（4）选择合适且舒适的治疗体位，保持治疗部位平整，对不平整的局部应加大电极与皮肤的距离。双膝、双踝对置时宜衬垫于膝（踝）之间，以保证电场线均匀分布。

（5）电极面积应稍大于病灶部位，电极应与治疗部位平行放置。

（6）两电极电缆不能接触、交叉、打卷，以防短路。

（7）电缆与电极的接头处，皮肤与电缆、电极之间须用衬垫隔开，以免烫伤。

（8）治疗中禁止患者入睡，禁止触碰仪器或其他器件。时常询问患者的感觉，确保剂量合适。对于感觉障碍或表达障碍的患者须多加关注，避免烫伤、灼伤。

二、超短波疗法

应用波长 10~1m、频率 30~300MHz 的高频正弦交流电所产生的高频电场作用于人体来治疗疾病的方法，称为超短波疗法（ultrashort wave therapy）。超短波疗法主要应用电容电极产生的超高频电场，故此又被称为超高频电场疗法。

（一）作用机制

超短波电场作用于机体产生热效应和非热效应，因为频率较短波更高，所以非热效应比短波更显著，而热效应比短波更深、更均匀。

1. 热效应

超短波疗法以电容场法作用于人体，体内并存传导电流的欧姆损耗产热和位移电流的介质损耗产热。但是在超高频电容场中，人体的电介质特性更加凸显，因此以位移电流的介质损耗产热为主，这与短波电容场法产热机制一致。不同的是，超短波频率比短波高，容抗较低，"脂肪过热"现象较短波轻，如果脂肪层较薄，超短波可以穿透至较深的部位，热效应也比短波更均匀。

2. 非热效应

超短波的非热效应比短波更明显，其机制如前所述。人体处在高频电场内，体内存在大量带电离子移动、偶极子旋转、细胞膜电位变化等现象，进而产生各种生理效应。

（二）治疗作用

超短波与短波作用类似，其作用深，可至骨组织，非热效应更明显。

1. 消炎作用

对各种急性、亚急性、慢性炎症的抗炎效果显著。电场不利于细菌的生长，也可以起到间接的抑菌作用。

2. 止痛、解痉

中小剂量超短波能降低感觉神经的兴奋性，抑制传导，对各种神经痛、肌痉挛性疼痛、肿胀引起的张力性疼痛、缺血性疼痛和炎症引起的疼痛均有良好的治疗效果，作用于胃肠，可以缓解平滑肌痉挛。

3. 提高免疫力

中小剂量超短波可增强单核-巨噬细胞功能，增加体内球蛋白、抗体、补体、凝集素，提高白细胞活性等。

4. 加速组织修复

中小剂量超短波加强局部血液循环，增加毛细血管通透性，加速各组织的营养代谢，促进骨折愈合，促进结缔组织、肉芽组织生长，有利于伤口修复。大剂量长时间作用可使伤口及周围结缔组织过度增生，形成瘢痕，脱水老化。

5. 对于各大系统的作用

中小剂量超短波对于人体的心血管系统、神经系统、免疫系统、消化系统、内分泌系统、泌尿系统、生殖系统和骨关节系统都具有相应的改善效果。

（三）治疗

1. 治疗设备

超短波治疗仪输出的电磁波为等幅正弦波。波段有两种：一种波长 6m，频率 50MHz；另一种波长 7.37m，频率 40.68MHz。连续超短波治疗仪根据输出功率可分为三种：①小功率超短波治疗仪（也称五官超短波治疗仪），功率 50～80W，用于五官或较小、较浅表部位的治疗；②大功率超短波治疗仪（分台式和落地式）（图 13－2），功率 250～300W，主要用于较大、较深部位的治疗；③超短波射频治疗仪，功率 1000～2000W，主要配合放疗对肿瘤进行治疗。另外，超短波也有脉冲超短波治疗仪，脉冲时间短（1～100 微秒），间歇时间相对长（1～10 毫秒），脉冲重复频率 100～1000Hz，脉冲峰值功率 1～20kW。

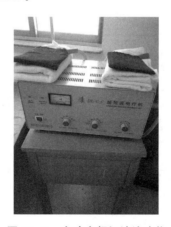

图 13－2　大功率超短波治疗仪

超短波治疗仪一律采用电容电极的电容场法。电容电极有板状电极、圆形电极和体腔电极。

2. 治疗方法

可参考短波疗法的电容场法。除了具备短波疗法的四种电极放置方法，超短波疗法还有体腔电极（玻璃电极），用于治疗宫颈和直肠相关疾病。将一个消毒的玻璃电极置于阴道或直肠内，另一个电极置于相应的腹部或腰骶部。

3. 操作程序

同短波疗法。

4. 剂量、时间和疗程

同短波疗法。

5. 注意事项

同短波疗法。

三、微波疗法

应用波长 1m~1mm、频率 300~300000MHz 的高频正弦交流电作用于人体治疗疾病的方法，称为微波疗法（microwave therapy），也称微波辐射疗法。微波疗法出现于20 世纪 50 年代，最早应用的是厘米波，其后是分米波，毫米波的研究要迟于前两者。我国对毫米波生物学效应的研究始于 20 世纪 80 年代，医疗应用始于 20 世纪 80 年代中期，至 20 世纪 90 年代开始广泛用于临床。微波治疗仪见图 13-3。

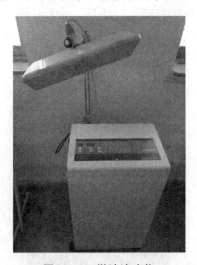

图 13-3 微波治疗仪

微波分为分米波（波长 100~10cm，频率 300~3000MHz）、厘米波（波长 10~1cm，频率 3000~30000MHz）、毫米波（波长 10~1mm，频率30~300GHz）。

微波波段接近光波，除了具有电磁波的特性，还具备光波特性：束状单向传播，可被媒介反射、折射、散射和吸收。

（一）分米波疗法

应用分米波段的电磁波治疗疾病的方法称为分米波疗法（decimeter wave therapy），因高频电作用于人体时产生温热效应，故分米波疗法又被称为分米波透热疗法，也因是特高频率波段的电磁波，故也被称作特高频电疗法。

1. 作用机制

当微波辐射人体时，一部分在体表皮肤上被反射，一部分被组织吸收，一部分在各层组织界面上发生反射和折射。脂肪组织含水量少、介电常数低，故分米波在脂肪与肌肉的分界面上反射不多，不能产生"脂肪过热"现象。而肌肉组织富含水分，介电常数较高，吸收的微波多，产热也较多。分米波穿透的深度为7～9cm，穿透肌肉的深度为2.5～3.0cm。

2. 治疗作用与治疗原理

（1）对血液循环的作用：分米波可以使局部血管扩张，血流加速，血液循环加强，特别是肌肉组织血流量明显增加。作用10～15分钟达到峰值，如此可以增强组织营养、加速代谢，有助于水肿吸收，代谢废物、炎症产物和致痛物质排出。

（2）对神经肌肉的作用：小剂量可以增强神经系统的兴奋性，中大剂量则会抑制。长期接触小剂量微波后可能会出现神经系统（特别是自主神经系统）功能紊乱，如头痛、头晕、疲劳、睡眠障碍、心律失常、记忆力减退、血压波动等，脑电图出现慢波较多等抑制现象，但脱离微波接触后，上述症状可逐渐消失。分米波可以降低周围神经的兴奋性，具有镇痛作用，还可以降低肌张力，缓解肌痉挛。

（3）对内脏器官的作用：小剂量可以减慢心率，心电图示房室传导延长。对于心肌缺血的心脏病患者，分米波可以改善心肌血供，减轻心绞痛。中小剂量作用于肺部，可以缓解支气管痉挛，增加通气量，有利于炎症吸收。中小剂量作用于胃肠区，可以缓解胃肠痉挛，抑制胃酸分泌，大剂量可能引起胃肠出血、溃疡穿孔。大剂量作用于肝脏部位，可能引起肝细胞肿胀、变性、坏死，大剂量微波作用于脑、心、肺等器官，可能引起充血、水肿、变性、坏死。

（4）对内分泌腺的作用：中小剂量作用于肾上腺区，可以兴奋肾上腺交感神经系统，促进肾上腺皮质激素的合成，使血液中11－脱氢皮质酮和去甲肾上腺素浓度增高。中小剂量作用于胸腺、甲状腺，可以让淋巴细胞增生活跃，免疫球蛋白含量升高，肾上腺的糖皮质醇活性降低，免疫功能强化。小剂量作用于头部，可刺激下丘脑－垂体－肾上腺皮质系统，使糖皮质激素在血液中的浓度和活性升高，呈现免疫抑制效应。大剂量对内分泌腺的激素形成具有抑制作用。

（5）对血液系统的作用：中小剂量作用于人体后，外周血的白细胞、中性粒细胞增多，淋巴细胞减少。大剂量照射可使红细胞脆性增加，使白细胞、中性粒细胞减少，凝血时间延长。

（6）对皮肤、皮下组织的作用：小剂量可以促进伤口上皮生长，加速愈合。大剂量可能会引起皮下组织水肿、坏死、溃疡且持久不愈合。

（7）对眼球的作用：小于 $10mW/cm^2$ 的辐射对眼球组织无明显损伤。由于眼球组织界面多，进行较大剂量的微波辐射后会形成多次反射、折射，加之眼球含水量多，吸收微波能量更多，血液循环差，没有足够的血管散热，致使晶状体过热，出现混浊而导致微波性白内障。大于 $100mW/cm^2$ 辐射时，结膜充血、水肿，角膜水肿，晶状体温度可达 44℃，出现混浊，虹膜和眼底充血、出血，致使眼球严重受损。

（8）对生殖系统的作用：由于睾丸血液循环较差，对分米波较敏感。当微波辐射使睾丸温度高于 35℃ 时，精子生成的数量减少、活性降低、质量下降。过量辐射可使曲细精管退行性变、萎缩、局灶性坏死，卵巢功能和生育功能受损。

（9）对肿瘤的作用：大剂量可以杀灭肿瘤细胞或抑制其增殖，阻碍肿瘤细胞的修复。

（10）对炎症的作用：小剂量可使急性炎症阶段的病灶中的炎性介质含量降低。它主要通过抑制炎性介质合成、刺激其分解来实现。中等剂量可促进处在亚急性期和慢性期的炎症产物吸收，加速组织的修复。另外，微波还可作用于下丘脑－垂体－肾上腺皮质系统，使血液中的促肾上腺皮质激素、糖皮质激素浓度升高，产生明显的免疫抑制和消炎作用。

3. 治疗技术

（1）治疗设备：目前多数国内厂家生产的分米波治疗仪输出的波长为 33cm、频率 915MHz，少数国内厂家和部分欧美厂家生产的分米波治疗仪输出的波长为 69cm、频率 433.92MHz，一般为连续输出，功率为 200～250W。用于治疗肿瘤时输出功率为 500～700W。

（2）治疗方法：根据辐射器的种类选择不同的治疗方法。

1）非接触体表辐射法：治疗时辐射器不与皮肤接触，微波在空间中的反射、散射较多，即漏能较大。常用的非接触式辐射器有不同形状和大小：①半球形、圆柱形、矩形辐射器，适用于平坦的局限病灶，辐射器与体表距离 10cm。②凹槽形辐射器，适用于面积较大部位的治疗，为分米波治疗专用辐射器。③马鞍形辐射器，适用于治疗面积较大、凹凸不平的部位，治疗时应尽量接近皮肤，减少电磁波分反射、散射造成环境的电磁波污染。④介质水袋辐射法，在辐射器和皮肤之间放置介质水袋，可以减少分米波辐射的反射、散射（减少漏能），也有效避免了凸出部位的能量集中，使组织吸收电磁波更均匀。因介质水袋与循环冷却装置和泵相连接，治疗时保持水袋内的水循环，低温状态的水袋与皮肤接触有利于治疗部位的降温，可提高患者对热的耐受度，故此法多用于肿瘤的大剂量治疗。⑤隔沙辐射法，辐射器与皮肤之间以沙相隔，沙袋代替空气间隙，一般沙袋厚 4～7cm，内充直径 2～3mm 的沙粒。此法在同样输出强度时，人体吸收的微波剂量要比半球形、圆柱形、矩形辐射器多一倍。

2）接触辐射法：将辐射器与治疗部位接触的治疗方法。①聚焦辐射器：治疗时辐射器与皮肤接触，辐射器内采用陶瓷来替代非接触式辐射器中的空气媒介，漏能较少。此法可以将微波辐射集中于相当小的范围内，这种辐射器的直径有 1.0cm、1.5cm、4.0cm 三种，通常功率不超过 10W，适用于直径小于 4cm 的小病灶。②体腔辐射器：多呈不同直径的圆柱形，电磁波可沿全径向辐射、半径向辐射和轴向辐射，适用于直肠、前列腺、阴道、宫颈、外耳道、窦道等部位的治疗。

（3）操作程序：

1）调节输出旋钮至起始位，接通电源，打开电源开关，治疗机预热 3 分钟。

2）核对患者相关信息、有无禁忌证及向其描述治疗时的正常感觉。

3）患者采取舒适体位，裸露治疗部位，也可穿单薄的丝织品或棉织品衣物，但不可穿不吸汗的尼龙织物或含有金属丝的织物。

4）根据治疗部位大小来选择合适的辐射器，并调整好辐射器与体表的距离。

5）选择连续或脉冲模式，调节至所需时间，调节输出至所需的电压，此时治疗已经开始。

6）治疗结束时，关闭输出，移开辐射器，关闭电源开关，让患者离开。

7）治疗前后对辐射器进行消毒处理。

（4）治疗剂量、时间和疗程：分米波疗法的治疗剂量取决于辐射器的类型、辐射距离、输出功率和治疗时间。

1）治疗剂量：根据患者主观温热感分米波疗法可分为四级。①无热量（Ⅰ级剂量）：患者无温热感，功率密度小于 88mW/cm²。②微热量（Ⅱ级剂量）：患者刚能感觉有温热感，功率密度 88~220mW/cm²。③温热量（Ⅲ级剂量）：患者有明显且舒适的温热感，功率密度 220~440mW/cm²。④热量（Ⅳ及剂量）：患者有明显而强烈的热感，但能耐受，功率密度 440~880mW/cm²。根据治疗仪功率计的读数来划分：以直径 17cm 的半球形辐射器间隔皮肤 10cm 左右为例，无热量 20~50W，微热量 50~100W，温热量 100~150W，热量 150~200W。接触辐射法一般 10~40W，耳辐射器、聚焦和体腔内的电极一般最大不超过 10W，对于直径 8cm 的圆柱辐射器，最大功率应不超过 25W，隔沙辐射法剂量应为相应非接触式辐射法（空气间隔）的一半。

2）时间和疗程：根据病情而定，一般 2~20 次为 1 个疗程，每日或隔日 1 次，每次治疗时间为 5~20 分钟（肿瘤高热疗法除外）。

（5）注意事项：

1）辐射器必须与电缆紧密连接，电缆未接辐射器或在未调整好治疗位置之前，不得调节输出，不能空载或对周围的人或空间辐射。

2）眼部、睾丸区禁用微波辐射；头面部治疗时，患者需佩戴微波专用防护眼镜保护眼睛；下腹部、腹股沟、大腿上部治疗时，应用防护罩保护阴囊、睾丸、卵巢。

3）小儿应慎用微波疗法，尤其应避免骨骺部位。

4）感觉迟钝（丧失）和严重循环障碍者慎用。

5）严格遵照各辐射器的距离、剂量要求，切勿过量。

6）其余同短波疗法。

物理因子治疗 理论与实践

（二）厘米波疗法

应用厘米波段的电磁波治疗疾病的方法称为厘米波疗法（centimeter wave therapy），也称厘米波透热疗法（特高频电疗法）。常用仪器波长为 12.24cm，频率 2450MHz，虽从波长上看它属于分米波，但通常习惯上以波长 30cm 作为厘米波和分米波的分界线，故波长为 12.24cm 仍被认为属于厘米波。脉冲厘米波较少应用。

1. 作用机制

厘米波与分米波作用类似，区别在于厘米波的非热效应更明显，脂肪产热较分米波多，与浅层肌肉接近。厘米波作用深度较分米波浅，穿透的深度为 3~5cm，穿透肌肉的深度为 1.0~1.2cm。脉冲厘米波主要产生非热效应。

2. 治疗作用

基本与分米波一致，但作用更浅、更弱。

3. 治疗技术

基本与分米波一致。

4. 临床应用

基本与分米波一致，但作用的病灶相对浅表。

（三）毫米波疗法

应用毫米波段的电磁波治疗疾病的方法称为毫米波疗法（millimeter wave therapy）。因毫米波属于极高频电磁波，故毫米波疗法又被称为极高频电疗法。

1. 作用机制

毫米波作用于生物组织时被含水量多的组织吸收，即被最表层皮肤吸收，其穿透组织的深度不足 1mm，不能进入深部组织。毫米波的作用机制通常有以下几种。

（1）谐振学说：多数学者认为，人体组织中的 DNA、RNA、蛋白质分子和生物膜均有各自固有的振荡频率，而这些频率正处于毫米波的频率范围，因此毫米波作用于这些大分子和生物膜时发生谐振，使能量加强。这种谐振可引发一系列的生物学效应，组织的微观结构发生变化，氨基酸、酶、蛋白质的活性发生变化，进而调节细胞代谢与功能。

（2）声电波学说：有学者认为，毫米波可以使生物膜上的偶极子发生振荡，出现的偶极力矩可以产生电磁波。这种电磁波具有类似超声波的作用，使细胞质与细胞间液的循环流动增强，加速组织代谢。这种声电波可以使经膜的物质流动与交换更活跃、更有效率，使细胞和膜的信息同步化。膜振荡能量被水吸收后，膜感受器的蛋白质结构和功能会发生变化，进而产生生物学效应。

（3）场力学说：有学者认为，毫米波电磁场的场力可引起组织中粒子振动，改变细胞膜的离子分布，进而影响细胞膜本身的功能。

（4）超导学说：有学者认为，毫米波辐射可改变体内某些大分子的超导电性，引起其微电流变化，使信息传递受到干扰。

（5）半导电性学说：有学者认为，毫米波的弱电磁场可以改变细胞的半导电性，进而使细胞的结构和生理功能发生变化。

目前毫米波的生物学效应和作用机制还停留在理论分析和推测阶段。

2. 作用途径

（1）神经体液途径：毫米波作用于机体，内外感受器受到刺激，神经冲动经由脊髓、下丘脑传到皮质下结构及大脑皮质，形成一系列的条件反射与自主神经、内分泌功能变化，进而导致直接效应、内脏效应、远隔效应、间接效应。

（2）经络途径：毫米波作用于穴位，通过经络来引起局部反应和全身反应。

3. 治疗作用

（1）对血液循环的作用：毫米波作用于生物体，可使毛细血管扩张、延伸，血流加速，血供增加，吞噬细胞增多，促进水肿和炎症的消散、吸收，减轻疼痛，改善代谢，有利于组织修复。

（2）对免疫功能的作用：有实验表明生物活体在毫米波低功率密度（小于或等于 $10mW/cm^2$）辐射时，免疫功能增强。毫米波对患者的免疫功能有矫正作用，可以使受到抑制的免疫反应增强。但大剂量毫米波作用后，动物对感染及细菌毒素的免疫力下降，非特异性免疫功能受到抑制。

（3）对造血功能的作用：毫米波作用于穴位，可以减轻放疗、化疗引起的骨髓抑制，促进造血功能的恢复。

（4）对皮肤的作用：小剂量（小于 $4mW/cm^2$）辐射可促进上皮组织生长、伤口愈合，大剂量辐射可导致表皮水肿，颗粒层细胞轻度固缩，空泡形成、变性，真皮层充血、水肿，少量淋巴细胞浸润。

（5）对眼睛的影响：较大剂量（大于 $15mW/cm^2$）辐射眼部，可引起角膜上皮和基质损伤，重者可引起虹膜炎、晶体混浊等。

（6）对生殖系统的影响：大剂量辐射对精原细胞、精母细胞有杀伤作用，使生殖能力下降。

（7）对神经系统的作用：小剂量辐射可促进神经再生，具有镇痛作用。长期接触毫米波者可出现嗜睡、困乏、迷走神经兴奋现象。

（8）对细胞、微生物的影响：毫米波能抑制核酸、DNA、RNA 的合成，损伤细胞和细胞膜，使膜电位发生改变。对于微生物在不同剂量下有正反两方面的影响。

（9）对肿瘤的作用：大剂量可以抑制、破坏肿瘤细胞增殖。毫米波可联合放疗来增效。

4. 治疗技术

（1）治疗设备：毫米波治疗仪由电源、控制器和辐射器组成。辐射器为主体结构，一般毫米波辐射器为圆柱形，直径 1~6mm 不等，内有毫米波发生器和辐射天线等。常用的毫米波治疗仪有输出波长 8mm、频率 37.50GHz，波长 7.11mm、频率 42.19GHz，波长 5.6mm、频率 53.53GHz 类型。多为连续波，也有方波调制的脉冲波，调制频率为 2Hz、4Hz、8Hz、16Hz、64Hz。输出功率 40~100mW（多数治疗仪功率单一、不可调），功率密度一般为 10mW/cm² 左右，个别型号的辐射器输出口特别小，功率密度高达 400mW/cm²。

（2）操作程序：

1）患者取合适体位，裸露治疗部位，将辐射器贴近治疗部位，紧贴皮肤，也可留 5~10mm 空气间距。

2）接通电源，选好治疗用处方号，调节输出，告知患者开始治疗（患者在治疗时无任何感觉是正常反应）。

3）治疗结束后关闭输出与电源，移开辐射器。

（3）治疗剂量、时间和疗程：多数毫米波治疗仪输出功率不可调，治疗时不必调节剂量。通常治疗时间为 15~30 分钟，每日或隔日 1 次，5~15 次为 1 个疗程。穴位治疗时，每个穴位 5~10 分钟。

（4）注意事项：

1）辐射器必须对准治疗部位后再调节输出，输出开启后不能改变辐射器的方向。

2）头颈区域的治疗必须将辐射器紧贴治疗部位，避免因散射而损伤眼睛。

3）眼和睾丸不宜用毫米波治疗。

4）因毫米波不产生任何感觉，故应经常以毫米波辐射强度测试仪来测试辐射器的输出，确保治疗有效。

5）其余同分米波疗法。

（柯俊　何佩珏）

第四节　高频电疗法的临床应用

临床常用的高频电疗法包括短波疗法、超短波疗法和微波疗法。其作用主要是依靠高频电产生的深部热效应，加速代谢，促进炎症产物和致痛物质的排出，缓解软组织痉挛，提高免疫功能。临床应用时，根据不同的治疗部位选择合适的辐射器（图 13-4）或不同型号的电极片。

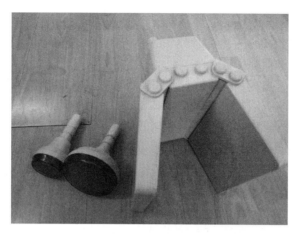

图 13-4　不同形状的辐射器

一、适应证

（1）肌肉拉伤：急性肌肉拉伤导致毛细血管扩张，渗出液进入组织导致肿胀、肌痉挛。高频电产生的深部热效应通过增加局部区域的血液量，有助于清除废物，促进吸收，缓解肌痉挛和疼痛。治疗的热效应会引起血流量增加和液体渗出增加，导致组织张力增加，加重症状，特别是在急性炎症阶段，应谨慎治疗。

患者体位应根据治疗部位调整，用枕头或毛巾稳定支撑治疗区域，电极片并置于损伤部位，两片电极片间距约 1/2 电极片宽度，注意避免使用沙袋等压迫治疗区域。急性期应选择无热量治疗剂量。急性期时间选择为 10～15 分钟，亚急性期 15～20 分钟，慢性期 20～30 分钟。

（2）骨关节炎：一种伴有急性炎症的慢性关节退行性疾病，是 50 岁以上人群最常见的退行性疾病，以关节疼痛、晨僵、活动度受限、关节弹响和关节畸形为主要临床特征。高频电疗法的主要目的是缓解疼痛，改善关节软组织僵硬，增加关节活动度。

患者取坐位或长腿坐位，关节处于中立位，电极片对置于关节两侧，中心点连线与关节中线在一条线上。急性期选择无热量治疗剂量，治疗时间为 10～15 分钟；亚急性期选择微热量治疗剂量，治疗时间为 15～20 分钟；慢性期选择热量适中的治疗剂量，治疗时间为 20～30 分钟。

（3）腰痛：60%～80% 的人群一生中都会经历至少一次腰痛。常见的腰痛类型是特发性腰痛和神经根性腰痛，以出现在背部下方的疼痛为主要特征，大部分的腰痛属于非特异性疼痛。当然，在进行物理因子治疗之前，应先确认和排除其他腰痛原因，通过详细的体格检查和影像学检查，排除高频电疗法的禁忌证。

以 L_4～L_5 神经根性腰痛为例，患者取俯卧位，在踝关节前侧、腹部垫枕头以支撑患者体位，将两片电极片并置于腰背部疼痛区域，注意电极片间距为 1/2 电极片宽度。患者不应仰卧于电极片上，这样既不便于观察巡视，也易造成灼伤。急性期腰痛选择无热量治疗剂量，治疗时间为 10～15 分钟；亚急性期选择微热量治疗剂量，治疗时间为 15～20 分钟；慢性期选择热量适中的治疗剂量，治疗时间为 20～30 分钟。

（4）坐骨神经痛：坐骨神经的神经根受到压迫或刺激，沿着大腿后部的坐骨神经的分布区域出现放射痛。常见的神经根水平是 $L_4 \sim L_5$ 或 $L_5 \sim S_1$。在急性期，可出现脊柱僵硬，伴有剧烈疼痛和肌痉挛。

治疗时患者俯卧，电极片一片放置于腰骶部，另一片放置于腘绳肌区域，治疗剂量以无热量至微热量为主，治疗时间为 10~15 分钟。

（5）肺部感染：严重的肺部感染会引起低氧血症，以及发热、咳嗽、咳痰、呼吸困难、胸闷等症状。高频透热疗法是一种具有抗感染作用的物理治疗手段，能够改善发绀、疼痛、呼吸困难、心脏不适等症状，可促进睡眠。短波热疗可作为严重肺部感染患者的急性预防措施，有助于降低体温，改善循环，降低呼吸频率和减轻疼痛。

患者取坐位，电极片对置于胸部前后，电极距离胸背部 4cm，治疗剂量以无热量至轻微的低热量为主，治疗时间为 15~20 分钟。

二、禁忌证

（1）局部有金属异物植入：治疗部位内固定、外固定、假牙和节育环等金属材料会导致电场在局部过度集中，组织过热，从而发生灼伤。

（2）开放性伤口或出血倾向：热效应会增加血管通透性，增加出血量和出血风险，延迟伤口愈合。

（3）皮肤感觉功能障碍：感觉缺失患者由于不能及时感受治疗区域的温度，易发生烫伤。

（4）活动性结核。

（5）妊娠。

（6）严重心功能不全。

（7）心脏起搏器植入者。

（8）发热。

三、慎用范围和风险

（一）慎用范围

儿童或老年人可能无法准确理解注意事项和不能准确报告不适感，治疗需谨慎。此外，小儿骨骺、眼、睾丸、心脏、神经节、神经丛等对超短波敏感部位不宜用大剂量。妇女月经期要避免对其下腹部进行照射。颅内压增高和青光眼者慎用。

（二）风险

（1）灼伤：短波透热效应会引起灼伤，因此必须告知患者灼伤的危险性。灼烧较轻的情况下，组织不会被破坏，但容易出现明显的红斑和（或）水疱。严重的情况下，会出现凝血和组织破坏，局部呈现出红色区域包围的白色斑块。引起灼伤的原因如下。
①电场过度集中：由于电场在组织中集中而引起灼伤。这会导致受累部位的组织过热。某一区域内存在高介导的材料（如金属或水分组织），或者存在突出组织（如瘢痕），或

电极过度靠近一侧组织（如加沙袋固定或躺在电极片上），都会导致电场过度集中。需要注意的是，骨折内固定患者，发生灼伤的风险随着金属所处位置改变而变化，灼伤的原因是金属嵌入部位电场集中，而不是金属过热。②电流过大：在短波透热疗法中，患者的感觉是衡量应用强度的唯一指标。如果患者不理解正常的治疗感受，或存在皮肤感觉障碍，可能会导致烧伤。此外，电流强度在治疗开始时迅速增加，如果产生强烈的热感，不能立即减小电流强度会增加灼伤的风险。应告知患者以感到温和、舒适的温度为宜，过热的温度可能导致灼伤。③血液流动受阻：血液在组织中的循环具有重要的散热作用，从而防止治疗区域温度过高。如有局部压迫、衣服过紧、血管受损或动脉疾病等，可能发生灼伤。④皮肤过敏：患者近期接受放射疗法、使用搽剂等，可能会使皮肤变得敏感，接受高频电疗法可能会发生灼伤。⑤导线接触皮肤：如果导线接触患者的皮肤，该区域可能产生热量，引起灼伤。

如果灼伤确实发生，应立即报告上级主管治疗师和医生。努力把灼伤的影响降到最低。灼伤部位必须尽可能保持清洁和干燥，通常可用干燥的无菌敷料加以保护。

（2）烫伤：治疗区域皮肤潮湿，例如出汗或其他治疗时使用了湿毛巾，可能会发生烫伤。原因是局部的水分会导致电场过度集中，导致皮肤烫伤。因此在治疗开始之前，先检查皮肤有无汗液或水分，及时擦干。夏季、运动训练之后或老年人穿着过多等情况，需要尤为注意。

四、注意事项

参照短波疗法的注意事项。

（纪美芳）

第五节　处方示例

患者，女，63 岁，右膝关节疼痛伴僵硬 5 年，行走 1km 或爬山后疼痛加剧，活动时有时出现关节内摩擦音。因疼痛伴肿胀加重 1 周来医院康复医学科门诊就诊。既往有高血压病史 10 年。体格检查发现右膝关节肿胀，膝关节局部皮肤温度升高，活动度受限，屈曲角度为 110°，伸展角度−10°。

评定结果：晨僵 10 分钟，活动后缓解。右膝关节 X 线片显示右膝关节间隙狭窄，关节边缘骨赘形成。

临床诊断：右膝关节骨性关节炎。

康复诊断：①右膝关节肿胀、疼痛、皮温增高、关节内摩擦音（身体结构与功能）。②右膝关节活动受限，晨僵（活动能力）。③行走或爬山后疼痛加剧（社会参与）。

治疗目标：缓解右膝关节疼痛和肿胀，增加步行距离。

治疗方案：治疗前向患者介绍并解释超短波治疗的目的和感受。患者取坐位，检查右膝关节皮肤状况，将右膝关节伸直放置于椅子面上，膝关节下方垫一枕头。两片电极片左右对置于右膝关节，电极片中心连线穿过膝关节中点。治疗剂量为中等微温量，治疗时间为 15 分钟。每 5 分钟巡视皮肤状况。治疗后评估患者的治疗感受，无不舒适感再离开。

（纪美芳）

主要参考文献

［1］张维杰，刘海霞. 物理因子治疗技术［M］. 北京：人民卫生出版社，2015.

［2］燕铁斌. 物理治疗学［M］. 北京：人民卫生出版社，2018.

［3］乔志恒，华桂茹. 理疗学［M］. 2 版. 北京：华夏出版社，2013.

［4］CIFU D X. Braddom's Physical Medicine & Rehabilitation［M］. 5th ed. Amsterdam：Elsevier Science，2015.

［5］王刚. 临床康复学［M］. 武汉：湖北科学技术出版社，2017.

［6］BARBARA J，BEHRENS，HOLLY B. Physical Agents theory and practice［M］. 3rd ed. Philadelphia：F. A. Davis Company，2014.

第十四章 光 疗

第一节 概 述

利用阳光或人工光线，主要包括可见光、红外线、紫外线以及激光的辐射治疗疾病的方法称为光疗。早在公元 2 世纪，古罗马医学家盖伦就已经提出采用日光浴的方式对癫痫、关节炎和哮喘等疾病进行治疗。20 世纪 60 年代激光被发现，各类光疗逐渐被广泛运用于临床。

一、光的物理学原理

（一）光的本质

光是一种同时具有电磁波特性和粒子特性的物质，它既有波长、频率、反射、折射、干涉等电磁波特性，也具有能量、吸收、光电效应和光压等粒子特性。光量子的能量与波长成反比，而光的频率又与波长成反比。一般用波长和频率对不同的光进行分类。低频电磁辐射包括极低频波、短波、微波、红外辐射、可见光和紫外线，这些类型的电磁辐射是非电离性的，不会破坏分子键形成离子，因此可用于医学治疗。高频电磁辐射（如 X 射线和伽马射线）可以破坏分子键形成离子，也能抑制细胞分裂，因此临床上一般不使用高频电磁辐射，除非用很小的剂量进行成像或用更大的剂量破坏组织（如放疗和伽马刀手术）。

（二）光谱

我们把电磁波谱中波长为 1000～180nm 的部分称为光谱（表 14-1），其位于无线电波和 X 光之间，按照波长排序依次可分为红外线、可见光、紫外线三个部分。其中红外线波长最长，位于可见光谱中的红光之外，可分为短波和长波两种；可见光波长位于红外线和紫外线之间，由红、橙、黄、绿、青、蓝、紫七种单色光组成；紫外线的波长最短，位于紫光之外，可分为短波紫外线、中波紫外线和长波紫外线。紫外线和红外线为不可见光。

表 14-1 光谱

光的名称	波长
长波红外线	$15 \sim 1.5 \mu m$
短波红外线	$1500 \sim 760nm$
红光	$760 \sim 650nm$
橙光	$650 \sim 600nm$
黄光	$600 \sim 560nm$
绿光	$560 \sim 530nm$
青光	$530 \sim 490nm$
蓝光	$490 \sim 450nm$
紫光	$450 \sim 400nm$
长波紫外线	$400 \sim 320nm$
中波紫外线	$320 \sim 280nm$
短波紫外线	$280 \sim 180nm$

（三）光的产生

光的产生是原子或分子等微粒能量变化的结果。一般情况下，原子和分子处于能量最低的基态，当被外界能量激发获得能量后，其能级将从低能级跃升至高能级，即激发态。处于激发态的微粒是极不稳定的，会自发从高能级过渡到低能级或基态，多余的能量就会以电磁波和光子的形式放出，即产生发光现象。

1. 自发辐射

微粒自发从高能级返回低能级或基态后放出光子的发光现象称为自发辐射。红外线、可见光和紫外线的发生皆属于自发辐射。辐射出的光线种类与微粒处于激发态时的能量有关。若微粒处于激发态时仅仅表现为自身振动或转动加强，那发出的光子能量小、频率低，辐射出红外线。若微粒受激后表现出电子跃迁，则发出的光子能量大、频率高，可辐射出可见光或紫外线。其中，若电子返回基态或低能级时经过的层次少，则发出光子能量较低，光波较长，即可见光；反之则放出能量较大、波长较短的紫外线。

2. 受激辐射

受激辐射指高能级微粒在外来光线的诱发下返回低能级时产生的发光现象。激光就属于受激辐射光。在受激辐射过程中，放出的光子使得外来光线得到反复加强和放大，形成束状的相干光，即激光。

能够激发微粒产生光现象的能量主要有热能、机械能、化学能、生物能和电能等。

（四）光的传播

1. 光的折射

光从一种介质进入另一种介质时，其传播方向会发生改变，称为光的反射。折射的规律是当光从密介质进入疏介质时，传播方向折离法线；反之传播方向折向法线。折射角的大小与两种介质密度的相差度有关，相差越大，则折射角越大。折射角还和光的波长有关，波长越长，折射角越小。

2. 光的放射

当光照射到两种介质的界面时，一部分光会从界面上反射回来，称为光的放射。主要参数有入射线、反射线和法线，三者皆在同一平面内。光的反射线的光能与入射线的光能的比值称为反射系数。光的波长和界面的性质是影响反射系数的重要因素，波长越短，反射系数越小；反之则越大。对于人体皮肤来说，反射光线的光能与皮肤的色素沉着有关。

3. 光的吸收

光照射到物体上时，除了发生反射和折射，一部分的光还被物体吸收，转化成热能、化学能、生物能并引起一系列的理化变化。当光的能量不大时，只能使得物体的微粒发生旋转或振动，动能转化为热能，即热效应，红外线和可见光多属此类；当光的能量足够大时，可使物体微粒产生光化学效应，例如紫外线。

光照射到物体表面时物体所接受的光的能量称为照度。照度的主要影响因素有：①光源与被照射物体的距离，当点状光源垂直照射物体时，物体表面的照度与光源距离的平方成反比，即距离越远，照度越小。②照射光线的入射角，被照射物体表面的照度与光线入射角的余弦值成正比，即光线越接近垂直于照射面，照度越大。

4. 光的穿透

光被吸收的多少与光的穿透能力成反比，吸收越多则穿透能力越弱。人体组织对紫外线的吸收强于长波红外线，而穿透深度又浅于长波红外线。人体皮肤组织可吸收紫外线，而不吸收红光、短波紫外线，故此二者可透过皮肤。

石英玻璃不吸收紫外线而能使其通过，因此可根据此原理来制作紫外线灯管和体腔导子。绿色的玻璃可吸收红外线和紫外线，故可用来制作光疗防护眼镜。

二、光疗的基本理化效应

（一）热效应

对于波长较长的光线，如红外线和可见光的长波部分，其光子能量较小，不能引起电子的激发，主要以增加微粒运动速度的方式作用于物体，故主要产生热效应。

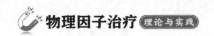

（二）光化学效应

物体吸收光子后，若其能量较大，即可发生一系列化学反应。在光疗中，紫外线、可见光引起的光化学反应具有重要意义。

（1）光分解效应：在光的作用下引起化学键断裂，使得物质分解，如碘化钾在光照下分解析出碘原子。光作用于眼时引起的视觉就是一种光解的结果，人的视网膜中杆状细胞含有结合蛋白的视紫质，在光解作用下分解为视黄醛和视蛋白，这一过程使得杆状细胞除极化，产生神经冲动，从而引起视觉。

（2）光聚合反应：在光的作用下，相同元素聚合成大分子的过程称为光聚合反应，如紫外线可将空气中的氧气合成臭氧。短波紫外线照射可使两个胸腺嘧啶聚合成胸腺嘧啶二聚体。

（3）光敏作用：光敏物质或光敏剂的参与，使原来不发生的光化学反应完成。例如，植物日光性皮炎，食用光敏性植物后照射阳光，可使通常情况下对日光无异常反应的皮肤出现皮炎症状。临床上可利用光敏作用来进行光敏治疗。

（4）荧光作用：物体吸收光能后可被激发，在短时间内释放能量发出光子的现象称为荧光反应。荧光的波长比激发光的波长长，不同人体组织受紫外线照射可发出颜色不同的荧光。

光疗中的荧光紫外线灯就利用了荧光反应。在紫外线灯管内涂有特殊的荧光物质，在吸收 253.7nm 的激发光后可激发出波长 280～350nm 的紫外线。

（李雪梅　何佩珏）

第二节　红外线

红外线属于不可见光，波长 760～50μm，在光谱上与红光相邻，因其在光谱上位于红光之外，故称红外线。在光谱中红外线波长最长，因而红外线光量子的能量低，被组织吸收后，主要引起分子振动而产生热效应，不能引起光化学效应和光电效应。应用红外线治疗疾病的方法称为红外线疗法（infrared radiation therapy）。临床上通常将医疗用红外线分为两段：短波红外线和长波红外线。短波红外线穿入人体组织较深，5～10mm，可达真皮及皮下组织，能直接作用于皮肤的血管、淋巴管、神经末梢及皮下组织，如白炽灯；长波红外线穿透组织较浅，小于 2mm，仅能达皮肤表皮浅层，如红外线灯。

一、红外线的生理效应和治疗作用

（一）生理效应

如前所述，红外线的生理效应主要是热效应（表 14-2）。

表 14－2　红外线的生理效应

指标		局部热	全身热
血管	浅小动脉	扩张	扩张
	浅毛细血管	扩张	扩张
	浅静脉	扩张	扩张
	脉率	无变化	增加
	动脉血压	无变化	降低
	毛细血管内压	增加	不确定
	静脉压	增加	降低或无变化
呼吸	呼吸频率	无变化	无变化或增加
	呼吸深浅	无变化	无变化或变浅
	呼吸量	无变化	无变化或稍增加
	组织代谢	增加	无变化或增加
	淋巴形成	增加	降低
	吞噬作用	增加	增加或无变化
	局部免疫力	增加	增加
	肌张力	降低	降低
	出汗	增加或无变化	增加或无变化
	尿量	无变化	无变化

（二）治疗作用

根据红外线的生理效应，加上不同组织吸收红外线的能力不同，其产生的热效应也不同，从而产生一系列的治疗作用。

1. 缓解肌痉挛

红外线照射可以减弱骨骼肌和胃肠道平滑肌的肌张力。对于降低骨骼肌肌张力，其机制：热传导至皮肤，皮肤温度升高，通过血管内血液热传导至肌肉，肌肉温度升高，γ 纤维兴奋性降低，牵张反射减弱，从而缓解肌痉挛。对于降低胃肠道平滑肌张力，其机制：红外线照射腹壁浅层时，皮肤温度升高，通过反射作用使胃肠道平滑肌松弛、蠕动减弱。例如，通常可在剑突区进行红外线治疗来改善胃痉挛。

2. 改善局部血液循环

红外线辐射人体时，其能量在皮肤及皮下组织中吸收转化为热，引起血管扩张，血流加速，局部循环得到改善，组织营养和代谢相应好转。关于红外线改善局部血液循环可能有以下两个方面的机制：

（1）引起反射性血管扩张分两种途径：①热传导至皮肤内热感受器（Ruffini 小体），投射到丘脑下部前侧区域，引起交感神经兴奋，血管平滑肌松弛，血管扩张，血液循环加强；②热传导至血管，血管内血液温度升高，引起血管周围神经丛兴奋，诱发轴突反射，导致血管扩张。

（2）形成血管扩张性物质：较高的热量传导至组织，造成组织蛋白微量变性，形成组胺或血管活性肽，导致血管扩张。

3. 镇痛

对多种原因导致的疼痛，红外线均有一定的镇痛作用，其机制是多方面的。红外线照射时，可促进局部渗出物吸收、减轻肿胀，从而降低由组织张力增加导致的肿胀性疼痛；红外线照射可以缓解肌痉挛，改善局部血液循环，降低肌张力，从而减轻由肌痉挛或缺血引起的疼痛；红外线照射也可通过降低感觉神经兴奋性来减轻神经性疼痛。

4. 消炎

红外线照射可改善局部血液循环、组织营养以及代谢功能，促进局部渗出物的吸收，增强人体的免疫功能，提高吞噬细胞的吞噬能力，有利于慢性炎症的吸收和消散，具有消炎、消肿的作用。

5. 促进组织再生

红外线的热效应通过神经体液性反射以及血管扩张物质形成使血管扩张，血液循环加速，局部组织营养代谢改善，细胞活力增强，有利于组织再生修复，加速伤口及溃疡愈合。

6. 减轻术后粘连，软化瘢痕

红外线照射能够减少烧伤创面的渗出，减轻术后粘连，促进瘢痕软化，减轻瘢痕挛缩。

二、红外线的治疗技术

（一）红外线辐射器

1. 红外线灯

红外线灯属于不发光的辐射器。它由电阻丝缠绕或嵌在耐火土、碳化硅等物质制成的瓷棒上构成。通电后电阻丝产热，通过反射罩的反射作用将红外线辐射至治疗部位。红外线灯辐射出的光波长为 $760nm \sim 400\mu m$，全部为不可见的红外线，并以长波红外线为主。红外线灯分为落地式红外线灯和台式红外线灯两种，落地式红外线灯的功率高达 1500W，台式红外线灯的功率为 $50 \sim 600W$，适用于局部治疗。

2. 石英红外线灯（白炽灯）

石英红外线灯属于发光的辐射器。将钨丝伸入充气的石英管中，通电后的钨丝发热并加热石英管中的气体，由此将光线辐射至治疗部位。石英红外线灯辐射出的光波长在 $350nm\sim4\mu m$，因此主要为短波红外线。此类灯管的功率为 $150\sim1500W$，当用石英红外线灯进行治疗时，如果其功率超过 $300W$，应在灯罩出口处增加防护罩，以免灯泡爆炸时伤害人体。该类辐射器适用于病灶较深的部位治疗。

3. 光浴箱

在临床上，治疗躯干、双下肢等大面积部位时，前面两种辐射器就显得比较小，因此常采用光浴箱。光浴箱由多个白炽灯或碳化硅辐射头排列在折合式的框架内，外加由铜或铝等金属制成的反射罩构成，主要辐射长波红外线，适用于躯干、双下肢和全身的治疗。

（二）辐射器的选择

（1）治疗肩、手足等部位可用 $150\sim250W$ 的小灯，治疗背部、腹部、臀部等比较大的部位需采用 $500\sim1000W$ 的大灯，治疗躯干、双下肢或全身时采用光浴箱。

（2）发光的红外线灯主要用于局部治疗，如需热作用较深，则优先选择石英红外线灯。另外，如需引起出汗，也应选用发光的红外线灯。

（3）治疗头面部或患者厌烦强光刺激时，宜采用不发光的红外线灯。

（4）患者进入治疗室需立刻治疗时，应选择发光的红外线灯，因为无需预热。

（三）操作方法

（1）治疗前排除禁忌证，向患者说明治疗的目的，取得患者的配合。

（2）检查灯泡、灯头以及支架安装是否牢固，辐射板有无破损。

（3）接通电源，开机后灯泡预热 5 分钟（如 TDP）。

（4）患者取舒适体位，充分暴露治疗部位，评估治疗部位有无感觉障碍。

（5）将灯头对准治疗部位中心，垂直照射，灯与皮肤的距离为 $45\sim60cm$，视灯的功率而定，以治疗部位有舒适的温热感为准。

（6）应用光浴箱照射时，需将光浴箱的两端开口处用布遮盖。通电 $3\sim5$ 分钟后询问患者温度感是否适宜。光浴箱内的温度应保持在 $40\sim50℃$。

（7）治疗结束时，移开灯头，检查皮肤，擦去照射部位的汗水。患者应在室内休息 $10\sim15$ 分钟后方能离开。

（8）做好治疗记录：记录辐射器、患者体位、照射距离、照射强度（以患者感受的温热感为准：轻度、中度、重度）、治疗时间。

（9）红外线照射可与局部外用药相结合，也可与针刺同时进行，以提高疗效。

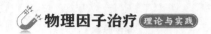

（四）照射剂量

红外线照射剂量主要根据病变的特点、部位，患者年龄及机体的功能状态等来决定。

照射距离一般为 30~60cm，功率大于 500W 时距离为 50~60cm，功率为 200~300W 时距离为 30~40cm，以照射时患者有舒适的温热感为准，皮肤可出现淡红色均匀的红斑，皮温不超过 45℃。如出现大理石状的红斑，则为过热表现，应增加照射距离或停止照射。每次照射 20~30 分钟，每天 1~2 次，一般亚急性疾病 7~10 次为 1 个疗程，慢性病 15~20 次为 1 个疗程。急性期一般不建议进行红外线疗法。

（五）注意事项

（1）首次治疗前应仔细询问及评估患者是否存在皮肤感觉障碍，如存在则一般不予照射，必须照射时应严密观察治疗部位，避免发生烫伤。

（2）照射部位接近眼睛或光线可照射到眼睛时，应戴绿色防护眼镜或以浸水棉花敷于双眼，以免引起白内障或视网膜灼伤。

（3）新鲜的瘢痕、植皮部位照射时需特别小心，并经常询问患者，观察照射部位反应，以防烫伤。

（4）血液循环障碍部位，尤其有较明显的毛细血管或血管扩张部位，一般不用红外线照射。

（5）肢体患有动脉阻塞性疾病时，不宜在病变部位及其远端照射，否则照射后病变部位需氧量增加，而由于动脉阻塞无法供给足够的氧，导致病变部位缺氧加剧。如必须治疗，可在近端或利用交感性血管反射在健侧相同部位照射，并监测病变部位皮肤温度，应不超过 36.5℃。

（6）治疗过程中要经常询问患者，注意观察，如患者出汗多，感觉头晕、心慌等需立即告知医务人员。

（7）治疗过程中患者不得移动体位或拉动灯头，以免身体触及灯具引起烫伤。

（8）多次照射后，局部皮肤可出现网状红斑，停止照射后红斑即消失。

（9）用光浴箱治疗时，不应使患者身体接触箱内任何部位。夏天因天气炎热，患者出汗较多，需做头部冷敷，治疗后要饮水，防止中暑和脱水。

三、红外线的临床应用

（一）适应证

（1）各种亚急性和慢性损伤：肌肉劳损、软组织挫伤、损伤性滑囊炎、踝关节扭伤等。

（2）各种类型的关节炎：由于红外线的作用较浅，因此主要适用于指、足趾等小关节，或者颞下颌、腕、踝等较突起的关节。

（3）浅的神经炎和神经痛、纤维软组织炎症感染吸收期、多发性末梢神经炎。

（4）伤口愈合迟缓、慢性溃疡、丹毒、冻伤、压疮、烧伤创面、肌痉挛、风湿性关节炎、关节纤维性挛缩。可配合紫外线治疗疖、痈等疾病。

（5）各种炎症：盆腔炎性疾病后遗症、外阴炎、乳腺炎、神经性皮炎等。

（6）外周血液循环障碍：栓塞性静脉炎、血栓闭塞性脉管炎、雷诺病等。

（7）预先进行局部加热，为随后进行的电诊断、按摩、牵引、牵伸等做准备。

（二）禁忌证

禁忌证包括恶性肿瘤局部、出血倾向、高热、活动性结核、急性扭伤早期（24小时内）、急性化脓性炎症、闭塞性脉管炎、重度动脉硬化、局部皮肤感觉或血液循环障碍、认知功能障碍等。

四、处方示例

患者，男，24岁，4天前踢足球时扭伤左侧踝关节。现因"左侧踝关节疼痛和肿胀"来就诊。左侧外踝处有中等程度的疼痛，在负重时疼痛加重。当下肢长时间下垂时，肿胀加剧。

评定结果：①左侧脚踝周围皮肤温度略微升高。②脚踝围度：左侧25.5cm，右侧21.5cm。③左侧踝关节各个方向活动均受限：背屈，左侧0°，右侧10°；跖屈，左侧20°，右侧45°；内翻，左侧10°（在关节活动末端出现疼痛；VAS评分，5/10），右侧30°；外翻，左侧20°，右侧20°。④等长肌力测试显示正常。

临床诊断：踝关节扭伤。

康复诊断：①左侧踝关节疼痛、肿胀、皮温增高、关节活动度下降（身体结构与功能）。②负重能力下降，行走功能受限（活动能力）。③无法进行足球运动（社会参与）。

治疗目标：①缓解肿胀和疼痛，恢复正常的关节活动度。②恢复正常的行走和负重能力。③4周后可重返足球场踢球。

治疗方案：可选择红外线疗法来缓解患者的疼痛和肿胀。照射部位：左侧踝关节外侧。辐射器：红外线灯。照射距离：45~60cm。照射剂量：以照射时患者有舒适的温热感为准。照射时间：20分钟。连续照射10天，每天1次。

（陈灿 何佩珏）

第三节 紫外线

紫外线（ultraviolet radiation，UV）是一类频率介于可见光和X光之间的电磁波的总称，在电磁波谱中波长为10~400nm，属于不可见光。根据波长，紫外线可以分为三个波段：①长波紫外线（UVA），波长320~400nm，通过照射可使一些物质产生荧光反应，三种紫外线中色素沉着作用最明显，故又被称为黑斑紫外线。UVA是治疗皮肤病的重要波段。②中波紫外线（UVB），波长280~320nm，该波段可对人体皮肤产生较强的生物学效应，产生较强的红斑反应。③短波紫外线（UVC），波长低于

280nm，通过照射可产生强大的杀菌效果，可用于杀菌、消毒，被称为杀菌射线。在临床上，可通过使用紫外线灯对患者进行特定波长的紫外线照射，从而达到某种治疗效果，这种疗法被称为紫外线疗法（ultraviolet radiation therapy）。

一、紫外线的生理效应和治疗作用

（一）生理效应

紫外线照射人体皮肤时并不产生热量，而是以更复杂的光化学反应作用于人体。紫外线的生理效应受波长、紫外线到达皮肤的强度、穿透皮肤的深度的影响。紫外线到达皮肤的强度与灯的功率输出、灯与患者距离的立方、辐射光束与组织的入射角的余弦成正比，因此，照射灯的功率越大，越接近患者，光束越垂直于皮肤表面，紫外线到达皮肤的强度就越大。而穿透皮肤的深度则受到照射强度、紫外线的波长与功率、治疗区域的面积、皮肤的厚度和颜色以及治疗时间的影响。一般来说，波长越长，穿透越深，若皮肤较厚或肤色较深，则紫外线的穿透较少。当然，无论是哪种波段的紫外线，其穿透深度均达不到真皮层。UVC 可达表皮浅层，UVA 与 UVB 可达皮肤深层的毛细血管和神经末梢。

当人体接受紫外线疗法时，由于表皮细胞吸收电磁辐射的能量，可导致细胞 DNA、免疫系统等产生一系列变化，皮肤产生红斑、色素沉着，表皮细胞增生变厚，并可促进机体维生素 D 的合成等。

1. 红斑反应

红斑反应是紫外线照射后最常见和最明显的一种反应，其可能与照射后组胺物质释放、皮肤浅表毛细血管扩张导致皮肤颜色变红以及紫外线对细胞 DNA 的影响有关。紫外线照射后必须经过一段时间才出现红斑反应，这段时间称为潜伏期。潜伏期的长短与紫外线的波长有关，UVA 红斑反应的潜伏期较长，一般为 4~6 小时，UVC 红斑反应的潜伏期较短，一般为 1.5~2.0 小时。红斑反应在 12~24 小时达到高峰。三种不同波段的紫外线中，UVB 具有最强的红斑反应，其诱发红斑反应的作用是 UVA 的 100~1000 倍，然而通过服用光敏药物提升患者对紫外线疗法的敏感性后，UVA 也可达到与 UVB 相同的治疗效果，且敏化后 UVA 照射与单纯 UVB 照射相比具有照射时间短、灼伤风险低的优点。红斑反应强度和个人体质以及照射的剂量息息相关，轻微的红斑反应可只出现皮肤的轻微泛红，而强红斑反应则可出现水疱、皮肤红肿、皮屑脱落、灼热以及疼痛等症状。根据红斑反应的强度，红斑反应可分为五个等级（表14-3）。

表 14-3 红斑反应分级

红斑等级	生物剂量	红斑反应	症状
亚红斑	亚红斑量 (suberythemal dose, SED)	无反应，剂量小于 MED	无
阈红斑	最小红斑剂量 (minimal erythema dose, MED)	8 小时内出现，12 小时逐渐消失	可有轻微的灼热感
弱红斑	一级红斑量 (first-degree erythema, E1)	6 小时内出现，持续 1～3 天，剂量约为 MED 的 2 倍	灼热感、痒感，可有轻微疼痛、色素沉着、皮肤脱屑
中红斑	二级红斑量 (second-degree erythema, E2)	2 小时内出现，持续 4～5 天，剂量可达 MED 的 5 倍	刺痒、明显的灼热感，有轻度色素沉着和脱屑，与晒伤相似
强红斑	三级红斑量 (third-degree erythema, E3)	持续时间长达 7 天，剂量约为 MED 的 10 倍	较重的刺痒和灼热感，可有水疱，色素沉着和脱屑现象明显

紫外线红斑本质上是一种光化学性皮炎，属于非特异性炎症。局部改变包括血管扩张、充血、渗出以及白细胞增多，通常于照射后 30 分钟发生，8～24 小时达高峰。影响红斑反应的因素有多种，包括波长和剂量、照射皮肤的敏感度、人体当时的生理状态、疾病因素、药物及其他光敏食物。

在临床上，过度紫外线照射造成的细胞损伤是限制治疗剂量的主要因素，由于患者对紫外线的敏感程度有明显的个体差异，不同人种，不同肤色、年龄，皮肤的厚度不一，其敏感性差异极大，故选择用生物剂量来作为治疗剂量选择的标准。人们习惯将最小红斑剂量（MED）定义为一个生物剂量。MED 是指在一定距离下，紫外线垂直照射机体出现最弱红斑反应所需的治疗时间。为了保证患者的安全，在第一次照射治疗之前，必须测定 MED。

2. 色素沉着

晒黑是紫外线照射的常见反应，这种效应源于黑色素颗粒的产生和向上迁移以及前黑色素的氧化。随着照射时间的增加，皮肤色素沉着导致肤色变深，紫外线对皮肤深层的渗透会慢慢减少。通常认为，该效应是机体为了保护皮肤免受紫外线损伤的一种保护机制，但也正因为色素沉着效应，为了保证治疗效果，在治疗后期应当适当调高照射剂量。

3. 表皮增厚

随着照射时间的不断增加，表皮和角质层将会变厚，该现象被认为是由照射后前列腺素前体的释放引起表皮 DNA 合成增多，细胞分裂和增生加快引起的。也有学者认为，DNA 对紫外线有吸收作用，小剂量的紫外线照射亦可直接刺激 DNA 合成、表皮细胞增生和促进细胞分裂。UVB 照射最易引起表皮增厚，长期反复的 UVB 照射会导致照射部位变粗糙、表皮组织变厚。该反应与色素沉着反应相似，都被认为是人体保护皮肤免受紫外线伤害的一种机制。

4. 对维生素 D 合成的影响

众所周知，人们可通过晒太阳来达到"补钙"的目的，其中的关键就是阳光中的紫外线对人体维生素 D_3 合成的促进作用。通过适当的紫外线照射，人体皮肤中的 7-脱氢胆固醇可转变为维生素 D_3，使得血液中维生素 D_3 达到一个较高的水平，而该物质具有促进消化系统对钙吸收的作用，同时亦可促进骨组织钙盐的沉着。正常成人通过日常的光照即可完成这一过程，然而对于一些生活在日照不足地区的人群，或是长期卧床导致骨质疏松的患者，可能会出现血液中维生素 D_3 不足的情况。

5. 对 DNA 及 RNA 的影响

DNA 主要存在于细胞核的染色体内，是细胞繁殖、发育、生长的核心。细胞内的 DNA 与 RNA 对波长 300nm 以下的紫外线均有吸收作用，小剂量的紫外线照射可以促进细胞的分裂与增生，促进 DNA 的合成。大剂量的紫外线照射则会使 DNA 解旋，导致细胞的死亡或活动异常。对于病原体来说，大量的紫外线照射可以破坏 RNA，从而影响蛋白质的合成等细胞活动。该作用是 UVC 杀菌的主要机制。

6. 对免疫系统和变态反应的影响

紫外线照射可对免疫系统产生影响，低剂量照射时免疫系统会被抑制，而高剂量照射时，可激活单核-巨噬细胞系统，同时增加淋巴因子的数量，活化免疫细胞，增强机体的免疫功能。此外，红斑量的照射可以抑制机体的变态反应，具体机制为抑制肥大细胞介导的过敏反应，因此在临床上可用于防治以 I 型变态反应为主要发病机制的疾病。

7. 光敏反应

服用某些药物，例如呋喃香豆素类、四环素类和汞制剂类药物等，可以增强患者对紫外线的敏感性，使患者在接受紫外线照射时产生较强的反应。临床上把这种服用光敏剂后接受紫外线照射治疗的方法称为光化学疗法或光敏疗法。例如服用补骨脂素 2 小时后接受 UVA 照射以治疗顽固性银屑病。

（二）治疗作用

1. 杀菌

在临床上或实验室环境中，采用短波紫外线灯长时间照射可产生明显的杀菌作用，可直接杀灭病原体或改变其生存环境，抑制其增殖。不同细菌对不同波长紫外线的敏感程度不一，所需要的照射能量也不同。杀菌效应最强的紫外线波长为 253.7nm，300nm 以上的紫外线无直接杀菌能力。紫外线波长与杀菌能力见表 14-4。

表 14-4 紫外线波长与杀菌能力

波长	杀菌能力
220nm	0.25
240nm	0.62
254nm	1.0
257nm	1.0
270nm	0.87
290nm	0.5
300nm	0.06
340nm	0.0009
400nm	0.0001
700nm	0.00001

2. 消炎并促进伤口愈合

紫外线可用于治疗急、慢性感染的伤口，通过中短波紫外线直接照射伤口，可达到杀菌消炎的效果。同时，适量的紫外线照射可促进细胞表皮的增生，刺激 DNA 的合成和细胞分裂，加速肉芽组织的形成，促进坏死组织的脱落，加快伤口愈合。

3. 镇痛

红斑量的紫外线照射有明显的缓解疼痛的效果。照射后神经兴奋性降低，照射部位痛阈升高。此外，照射后皮肤区域血液循环加快，加速受损组织的修复以及致痛物质的清除，达到缓解疼痛的效果。

4. 促进维生素 D_3 的合成和钙的吸收

紫外线照射可以促使皮肤中的 7-脱氢胆固醇转变为维生素 D_3，维生素 D_3 经过肝脏和肾脏的羟化后形成二羟基维生素 D_3，可促进肠道和肾小管对钙的吸收，维持血钙平衡，可达到防治骨质疏松和佝偻病的目的。

5. 脱敏治疗

紫外线照射可抑制肥大细胞释放过敏介质，抑制 I 型变态反应，同时多次小剂量的照射可使机体产生少量的组胺，刺激组胺酶反应性增多，分解血液中过多的组胺，从而达到脱敏的效果。另外，紫外线照射后血钙浓度增加，钙离子可以降低毛细血管的通透性，缓解过敏症状。

6. 调节机体免疫功能

低剂量照射可以抑制机体过强的免疫反应。高剂量照射时，可激活免疫系统，增强吞噬细胞的吞噬效果，改变淋巴细胞的分布，激活 T 细胞和 B 细胞，增强体液免疫。

7. 光敏反应的运用

紫外线照射与光敏药物合用可产生光加成反应，可在减少照射引起的不良反应的同时增强治疗效果。如采用补骨脂素作为光敏剂，在服药 2 小时后进行 UVA 照射，抑制银屑病患者病灶区内表皮细胞的 DNA 复制，抑制表皮细胞的生长，消除银屑病斑块。若用于白癜风患者，可激活休止期黑色素细胞，促进黑色素的合成。需注意的是，长期的光化学疗法会加速皮肤的老化，且近年来相关研究表明，光化学疗法具有一定的致癌作用，这种致癌风险与多种因素有关，如人种、肤色、机体免疫情况、既往的照射史等。

二、紫外线的治疗技术

（一）紫外线灯的种类

1. 强紫外线高压水银灯

强紫外线高压水银灯又被称为热石英灯，是最常用的人工紫外线灯，可使紫外线大量穿透表皮，主要发出波长为 300～400nm 的中长波紫外线，主峰波一般为 365nm。这种类型的紫外线灯工作时温度较高，按照不同的功率可分为：①落地式（图 14−1A），功率在 300～500W，常见的灯管为"U"形灯管，可用于全身照射或局部照射（图 14−1A）。②台式，功率较落地式低，为 200～300W，具有移动方便的优点，可用于局部照射。③水冷式，其特点是紫外线灯罩内有流动水流，可对灯管进行冷却，以保证灯管温度维持在较低的水平，适用于紧贴皮肤的照射或体腔照射。

2. 短波紫外线低压水银灯

短波紫外线低压水银灯被称为冷光紫外线灯或消毒灯，主要发出 UVC，主峰波一般为 253.7nm，功率从 4W 到 100W 不等，主要用于杀菌消毒和空气净化。短波紫外线低压水银灯按功率可分为：①落地式，功率 30～100W，灯管为盘状，适用于大面积的照射灭菌。②手提式，功率 10～15W，方便携带，适用于面积较小的照射（图 14−1B）。③体腔式，功率 5～10W，通过石英导子放入人体体腔做体腔内照射。④荧光灯，特点是灯管上涂有特定的荧光物质，根据紫外线灯的波长，可使不同荧光物质激发出不同波长的紫外线。

全身照射治疗仪见图 14−1C。

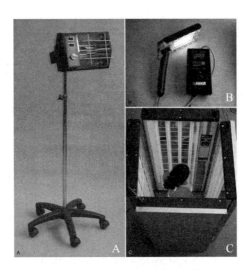

图14-1 不同类型的紫外线灯

A：落地式强紫外线高压水银灯；B：手提式短波紫外线低压水银灯；C：全身照射治疗仪

（二）紫外线剂量的测定

紫外线剂量的测定包括物理剂量测定与生物剂量测定。物理剂量测定是用紫外线强度测定计测定辐射源在一定距离的紫外线辐射强度，其剂量单位为瓦/平方厘米（W/cm^2），可换算成焦耳（J），再依治疗所需的距离算出时间。物理剂量是准确的，但是因为不同患者、不同照射部位等因素会导致对同一物理剂量反应的差异，因此临床上通常使用生物剂量。

在每位患者首次接受紫外线照射治疗之前，为了确定患者对紫外线的敏感程度和保证患者的安全，首先应进行 MED 的测定。由于对紫外线辐射的反应可能会因为辐射频率、紫外线灯功率的不同而有较大的差异，如人体皮肤对波长 300nm 的紫外线的敏感性约是波长 320nm 紫外线的 100 倍，故测定时和治疗时必须使用同一盏紫外线灯。若在治疗过程中需要更换紫外线灯，则必须重新进行测定，然后才能继续治疗。若两次治疗时间相隔过久，也需要重新测定。同时，随着疗程中皮肤色素沉着，皮肤组织增厚，治疗后期应当适当增加照射剂量。若选用光敏疗法作为治疗方案，测定也需要在口服或药物浸浴后进行。一旦确定了 MED，就可以选择治疗剂量用以治疗。测定时紫外线可能会对身体其他部位造成损伤，因此需要做好防护。

1. 测定部位的选择

选择身体不经常被阳光照射的部位，如前臂掌侧、腹部、臀部以及大腿。

2. 测定器

测定器由一张 4cm×20cm 的不透明纸板或塑料板制成，其上开有 4～6 个 2cm×2cm 大小的正方形小窗，每个小窗相隔 1cm，表面有遮盖小窗的推拉插板。

3. 测定方法

（1）患者取舒适体位，将测定器放置在测定部位，将测定器周围皮肤用不透光的毛巾遮盖好，避免周围皮肤暴露在紫外线辐射下。

（2）将照射灯放置在距离照射区域 60~80cm 的区域，照射时光线应当垂直于皮肤，放置完毕后测定灯管与皮肤之间的准确距离。

（3）将测定器上除第一个小窗外的其他小窗全部用遮盖板盖好，打开紫外线灯，需要预热的设备可提前预热，一旦灯具达到目标功率，将光线对准照射区域，同时开始计时。

（4）每隔 5 秒打开一个小窗，直至全部打开，最后一个小窗打开 5 秒后，关闭紫外线灯，测量操作完毕。

若小窗的数量是 4 个，根据上述操作，第一个小窗内的皮肤照射时间是 20 秒，第二个小窗的照射时间是 15 秒，第三个小窗的照射时间是 10 秒，最后一个小窗的照射时间是 5 秒。

照射时间其实并没有严格的规定，可视患者的情况进行调整，如肤色较深的患者可适当增加照射时间，对于服用光敏药物和肤色较浅的患者，推荐缩短照射时间。此外，小窗的数量越多，对敏感性的评估精确度就越高。

测量后 6~8 小时观察照射部位，若发现某一小窗内的皮肤出现最弱红斑反应，则以此小窗的照射时间为 1 个生物剂量。若在照射后全部窗口都没有出现红斑，或全都出现红斑，则应适当调整照射的时间，重新测定。

（三）常见的照射技术

1. 全身照射法

（1）照射方法：一般选用大功率落地式紫外线灯，治疗时要求患者裸露全身，由于紫外线辐射可能会对生殖器造成不利影响，因此应对其进行保护，可穿一条深色的三角裤，女性患者可用棉花遮盖乳头。治疗时患者与治疗师均应佩戴紫外线防护眼镜以保护眼睛不受紫外线影响。首次照射时剂量应低于 MED，如 1/8MED、1/4MED、1/2MED，隔日治疗。之后逐渐增加剂量，最大可增加到 4~5 倍 MED，10~20 次为1 个疗程。成人照射可分为 4 个区进行，灯头中心依次对准胸部、膝关节、背部以及腘窝处，紫外线灯管与皮肤的距离可设定为 100cm。儿童一般可分为两个区进行照射，灯距可缩短为 50cm，同时照射剂量应当缩减。

（2）照射剂量的选择：初次照射时剂量应小于 1 个生物剂量，随着机体对照射量的适应，可逐步增加剂量至峰值（4~5 倍 MED）。增加速度可采用缓慢进度（每次治疗增加 1/8MED）、基本进度（每次治疗增加 1/6MED）、加速进度（每次治疗增加1/4MED）。同样，照射剂量的选择和剂量的增加速度应根据患者的情况而定，对紫外线较敏感的患者应缓慢增加进度，常用低剂量治疗，反之则可采用快速增加进度和大剂量治疗的方法。

2. 局部照射法

局部照射法一般采用较小型的灯具，如水冷式、台式紫外线灯进行局部照射治疗。

（1）病灶区域照射法：患者取舒适体位，用铺巾盖住治疗区域周围 5～6cm 外的皮肤，只暴露照射部位。采用的剂量可比全身照射时的剂量大，如 5～8MED，每日或隔日照射 1 次，6～8 次为 1 个疗程。

（2）分区照射法：若患者病灶区域过大，单次局部照射无法覆盖全部区域，则可使用分区照射法进行治疗，常在照射面积超过 600cm² 时使用，如坐骨神经痛、腰骶区域疼痛等。视病灶大小将照射区域适当分区，然后逐次进行照射即可。可以根据患者病情变化进行剂量调整。每隔 1 日照射 1 次，10～15 次为 1 个疗程。

（3）中心加量照射法：在病灶区域照射法的基础上，对病灶的中心区域用更高剂量的紫外线进行加强治疗，如病灶区域采用超红斑量照射，而病灶周围 5～10cm 部位采用中红斑量照射。此法通常用于急性皮肤化脓性炎症和顽固性感染性伤口的治疗。

（4）节段照射法：当紫外线照射于躯体的特定节段时，可反射性治疗该节段支配的某些内脏器官，如照射乳腺区可反射性治疗某些盆腔疾病。

（5）穴位照射法：该疗法通过紫外线对不同穴位的刺激，可调节穴位所在的经络和脏腑的功能，可根据不同的疾病选择不同的穴位。治疗前需根据穴位的位置在毛巾上开孔，孔径一般为 1.5cm。

3. 体腔照射法

体腔照射法是一种特殊的紫外线照射方式，一般选用水冷式高压水银灯或冷光低压汞石英灯，并根据不同的照射体腔接以合适的体腔石英导子进行照射。

（1）在照射之前应当进行石英导子消毒，以防止导子置入体腔时带入病原体。通常临床上会使用 75% 酒精进行 30 分钟的浸泡，然后用无菌纱布擦拭干备用。

（2）选择合适的体腔导子，置入体腔内，对准或直接接触病灶进行照射。

（3）由于紫外线通过体腔导子之后照射强度会降低，故照射剂量应适当增加，一般以测得的皮肤生物剂量的 1.0～1.5 倍计算。

（4）治疗完毕后取出体腔导子，冲洗干净之后再用 75% 酒精消毒。之后隔日治疗 1 次，5～10 次为 1 个疗程。

4. 光敏疗法

该疗法又被称为光化学疗法，包括 PUVA、血液光敏疗法和肿瘤光敏疗法三种。三者中 PUVA 在临床上已得到广泛运用，血液光敏疗法与肿瘤光敏疗法仍然处于实验室研究阶段。一般将 UVA 作为该疗法的紫外线光源，而使用的光敏剂主要包括 8-甲氧基补骨脂素、3-甲基补骨脂素以及一些天然提取物。给药方式主要有三种：口服、局部擦拭和水浴浸泡。治疗时患者先口服 30～50mg 的补骨脂素，两小时后接受全身 UVA 照射，这种补骨脂素与 UVA 照射结合的治疗方法被称为 PUVA。若患者采用水浴浸泡的方式给药，则应当在浸泡 15 分钟后立即接受照射。局部擦拭给药的方式临床上较少见，一般在患处擦拭酊剂 40 分钟后进行照射。光敏疗法一般隔日进行，剂量的选择需要通过使用光敏剂后的评估来确定，通常以 40％～70％MED 开始，随后每周增加 10％～40％的剂量，20～30 次为 1 个疗程。治疗末期，通常需要在患者症状完全消失后再进行数次加强性治疗以巩固疗效和防止复发。

银屑病的主要病理改变为表皮细胞 DNA 合成增强，表皮细胞增殖过速。PUVA 可显著增强紫外线对上皮细胞 DNA 合成的抑制作用，通过光聚合作用，使 DNA 链中的两个胸腺嘧啶基共价结合，形成胸腺嘧啶二聚体，通过光加成效应，光敏剂与胸腺嘧啶碱形成 C4-环丁型光加成物，导致细胞死亡，从而达到抑制上皮细胞生长的效果。

光敏疗法对治疗寻常银屑病有非常好的效果，斑块的消除率在 80％～90％，接受 PUVA 治疗的患者一般 6 周左右就能清除斑块。但使用 PUVA 可能带来一些不良反应，患者可能会出现某些消化道症状，如恶心、食欲不振等。若长期使用 PUVA，可使得皮肤老化加速，并可能带来癌变的风险，这与长期服用补骨脂素和照射时间过长有关。此外，若患者近期内接受过 X 光治疗，则使用 PUVA 应慎重，因为这会加大患者照射部位癌变的风险。同时，患者在服用光敏剂的 12 小时内应当佩戴防护眼镜或防护眼镜，避免阳光直射皮肤，治疗过程中不再做其他光疗，并停止服用其他光敏药物，如磺胺类、氯丙嗪（冬眠灵）等。也不宜饮酒及涂用化妆品。哺乳期妇女应停止哺乳。孕妇、白内障患者、严重系统性疾病患者忌用。

（四）操作方法

（1）保持治疗室通风良好。

（2）清洁灯管，用 95％的无水酒精棉球擦拭灯管，然后预热灯管，在预热期间用不透光布遮盖灯管。

（3）患者和治疗师均需佩戴防护眼镜，用不透明的铺巾遮盖患者除治疗区域外的全部皮肤。

（4）对照射区域皮肤进行清洁和消毒。

（5）调整灯管与患者照射区域的位置，使灯管距离和角度与测定 MED 时一致。

（6）引导光束，启动计时器，根据所需治疗效果选择照射时间。

（7）治疗完成后，观察治疗区域，并对治疗设备进行消毒和清洁。记录给出的治疗和照射后的反应。

三、紫外线治疗的临床应用

（一）适应证

紫外线照射最初用于治疗皮肤结核，随后被用于治疗皮肤病，包括银屑病、痤疮、脱发和白癜风。目前，紫外线主要用于治疗银屑病，以及一些急、慢性伤口感染或者不愈合。紫外线的常见适应证如下。

（1）全身照射的适应证：维生素 D 或钙缺乏性疾病，如佝偻病、软骨病和骨质疏松；免疫功能低下；全身性疾病导致的皮肤症状；常见皮肤病，如斑秃、玫瑰糠疹、银屑病、白癜风等。

（2）局部照射的适应证：皮肤组织急性感染，如毛囊炎、甲沟炎、疖肿、痈、急性蜂窝织炎、各类伤口、窦道、压疮、丹毒和软组织急性化脓性炎症等；神经痛，如带状疱疹后遗神经痛、急性神经痛等；体表器官的急性炎症，如急性乳腺炎、淋巴结炎、骨关节炎和静脉炎等。

（3）光敏疗法的适应证：多用于皮肤病，如白癜风和银屑病。

（4）体腔照射的适应证：人体体腔感染时使用，如外耳道、鼻腔、口腔、阴道、直肠以及一些窦道的感染。

（二）禁忌证

（1）全身系统性疾病：如系统性红斑狼疮、血小板减少性紫癜、血友病。紫外线照射可能会引起皮肤病变，从而加重全身性症状。

（2）严重的全身性感染：紫外线照射有可能会加快患者的疾病进程，故应谨慎。

（3）重要器官衰竭：急、慢性心力衰竭，肝肾衰竭等。

（4）恶性肿瘤：基底细胞癌、鳞状细胞癌和恶性黑色素瘤等。

（5）患者已经接受过电离辐射治疗：若治疗部位已经接受过类似治疗，如 X 光治疗等，紫外线照射导致癌变的风险会增加。

（6）光敏性疾病：若患者的基础疾病会导致其对紫外线的敏感性增加，则不宜接受紫外线疗法，以防止患者被灼伤或出现严重的不良反应。同样，服用光敏药物的患者也不宜接受紫外线疗法（光敏治疗除外）。若患者在治疗中途必须服用光敏药物，则需重新接受 MED 测定或直接停止紫外线照射。

（7）对生殖器和眼睛的照射：紫外线对生殖器的过度照射可能会带来一些不利的影响，在使用全身性照射治疗时应当用不透光布遮盖生殖器。紫外线对眼睛的照射会损伤角膜、眼睑和晶状体，使患者发生眼球病变的可能性增加，如角膜炎、结膜炎和白内障，故在治疗时患者和治疗师都应当佩戴防护眼镜。

（三）不良反应

（1）灼伤：若治疗剂量过大或 MED 测定不准确，以及患者自身的诸多因素，照射时可能会出现皮肤灼伤。故每次治疗前后应准确记录患者的皮肤情况和症状，适当使用紫外线灯，同时保证 MED 测定的准确性。

（2）加速皮肤老化：已有明确的研究表明，长期暴露于紫外线照射下，皮肤将会过早老化，这种现象被称为慢性光损伤。患者可能会出现皮肤干燥、粗糙、皮革样改变与皱纹和色素异常等症状。这些情况通常被认为是皮肤下胶原纤维变性的结果。

（3）癌变风险：长期暴露于紫外线照射下，会使基底细胞癌、鳞状细胞癌和恶性黑色素瘤的发病率增加，特别是患者因采用光敏疗法而长期服用补骨脂素时。

（4）眼部损伤：紫外线照射眼部时会对相关结构产生损伤，这种损伤一般是短期的，当患者停止照射或采用相应的保护措施后即可缓解。

（5）PUVA 带来的不良反应：患者可能会在服用补骨脂素 2～4 小时后出现恶心、

呕吐的情况，可通过分次服药或饮用一些牛奶来缓解。长期的 PUVA 除了增加皮肤癌变的风险，还有可能带来一些非恶性色素沉着类皮肤病变以及癌前组织学变化。

（四）注意事项

（1）对患者相关信息的记录：①每次治疗前后应当严格记录患者照射前后皮肤的变化，如红斑的外形和出现的时间、患者对紫外线敏感性的变化。②患者的用药情况，是否服用光敏药物，若患者采取光敏疗法，服用的光敏剂是哪一种等。③使用的设备参数，如紫外线灯的序号、灯管与照射皮肤的距离、灯龄和规格功率等。④患者既往的照射史，包括患者之前是否接受过电离辐射治疗、治疗的时间以及疗效等。

（2）对患者的宣教：治疗前应告知患者照射时和照射后可能会出现的反应，如红斑反应以及相关症状。治疗部位应保持清洁，叮嘱患者照射后不要擦洗局部和沐浴，不能抓挠照射部位。在照射治疗前后也不要服用光敏药物或食物。当患者医嘱包括多项物理因子治疗时，应建议患者先进行会产生温热效应的理疗项目，如激光与超短波治疗，后进行紫外线照射治疗，以防止患者不能耐受。

（3）治疗时操作的安全性：紫外线照射可使空气产生臭氧，为了防止中毒，应当保持治疗室通风，并采用单独的房间。照射时只需暴露治疗部位，非治疗部位应当给予保护，用不透光的布盖严，并佩戴防护眼镜。为了保证治疗剂量的准确性和安全性，一般每隔 3 个月测定一次生物剂量。长期使用的灯管应及时更换。

（4）特殊情况的处理：在治疗过程中，应保证治疗剂量的准确性，在治疗前后密切观察照射部位的变化，尤其是进行大剂量照射时，需要注意照射量不能过大，若照射部位红斑反应剧烈，出现水疱并伴有疼痛，应立即减少治疗量或脱离照射，并采用超短波疗法等热疗方式进行处理，之后保护创面。此外，可在治疗后观察照射部位，若没有出现预计的红斑量，则说明照射剂量太小，需适当增加。

四、处方示例

患者，女，30 岁，银屑病病史 10 年，因银屑病斑块复发就诊。双侧肘关节、膝关节各有一 3cm×8cm 大小的红斑鳞屑，斑块部位有轻微的瘙痒感和轻微的疼痛。

评定结果：患者四肢肌力无下降，无感觉异常，关节活动度正常。VAS 评分：1/10。

临床诊断：寻常银屑病。

康复诊断：日常生活活动能力受限。

治疗目标：消除银屑病斑块，减少斑块对患者活动的影响，使其回归正常生活。

治疗方案：可采用 PUVA 消除银屑病斑块。使用低压台式水银灯，在服用补骨脂素 2 小时后测定 MED，当测定部位红斑完全消失即可开始第一次治疗。采用局部照射法，首次治疗剂量设定为 40％MED，随后每周增加 30％，隔日治疗并持续至斑块完全清除。由于患者有四个照射部位，故应使用台式紫外线灯依次进行照射，不推荐使用全身照射，避免增加不必要的照射。在完全清除斑块之后每周进行两次加强治疗，以防止再次复发。在治疗完成后，可鼓励患者穿着露出银屑病斑块的衣服，因为适当的阳光暴露有助于控制患者的银屑病症状。治疗期间严格记录患者对紫外线照射的反应，同时患者应避免阳光直射，以防止灼伤和出现过多不良反应。

（李雪梅 何佩珏）

第四节 激光疗法

激光（laser）是受激辐射放大的光。应用激光治疗疾病的方法称为激光疗法（laser therapy）。激光疗法为 20 世纪 60 年代初期出现的一项新技术，发展非常迅速，在临床上应用日益广泛。激光是 20 世纪重要的科学成果之一。

一、激光疗法的生理效应和治疗作用

众所周知，紫外线主要有光化学效应，红外线主要有光热效应，可见光则兼有光化学效应和光热效应。但是激光则较特殊，除了有光化学效应和光热效应，还可产生机械性效应和高强度的电磁效应等。另外，激光对生物体具有一定的选择作用，表现在：能选择性作用于有色素的组织；能选择性作用于范围较微小的部位；由激光的单色性好的特征达到选择性作用的目的；根据穿透深度来选择性发挥作用；在短时间内，可引起损伤作用和非损伤作用。

（一）相关理论基础

1. 物理特质

除了光的产生、吸收和穿透，激光还有以下物理特质。

（1）粒子数和粒子数反转：通常处于低能级状态的原子数目总是比处于高能级状态的多，即低能级粒子数大于高能级粒子数。但是，为了产生激光，必须使上述情况逆转，即高能级粒子数大于低能级粒子数，这种情况称为粒子数反转。粒子数反转通常是针对低能级粒子数大于高能级粒子数的情况而言。

（2）激励：为了使粒子数反转，必须依靠外界刺激使处于低能级状态的原子跃升到高能级状态，该过程称为激励。激光仪器中发挥激励作用的就是激光的能源，它可以是光能、电能或者化学能。因此激光器必须有一种能源，该能源即为激励装置。

（3）光振荡：通过激励作用能产生粒子数反转的物质称为工作物质，常见的工作物质有氦、氖、氩、二氧化碳、红宝石、钕玻璃、掺钕钇铝石榴石等。光线通过能使粒子数形成反转的物质时，将出现光放大现象。光线每通过该物质一次，光则放大很多倍。光线在该物质中通过的次数越多，则放大的倍数越多，只有多次通过该物质，才能将光线增强为强度较大的激光。通过在激光仪器圆柱腔的两端加上两块反射镜可以解决因激光仪器中工作物质体积小而无法使光线得到多次放大形成激光的问题。光线在谐振腔中的往返行动称为光振荡。光振荡的发生是反射镜存在的结果。

233

2. 激光的形成

激光的形成与我们通常认为的由灯泡等物体发出的光有很大的不同。激光器包括一个封闭的腔室或环境，其中存放着可激化的气体、液体或固体激活介质。当电能、光能或化学能传导至激活介质时，原子激发发生。活性介质最外层能级的原子被提升到下一能级，导致激活介质中处于激发态的原子不稳定。这些不稳定的原子需要释放能量来适应原子的降级，使其回到原来稳定的位置。在这个过程中，它们释放的能量是以光子的形式存在的，光子通过激活介质，进一步激发，形成粒子数反转。粒子数反转为产生激光的必要条件之一。

容纳活性介质的腔室称为光学谐振腔。这种谐振腔由两块相互平行并且同时垂直于工作物质中心轴线的反射镜构成。其中一面镜子能将光全部反射出去；另一面则是部分反射，允许一小部分光能（光）从空腔或腔室发出。发出的光就是我们所说的激光。谐振腔的作用就是使受激辐射的光在谐振腔中不断地来回反射，每经过一次，工作物质光就得到放大，当光被放大到超过光的损耗时（如衍射、吸收、散射等损耗）就产生了光振荡，并在部分发射的镜子一端发出激光。

3. 激光的物理特征

激光在本质上和普通光没有什么区别，既是电磁波又是粒子流，也受光的反射、折射、吸收、穿透等一系列物理规律的制约，但是由于激光的产生形式不同于一般的光线，因此它具有一些独特的物理特征。

（1）亮度高：单位面积上能量的多少称为能量密度。激光的能量密度比太阳大，因而呈现高亮度。激光的高亮度主要是因为激光在产生过程中被无数次振荡和放大，光线在发射方向上高度集中。另外，激光的高亮度也是相干光叠加效应的结果。激光的辐射强度大，加上方向性好，高强度的激光可以集中到很小的面积上，因此亮度高。医学用光刀切割组织、汽化浅表肿瘤以及显微光谱分析等技术，都是利用激光的高亮度所产生的高温效应。

（2）单色性好：在激光的发光形式中，可以得到单一能级间所产生的辐射能，这种光是同波长（或同频率）的单色光。波长范围越窄，光的颜色越纯，单色性越好。例如，一般的白光，实际上是由红、黄、橙、绿、蓝、青、紫七色构成，它的光谱范围为400～760nm，这个范围比较宽，因此其光谱不纯。激光则是目前世界上光谱最纯的光。

（3）方向性好：发散角是衡量光线从光源发出后能否平行前进的重要参数。发散角越小，光线在前进过程中越平行，光的成束性越好。普通光源都是向四面八方同时发光的，而激光的发散角非常小，通常以毫弧计算。激光几乎是平行准直的光束，在其传播的过程中具有高度一致的方向。气体激光器发射的激光方向性最好，固体激光器次之。根据激光方向性好这个特征，可将其运用于定位、导向和测距。同样，在医学上也可利用激光方向性好进行手术。

（4）相干性好：相干性是指在某些点上波的幅度和起伏次序之间的相互关系。相干性是光的一种干涉现象。相干性好是指波的频率相同、方向相同和光波波动的步伐相同。激光各发光中心相互关联，可能在较长时间内存在恒定的位相差，所以具有很好的相干性。相干性好是激光的重要特征之一。这种特征使全息照相得以实现。激光全息术已广泛应用于医学、生物学及其他领域。

4. 激光疗法的作用原理与影响因素

激光和生物组织相互作用后所引起的生物组织的任何变化均称为激光的生物学效应。激光的生物学效应是激光应用于医学的理论基础。激光作用于人体产生生物学效应取决于两方面因素，即激光参量以及生物组织性质。

(1) 激光参量。

1) 波长：激光作用于特定的生物组织时，可以被组织全部吸收或部分吸收而发生强弱不等的生物学效应、热效应、光化学效应。如血管中的氧合血红细胞对波长585nm 的光吸收能力最强，对波长 532nm 的光吸收能力次之，对 600nm 以上的光波几乎没有吸收。

2) 激光功率密度：激光功率密度是决定激光生物学效应强弱的重要参量。激光功率密度即激光的照射度，是垂直照射到单位面积上的激光功率。

$$激光功率密度 = P/S = 4P/3.14d^2$$

式中，P 为激光功率，单位为 W 或 mW；S 为照射的光斑面积，单位为 cm^2 或 mm^2；d 为光斑直径。

3) 能量 (E)：激光功率和辐射时间的乘积即为激光输出的能量。

$$E = Pt$$

能量的单位是焦耳 (J)。

4) 能量密度 (D)：能量密度的单位是 J/cm^2。通常脉冲激光用能量密度来表示。我们通常用能量密度来衡量激光治疗剂量，并且大多数激光治疗仪的能量或能量密度是可以调整的。

$$D = E/S = P/St$$

5) 激光束的光斑大小：激光辐射强度是随着光束的光斑面积减小而成反比增强的，在临床上治疗疾病时应根据需要调整光斑大小。通常用低强度激光穴位照射时，可用原光束照射穴位，或者对病变部位进行移动式扫描照射，以达到治疗效果。

6) 激光工作方式：激光波长和剂量相同而工作方式不同，其产生的生物学效应则不同。①连续激光：由激光器的泵浦源连续激励激光工作物质，使其持续不断输出激光。②脉冲激光：用一些特殊的激光技术使激光器以间断方式输出，瞬间输出较高功率的激光。脉冲激光可分为单脉冲激光和重复脉冲激光。

7) 激光模式：在谐振腔内形成振荡的光波波形称为振荡模式。模式不同，会形成不同频率和光斑的图形，因而产生不同的生物学效应。激光模式一般可分为纵模和横模。输出单一振荡频率的波形称为单纵模，输出两种或两种以上频率的激光称为多纵模。横模也分为单横模和多横模。单横模的光斑呈高斯分布，光斑中部的功率密度比边缘大很多，这种模式具有最好的相干性和方向性，故可以作激光手术刀和全息照相之用。多横模激光由于制造工艺较容易，故一般输出功率较大，可以散焦照射。

8）激光偏振性：振动方向相对于该束光的传播方向不对称的光称为偏振光。装有 Brewster 窗的激光器输出的激光都具有偏振性。有报道，偏振性激光的生物学效应大于非偏振性激光。

（2）生物组织性质。

生物组织性质主要指机械性质（密度、弹性等）、热学性质（比热、热容量、热导率、热扩散率）、电学性质（阻抗、介电常数、极化率）、光学性质（反射率、透射率、吸收系数、散射系数）、声学性质（声阻、声吸收率），其他如色素、含水量、血流量、不均匀性、层次结构等也在此列。

例如皮肤，对不同波长的激光反射率不同。皮肤对红色光和近红外光之间波长的光反射率较大，而对小于 $0.3\mu m$ 的紫外光和大于 $2\mu m$ 的远红外光，任何肤色皮肤的反射率都很小。一般白色皮肤的反射率比黑色皮肤的反射率要大。皮肤的热学性质与比热容、热导率以及热扩散率有关。皮肤各层比热容不一样，通常，角质层＜棘细胞层＜真皮层。皮肤的热导率受多种因素影响，如皮肤厚度、活性、温度、血流速度、色泽等。皮温高，热导率高。

（二）生理效应

一般认为，从物理、化学和生理的角度而言，激光的生理效应主要表现在热效应、压强效应、电磁效应、光化学效应和低能量激光的生物刺激效应五个方面；从对机体有无损伤的角度而言，其生理效应分为低能量激光对机体的非损伤作用和高能量激光对机体的损伤作用。非损伤作用，如引致温热（37～39℃）、热致红斑（43～45℃）等。损伤作用，如热致水疱（47～48℃）、凝固（55～60℃）、炭化（300～400℃）、气化（5000℃以上）等。

1. 热效应

激光进入生物机体后被组织吸收，被吸收的能量在组织中转化为热能，可使组织的温度在极短的时间内升高到 200～1000℃，从而使组织发生变性、凝固、坏死，甚至炭化、气化。临床上可利用激光不同的热效应治疗不同的疾病。利用高能量激光的气化作用，可以切除肝脏、肺脏和脑部肿瘤组织；利用高能量激光的炭化、气化作用，可以治疗皮肤病变和妇科疾病；利用高能量激光的凝固作用，可以治疗眼底病和血管疾病等。利用低能量激光的热致红斑作用，可治疗溃疡、白斑等。

2. 压强效应

光本身具有光压，当光辐射到组织上时，在组织表面产生辐射压力，称为一次压强。激光比普通光的辐射压力大得多。高能量激光本身可产生很强的辐射压强，机体组织吸收高能量的激光后，组织产生急剧的热膨胀，突然的热膨胀会对周围组织施加压力；同时，组织中的水沸腾也能产生较大压强，这种压力以冲击波的形式表现出来，从而再次在机体组织表面产生压强，称为二次压强。临床上利用激光压强效应治疗很多疾病，如白内障、青光眼、泌尿系统结石等。

3. 电磁效应

激光是电磁波，高功率激光可产生强大的电磁场，其强度可在生物组织中产生高温、高压和高电场，从而引起一系列生物学效应，使生物组织内蛋白、核酸变性，组织细胞损伤、破裂。另外，在高电场作用下能产生活性很大的自由基，自由基具有很高的化学活性，可引起细胞损伤；同时也可产生二次、三次谐波，以及布里渊散射、拉曼散射、电致伸缩等反应，使细胞损伤、破坏，用于肿瘤治疗。

4. 光化学效应

光化学效应是激光引起的光化学反应的结果。光化学效应是激光的重要生理效应之一。

（1）光化学反应：激光与生物组织相互作用时，组织吸收激光光子的能量而被激活，产生受激原子、分子和自由基，从而引起一系列的化学反应，影响细胞代谢，并被生物组织选择性吸收。蓝光或紫外线波长范围内的激光可导致酶、氨基酸、蛋白质、核酸的活性降低或失活，分子结构改变，从而产生相应的生物学效应，如杀菌、热致红斑、色素沉着、维生素合成等。

（2）光分解反应：有机物分子中的某些化学键吸收光能后发生断裂，生成两个新的分子。光分解反应包括光氧化反应和光致聚合反应。

（3）光敏化反应：①不需要氧分子参与的光敏化过程，如利用高效的光敏化剂补骨脂素，通过紫外光或产生紫外光的 N_2 激光准分子激光照射产生光敏作用来治疗牛皮癣和白癜风。②需要氧分子参与的光敏化过程，如以血卟啉衍生物（hematoporphyrin derivative，HPD）作为光敏化剂进行光动力学治疗（photodynamic therapy，PDT）。光敏化治疗本质上是能量转移。进行激光照射时，血卟啉因光动力学作用被激活，产生活性极高的新生态氧，其可破坏供应肿瘤的血管组织和癌细胞的线粒体、微粒体，从而导致癌细胞死亡。这种治疗方法已广泛应用于体表肿瘤、胃癌、膀胱癌和食管癌等。另外，该方法还可用于荧光诊断。

5. 低能量激光的生物刺激效应

激光在临床上的应用是多方面的，但在光疗中应用较多的是低能量激光。激光照射至机体组织时，可引起机体组织出现生理生化改变，称为低能量激光的生物刺激效应。低强度的激光照射会影响机体的免疫功能，增强白细胞的吞噬作用。适当剂量的激光照射可抑制细菌生长，促进红细胞合成、毛发生长和骨痂生长，加速肠绒毛运动、伤口愈合以及神经组织修复，增强肾上腺功能和蛋白质活性。有大量研究报道，$1/10\sim$ $1\mathrm{mW/cm^2}$ 强度的低能量氦氖激光对植皮愈合、大鼠烧伤皮肤再生、小鼠舌黏膜再生、狗骨折的愈合、周围神经的生长均有刺激作用。

（三）治疗作用

1. 低能量激光的治疗作用

低能量激光具有明显的生物刺激作用和调节作用，其治疗基础不是温热效应，而是光的生物化学反应。

（1）消炎：低能量激光刺激机体的免疫系统，使血管的通透性增加，局部血液循环加快，白细胞吞噬能力增强，免疫球蛋白增加，肾上腺皮质功能增强，增加机体免疫功能，提高局部抗感染能力，这些都有利于抗炎。国内外许多学者的研究发现，进行低能量激光照射时，局部微循环增强，丙种球蛋白合成加速，血清溶菌酶和总补体含量上升，吞噬指数增加 0.5~2.0 倍。

（2）镇痛：低能量激光对组织产生刺激、激活、光化作用，可改善组织血液循环，加速代谢产物和致痛物质的排出。通过抑制致痛物质的合成，提高痛阈，达到镇痛效果。有文献报道，在急性炎症中，5-HT 比正常时含量显著增高，进行低能量激光照射后 5-HT 含量明显降低（P 小于 0.05），由于 5-HT 为致痛介质之一，因此低能量激光的镇痛作用可能是由于降低了组织中的 5-HT 浓度。

（3）促进创面和溃疡的愈合：低能量激光照射皮肤时，可影响细胞膜的通透性，促进蛋白合成和胶原纤维、成纤维细胞的生成，增强酶的活性，促进组织代谢与生物合成，加速线粒体合成 ATP，加速组织修复。因此，低能量激光有利于创面、溃疡的修复和愈合，促进毛发和断离神经再生，促进骨折愈合。有文献报道，用 $0.1 mW/cm^2$ 的氦氖激光照射烧伤部位 5~10 秒，隔天照射 1 次，总共照射 10 次，可以观察到烧伤部位肉芽组织生长迅速，植皮后上皮形成的速度比对照组快，伤口渗液中嗜中性白细胞、成纤维细胞增多，吞噬作用也明显增强。

（4）"光针"作用：低能量激光照射穴位时，向穴位输入能量，有"光针"作用。通过对经络的影响，改善脏腑功能，从而起到治疗作用。低能量激光有微热作用，这使得激光"光针"兼具针和灸的功能。由于低能量激光穿透深度较浅，因此低能量激光照射只适宜在较浅的穴位上使用。

（5）调节神经以及免疫功能：低能量激光照射时，可刺激神经反射区的神经末梢，反射性地作用于相应节段和全身，有调节神经功能与免疫功能的作用。关于低能量激光调节神经以及免疫功能的机制，目前尚未阐明，存在以下几种假说："生物场"假说、"半导体"假说、光调节假说、细胞膜受体假说、偏振激光假说。但是各种假说尚不成熟，需要更多的研究。

2. 高能量激光的治疗作用

（1）激光手术：激光手术是用细而准直的高能量激光束，经聚焦后，利用焦点的高能、高温、高压的电磁场作用和烧灼作用，对病变组织进行切割、黏合、气化，用于组织止血、黏着、焊接或切割、分离，如皮肤赘生物、宫颈糜烂以及胃、直肠、支气管、膀胱内肿物的切割或止血。常用的是二氧化碳激光器、掺钕钇铝石榴石（Nd-YAG）

激光器。激光手术具有出血量少、术后感染率低、组织损伤小、疼痛较轻等优点。

（2）激光治疗肿瘤：激光治疗肿瘤主要是基于其生物物理学方面的特殊作用，即激光的高热作用可使肿瘤被破坏；激光的强光压作用（机械作用）可使肿瘤表面组织挥发，使肿瘤组织肿胀、撕裂、萎缩，并可产生二次压力作用。激光治疗肿瘤可能与其对免疫功能的影响有关。另外，有研究报道，高能量激光治疗肿瘤可能与影响肿瘤周围的血管有关。激光与光敏药物可综合应用诊治肿瘤，由于肿瘤细胞对光敏剂血卟啉衍生物（HPD）有特殊的亲和力，因此光敏剂血卟啉衍生物在血液中达到一定浓度时，便聚集在肿瘤细胞内，通过光敏作用破坏肿瘤，用以诊治腔内及体表的肿瘤。

二、激光治疗技术

（一）设备

1. 低功率激光器

低功率激光器是指功率峰值不高于 1mW 的激光器，主要包括氦-氖（He-Ne）激光器、砷化镓（GaAs）半导体激光器和镓铝砷（GaAlAs）半导体激光器。He-Ne 激光器是医学上用途最广泛的激光器，输出波长 632.8nm 的激光，同时伴有红光，功率为 5W～30mW；GaAs 半导体激光器输出波长为 910nm 的红外激光，不伴有可见的红光；GaAlAs 半导体激光器输出波长 820nm、830nm 的红外激光，同样不伴随可见的红光，功率为 5～50mW。低功率激光器可直接进行体表照射或通过光导纤维进行体表或体腔内照射。

2. 高功率激光器

高功率激光器是指功率峰值为 10～200W 的激光器，主要包括二氧化碳（CO_2）激光器、掺钕钇铝石榴石（Nd-YAG）和氩离子（Ar^+）激光器。CO_2 激光器输出波长 $10.6\mu m$ 的红外激光。Nd-YAG 激光器输出波长 $1.06\mu m$ 的红外激光，功率 100～200W，用于激光外科治疗。Ar^+ 激光器输出波长 514nm 和 485nm 的绿光、蓝紫光激光，功率 5～50W，用于皮肤科、眼科、内科、外科等领域的治疗，也可以通过内镜进行体腔内治疗等。

（二）操作方法

1. He-Ne 激光器操作方法

（1）接通电源，激光管点亮后依次调整电压和电流，使激光管发光稳定，一般需 3～5分钟。

（2）在照射创面前，先用生理盐水或 3% 硼酸水清洗干净创面。

（3）在照射穴位前，应先准确定位穴位，可利用甲紫进行标记。

（4）如果存在照射不到的治疗部位，可通过反射镜反射法或光导纤维使光照射到治疗部位。

（5）治疗时患者取舒适体位，充分暴露治疗部位（注意保护患者隐私），照射距离为 30~100cm（视病情及激光器功率而定），光束应与被照射部位垂直，使光束准确照射在病变部位或穴位上。

（6）照射剂量尚无统一标准，小功率 He－Ne 激光输出功率在 10mW 以下，每个治疗部位照射时间为 5~10 分钟，每日照射 1 次，同一部位照射一般不超过 12~15 次。

（7）激光器一般可连续工作 4 小时以上，连续治疗时，无需关机。

2. CO_2 激光器的操作方法

（1）首先打开水循环系统，检查水流是否通畅，水循环系统如有故障，不得开机工作。

（2）检查各机按钮是否在"0"位置，确认在"0"位置后接通电源，依次开启低压及高压开关，并调至激光器最佳工作电流。

（3）患者取舒适体位，暴露治疗部位（注意保护患者隐私），并予消毒，治疗区周围以生理盐水纱布覆盖防护。

（4）操作者戴好防护眼镜，缓慢调整激光器，以散焦光速照射治疗部位。

（5）照射距离一般为 150~200cm，使局部有舒适的温热感为宜，勿使过热，以免烫伤。每次治疗 10~15 分钟，每日 1 次，7~12 次为 1 个疗程。

（6）治疗结束，按照与开机的相反顺序关闭各组按钮，关闭按钮 15 分钟内勿关闭水循环系统。

3. 光动力疗法的操作方法

光动力疗法（PDT）指在特定波长的光作用下使组织细胞内光敏剂发生光化学反应治疗疾病的方法，可用于肿瘤治疗，也可利用荧光反应进行肿瘤的诊断和定位。

（1）使用光敏剂血卟啉衍生物前应先在患者前臂皮肤划痕做过敏试验，结果阴性者，按规定 2.5~5.0mg/kg 体重给药，将药物溶于 250mL 生理盐水中静脉滴注。

（2）一般在给药后 48~72 小时开始照射，可以用氩离子激光或其他大功率 630nm 红光激光局部照射 20~30 分钟。

（3）进行体表局部直接照射，以治疗体表恶性肿瘤；进行内镜、光导纤维体腔内照射，治疗口腔、食管、胃、膀胱等体腔内及体表肿瘤。

（4）一般在治疗后 24 小时肿瘤变黑坏死，1 周后形成黑痂，2~3 周后脱落。

（5）治疗 1~2 次，再次照射应间隔 1 周。

（三）注意事项

（1）光导纤维不得挤压、弯曲，以防折断。

（2）激光管有激光输出时不得直接照向任何人眼或经反射区反射至人眼，操作者及患者均应戴激光防护眼镜，保护眼睛。

（3）治疗过程中，患者不得随意变换体位或移动激光管。

（4）操作者应定期做健康检查，特别是眼底视网膜检查。

（5）光敏治疗的患者于注射药物后 1 个月内应居住暗室，严禁日光直晒，以免发生全身性光敏反应。

（6）3～6 个月定时检查激光器的输出强度，强度过弱时应停止使用，更换灯管。

三、激光疗法的临床应用

（一）高能量激光的临床应用

1. 外科疾病

近些年，激光医学在外科上取得了很大的进展。

（1）食管疾病：主要针对食管癌治疗，应用高强度激光的加热、气化、凝固等作用以及 PDT 治疗均可产生较好的效果。

（2）胃肠吻合术：利用激光仪器处理胃肠吻合端，可以简化操作，缩短手术时间，避免吻合口内缝扎线的异物反应，也可避免黏膜下血管结扎不当而引起吻合口出血。

（3）肝胆疾病：应用 CO_2 激光器进行胆囊术后治疗，胃肠功能恢复较快；利用激光进行肝脏手术具有良好的止血功能，可提高肝癌手术切除率以及手术的安全性；也可将激光应用于肝血管瘤的手术治疗。

（4）肛门疾病：利用 CO_2 激光器或 Nd-YAG 激光器，对痔、肛门裂、瘘管进行切割、烧伤治疗，具有操作简便和不出血的优点。

（5）普外疾病：激光可用于甲状腺手术、乳腺手术以及胃结石碎石术。

（6）神经外科疾病：主要用于颅内肿瘤手术，如血管丰富的脑膜瘤、脑血管瘤等。对于垂体瘤、颅咽管瘤、听神经瘤可在手术显微镜下应用 CO_2 激光器切除肿瘤并使血管神经旁的残余肿瘤组织气化。对边界不清的肿瘤，可用激光切除及边界气化的方法处理，增加手术的彻底性。

（7）泌尿外科疾病：激光可治疗尿道狭窄、睾丸鞘膜积液，另外也可进行包皮环切术、前列腺肥大和前列腺癌的切除。

（8）烧伤：可利用 CO_2 激光器进行切痂。

（9）骨科疾病：有多种激光器可作为手术刀使用，如 CO_2 激光器、Nd-YAG 激光器、Ar^+ 激光器，钛激光可用在椎间盘突出手术和关节腔镜进行关节腔内手术。应用 CO_2 激光熔化骨水泥。

2. 皮肤疾病

激光在皮肤科应用最为广泛，常用的有 CO_2 激光器、Nd-YAG 激光器、Ar^+ 激光器、He-Ne 激光器等。近年来，Nd-YAG 激光器的研究有了新进展，尤其是人工蓝宝石刀头开辟了接触法照射的新途径，使医用激光技术又前进了一步。激光常用于治疗以下皮肤疾病。

(1) 疣及疣状痣：疣是病毒引起的皮肤病，利用激光进行治疗效果较好的病种有寻常疣、跖疣、传染性软疣、扁平疣及尖锐湿疣等。

(2) 血管病变和色素性皮肤病：①治疗血管瘤，如草莓状血管瘤、鲜红斑痣。②治疗黑色素性皮肤病，如色素痣、老年斑、脂溢性角化、咖啡斑，以及文身、文眉、文唇线、外伤性色素及异物沉着的清除等，深层色素病变（太田痣、蒙古斑）。③皮脂腺囊肿，用 CO_2 激光进行治疗。④皮肤恶性肿瘤，可应用 Nd-YAG 激光器或 CO_2 激光进行治疗。⑤其他皮肤病，瘢痕疙瘩及肥厚性瘢痕应用激光治疗的目的是气化高出皮肤的瘢痕，进行基底部的治疗；结节性痒疹和皮肤淀粉样变化，可利用 CO_2 激光和 Nd-YAG 激光凝固和气化进行治疗；脓疱丘疹型酒渣鼻可用低强度激光进行局部照射，如毛细血管扩张可用 Ar^+ 激光，有赘生物形成的可用 CO_2 激光气化磨平，以恢复鼻子的外形。

3. 妇科疾病

(1) 尿道肉阜：用 Nd-YAG 激光。
(2) 阴道纵隔：用 Nd-YAG 激光。
(3) 慢性宫颈炎：用 CO_2 激光。
(4) 宫颈癌：激光治疗可分气化和切除两种，应用 CO_2 激光。
(5) 尖锐湿疣：用 CO_2 激光。

4. 内科疾病

(1) 循环系统疾病：治疗冠状动脉粥样硬化，将准分子激光用于腔内激光冠状动脉成形术。治疗心动过速，将内镜的光导纤维伸出套管，接触心肌内膜，输出定量的激光而使病灶气化。

(2) 消化系统疾病：用于消化性溃疡、消化道息肉、消化道癌。

(3) 呼吸系统疾病：用于呼吸道阻塞、支气管瘘。

（二）低能量激光的临床应用

(1) 皮肤科：皮肤溃疡，如外伤性溃疡、营养性溃疡、手术后溃疡、烫伤性溃疡以及放射性溃疡；带状疱疹、酒渣鼻、多形性红斑、荨麻疹、斑秃；细菌感染性皮肤病，如疖、痈、蜂窝织炎、毛囊炎、丹毒等；湿疹、神经性皮炎、白癜风等。

(2) 外科：颈椎病，腰椎间盘突出症，肩周炎，肌纤维织炎，急、慢性软组织损伤，急性乳腺炎，乳腺囊性增生症，肛门裂，血栓性外痔，肋软骨炎，跟骨骨刺，骨折，慢性前列腺炎等。

(3) 内科、小儿科：支气管哮喘；高血压病；关节炎，如风湿性关节炎、类风湿性关节炎、骨关节炎等；小儿遗尿症等。

(4) 妇产科：外阴白色病变、外阴瘙痒症；白塞病、宫颈糜烂；慢性盆腔炎，如附件炎、输卵管积水、盆腔炎性包块等；痛经。

(5) 神经科：脑外伤后综合征、臂丛及其周围神经损伤、神经衰弱、血管性头痛、面神经麻痹、神经痛等。

(6) 口腔科：牙周膜炎、牙龈炎、冠周炎、复发性口腔溃疡、扁平苔藓、腺性唇炎、颞下颌关节炎、腮腺炎、干槽症等。

(7) 耳鼻喉科：外耳道疖、外耳道炎、鼻疖、鼻前庭炎、外耳道湿疹、耳软骨膜炎、卡他性中耳炎、分泌性中耳炎、化脓性中耳炎、咽炎、鼻炎、梅尼埃病、扁桃体炎、慢性喉炎等。

(8) 眼科：睑缘炎、麦粒肿、霰粒肿、假性近视等。

（三）激光治疗的禁忌证

禁忌证：恶性肿瘤（光敏治疗除外）、皮肤结核、高热、出血倾向、心肺肾衰竭、孕妇、与黑色素瘤有关的皮肤病变、光敏性皮肤或正在使用光敏性药物等。

四、处方示例

患者，男，78岁，因"右侧足底存在开放性伤口6月余"来就诊。患者曾接受过压力绷带结合一般敷料包扎治疗，但情况并未改善。患者有慢性静脉曲张以及糖尿病病史。现在依然可在更换后的敷料上见到黄色分泌物，伤口处伴随疼痛，影响其日常生活活动，如行走。患者因此不能参加园艺活动。

评定结果：①双下肢轻微水肿；②足底溃疡区域大小为4cm×5cm；③化脓；④双脚及伤口附近的感觉有缺损；⑤VAS评分：3/10。

临床诊断：皮肤受损（伤及真皮组织），结痂形成。

康复诊断：①慢性足底溃疡、双下肢感觉功能减退（身体结构与功能受损）；②行走能力下降（活动受限）；③社会活动参与能力下降（参与受限）。

治疗目标：①促进右侧足底溃疡伤口愈合（近期）；②提高行走能力，恢复至健康状态下的行走距离（远期）；③能正常参加园艺活动（远期）。

治疗方案：该患者右侧足底存在皮肤破损的溃疡，选择低能量激光作用于溃疡处来促进伤口愈合。照射部位：右侧足底溃疡处。照射方法：激光聚焦照射。治疗设备：He-Ne激光器。波长600nm。总功率500mW。照射距离：50～70cm。照射剂量：初始4J/cm²，以后每次增加2J/cm²直至16J/cm²。治疗8周，每周治疗2次。另外对患者进行健康宣教，嘱患者抬高患肢，并配合使用压力绷带或保护性长裤。建议患者暂时用轮椅代步。

（陈灿　何佩珏）

主要参考文献

[1] 燕铁斌. 物理治疗学 [M]. 北京：人民卫生出版社，2018.
[2] 乔志桓，华桂茹. 理疗学 [M]. 北京：华夏出版社，2005.
[3] 缪鸿石. 电疗与光疗 [M]. 2版. 上海：上海科学技术出版社，1990.
[4] MICHELLE H C. Physical agents in rehabilitation：an evidence-based approach to practice [M]. 5th ed. Amsterdam：Elserier，2018.

第十五章　水　疗

第一节　概　述

一、定义

水疗（hydrotherapy）词源自希腊语 hydro。其也被称为水上疗法或水中疗法，是一种越来越流行的物理因子治疗，长期以来被认为是一种有效但未得到充分应用的治疗方式。水疗是一种为个人设计的治疗计划，旨在改善神经和肌肉骨骼功能，由合格的专业人员在专门建造的水疗池中进行治疗和监督，运用水的浮力、阻力、流动等性质使得通常在陆地上难以或不可能完成的运动得以实现。水疗可用于增强有氧运动的能力，提升肌力和耐力，增加关节活动度，改善痉挛状态，缓解肌肉疲劳和关节疼痛等。

水中运动治疗（aquatic exercise）是利用水的特性让患者在水中进行运动治疗，以缓解患者症状或改善功能的一种治疗方法。它是水疗中最常用的一种治疗方法，与地面上所采用的运动治疗相比，既有相似之处又有不同之处，这是由于两种不同媒介的物理性质有差异。水中运动治疗应用广泛，对神经、肌肉、骨骼损伤及烧伤康复期的患者均有效，可缓解各种症状并改善运动功能。

二、起源

自有记录以来，在许多文化中，在水中沐浴被认为是一种治疗方式。公元前 460 年至公元前 370 年，希波克拉底开始使用热水和冷水治疗各种疾病。公元 1 世纪初，罗马人建造了治疗浴室。日本人从古代到现代一直使用仪式浴。传统的用水方式在欧洲特别受欢迎，数百年来欧洲人一直使用温泉，许多原始的水疗方法到今天仍在使用。水疗从预防和娱乐作用向康复治疗作用的转变发生在 20 世纪 40 年代至 50 年代，肯尼恩修女将水中活动作为治疗小儿麻痹症的一个重要部分。她发现水环境的独特性使这些虚弱的患者能够比在陆地上更容易、更安全地进行各种各样的治疗活动。20 世纪 90 年代，美国物理治疗协会水上分会成立。该协会将水疗定义为"利用仰卧、俯卧、直立或斜躺姿势在水中进行治疗性运动的治疗"。

三、水疗的分类

（一）按治疗温度分类

按治疗温度，水疗可分为 5 种（表 15－1）。

表 15－1　水疗按治疗温度分类

名称	温度（℃）
冷水浴	＜26
凉水浴	26～33
不感温水浴	34～36
温水浴	37～38
热水浴	＞38

（二）按作用方式分类

按作用方式，水疗可分为擦浴、冲浴、浸浴、淋浴等。

（三）按水中成分分类

按水中成分，水疗可分为淡水浴、药物浴、气泡浴。

（四）按作用部位分类

按作用部位，水疗可分为全身水疗、局部水疗。

（五）按水疗设备或操作方法分类

按水疗设备或操作方法，水疗可分涡流浴、气泡浴、蝶形槽浴、步行浴、水中运动浴、水下按摩浴等。

（六）按水压分类

按水压，水疗可分为 3 种（表 15－2）。

表 15－2　水疗按水压分类

名称	气压（个大气压）
低压淋浴	＜1
中压淋浴	1～2
高压淋浴	3～4

第二节　水疗的生理效应和治疗作用

一、水的物理性质

各种各样的水疗技术和方法是利用水的物理特性来达到治疗目的的，即刺激人体血液循环和对症治疗。水疗的疗效与以下流体力学的基本原理有关：密度、浮力、阻力、静水压力、热力学等。利用水的独特属性，可以创建从辅助运动到阻力运动的分级运动程序，以满足患者的功能需求。

（一）密度

密度可以用阿基米德浮力定律来解释，即浸在液体里的物体受到向上的浮力。浮力等于物体排开液体所受重力。如果浸没物体的密度小于液体密度，它的位移将小于物体的液体总体积，并将漂浮。相反，如果物体的密度大于液体密度，它会排出一个与自身体积相等的液体体积，但是因为物体更重，它会下沉。由于人体密度小于水，这意味着密度低于水的人体会受到浮力的作用。该浮力等于身体浸入水中所产生的水的重量。如果通过向水中加盐或给患者系上充气物品，如腰带、背心或臂套，使身体相对于水的密度进一步降低，身体将在水中漂浮得更高。当一个人在海水中游泳或穿着救生衣时，就会出现这种效果。

（二）浮力

当一个人浸在水中时，浮力就产生了，并且产生了水的位移，逐渐减轻了重力对浸在水中的关节的作用。在水疗中，浮力被定义为通过最小化垂直地面反作用力来减少关节轴向载荷的升力。对患者的水下力学平台分析表明，行走过程中垂直地面反作用力显著减小，这与浸水深度成反比。将患者浸入水中，直至颈部、胸部（剑突）和臀部（耻骨联合），治疗师能够通过浮力分别减轻患者个人体重（重力）的 85％、60％ 和 40％。浮力减轻了重力，使患者在水中相较于陆地变得可移动。

水成为一种动态流体介质，使患者能够安全、自发和独立地锻炼并且可以稳定患者的腰臀部、胸部和颈部肌肉，而不依赖在锻炼过程中使用上肢支撑来维持应有的姿势，这种情况是在陆地上锻炼时不可见的。这是应用水疗提供的治疗环境来预防上肢过度使用导致损伤的关键。水疗降低了脊柱的轴向负荷，并通过浮力的作用，实现了在陆地上很难或不可能实现的运动。浮力减少了关节和肌肉的压力，并通过支撑身体的重量来支持更大范围的运动。浮力的增加减轻了关节和周围软组织结构承受的压力，这有助于减少与疼痛和炎症相关的症状。水疗的浮力可以产生动力学效应和运动学效应，可直接应用于肌肉骨骼疾病的临床管理。水下运动学分析也表明，浮力增加了关节活动度。患有轻度骨关节炎的人在水中行走时肢体弯曲增加，而在陆地上行走时关节活动度相对减小。

（三）阻力

阻力是指流体介质（水）中抵抗运动的内部阻力。阻力随着人施加更大的力而增加，但是在运动停止时立即被中和（回到零），可通过提供调节性流体阻力防止伤害。水的流动阻力大约是空气的 12 倍，因此，在水中运动需要做更大的努力以使肌肉激活，并改善肌力、运动控制和关节稳定性。

水下运动期间的肌电图分析研究表明，在同心收缩期间主动肌的激活增加，需要增加主动肌的活性来加速肢体向运动方向运动。然而，在相同的同心收缩过程中，拮抗肌群的共同激活减少。在运动过程中，主动肌收缩导致拮抗肌被激活，使肢体段减速，为足部接触做准备。然而，当在水中锻炼时，在运动方向上施加增加的阻力需要对肢体部分进行最小限度的肌肉制动。患有膝骨关节炎的人通常表现出对股四头肌的抑制以及腘绳肌活性的相应增加。腘绳肌活性增加是一种正常的补偿机制，有助于稳定膝关节并减轻运动过程中的关节负荷。水疗使肢体运动增加，重新激活主动肌，减少成对拮抗肌的共同收缩。这增强了神经肌肉控制和肌肉活动的协调性。这些机制在各种肌肉骨骼损伤的康复中对肌肉功能的恢复和运动控制有重要意义。水的黏度为体内的运动提供阻力。这种阻力与身体的运动方向相反，并与运动的相对速度和与水接触的身体部位的面积成比例增加。因此，可以通过调节水中的运动速度，达到理想的运动强度。

当水疗用于清创时，可以调节水的速度，以对伤口施加可变的压力。当水疗用于运动环境时，水的阻力也可以变化很大。当没有水流或运动时，阻力为零，但增加水流速度或身体在水中的运动速度，或者改变身体与水接触的面积，并保持四肢平行于运动方向可减小阻力。水的速度依赖性阻力使其成为一种特殊的安全有效的强化和调节介质，适用于各种类型疾病的患者。

（四）静水压力

静水压力可压迫胸廓、腹部，促使患者增强呼吸运动，改善气体代谢。静水压力可压迫浅表的静脉和淋巴管，从而促进静脉和淋巴回流。静水压力是流体对浸入其中的物体施加的压力。根据帕斯卡定律，流体在静止物体的所有表面上施加相等的正向压力，与物体在流体中的深度成比例。水每厘米深度施加 0.73mmHg 压力（22.4mmHg/ft，1ft=0.3048m）。由于静水压力随着浸入深度的增加而增加，所以施加在直立浸入患者远端的压力大于施加在身体近端或颅部的压力。例如，当患者的脚浸入 4ft 的水中时，水施加的压力约为 88.9mmHg，略高于正常的舒张压。这种外部压力可以产生与用于产生压力的装置（如弹性服装）所施加的压力相同的效果。因此，浸泡在水中可以促进循环或减轻由静脉或淋巴功能不全引起的周围水肿。然而，与大多数其他用于提供外部压迫的装置相反，在水疗装置中，肢体应被抬高，因为肢体必须处于从属位置以使由水施加的静水压力最大化。浸入式压迫的一些益处被肢体置于该位置所产生的循环静水压力的增加所抵消。肢体上外部静水压力的增加导致的反向压力的增加也可能改善心血管功能，因为这种外部压力提供的支持（浮力）可能有助于支持稳定的关节或虚弱的肌肉。静水压力随着浸泡深度的增加而增加，静水压力的生理效应和临床益处将随着患者的位置变化而变化。如果患者以更接近水面的水平姿势游泳或进行其他活动，四肢处于较低的浸入深度，这种影响就不会那么明显。

静水压力的变化也可以通过刺激皮肤表面感觉神经和关节机械感受器来增强肌梭的活性，从而改善神经肌肉功能。这些专门的受体起本体感受器和肌肉活动调节剂的作用，以增加关节稳定性并保护关节结构免受过度或异常负荷。由关节受体介导的反射机制有助于通过抑制或激活肌肉来保护受损关节免受进一步损伤。关节内压力增加引起的关节机械感受器的传入兴奋可能被肢体浸入水中时增加的静水压力抑制。软组织肿胀和关节积液的减少可以进一步改善来自关节机械感受器的突触信息，并重新建立对最佳关节运动和运动活动至关重要的神经肌肉控制。

玻意耳定律表明，任何气体的体积都与施加在其上的压力成反比。因此，更大的浸没深度会增加胸腔的静水压力，反过来影响其肺容积。治疗的好处是增加了水中呼吸的成本，消耗了更多的热量，提高了呼吸效率。

（五）热力学

热力学是指水传递热量的能力。水疗的治疗价值取决于其保持热量的能力及传递能力。水疗可以在各种温度下使用，如运动员通常在训练后使用冰水浴来减少延迟性肌肉酸痛的影响，促进炎症消散，并加速从训练中恢复。温水浸泡减少肌肉疼痛，促进血管舒张和血液循环，降低心率，增强体温调节反应。典型水疗池的温度范围为 $33.5\sim35.5℃$。热量传递在最初被水淹没时即开始，这是因为人体的热容量低于水。水的热力学性质使应用不同的水温有明显不同的治疗效果。水可以通过传导和对流传热，因此可以用作表面加热剂或冷却剂。水的比热约为空气的 4 倍，其热导率约为空气的 25 倍。因此，在相同的温度下，水所保留的热能是同等质量空气的 4 倍，它传递热能的速度是相同温度下空气的 25 倍。水快速有效地传递热量的能力是患者在游泳池中进行锻炼的优势之一。随着相对流速的增加，传热速度随之增加。

二、水疗的作用

（一）温度作用

水疗的温度作用包括调节体温、运用热水或冷水对皮肤和皮下组织产生不同的影响。水疗还可以通过温度作用减轻疼痛，浸泡在温水中可使血管扩张、循环增加和肌痉挛减少，而冷水通过限制血液流动和减少炎性介质的积累来减轻炎症。

热效应带来的血管扩张，可以提高血流量和血管渗透率，加快局部疼痛介质的代谢和清除；同时增加局部营养和血氧浓度，改善因缺血缺氧导致的疼痛阈值下降。此外，它还能够消除肿胀，通过减少对伤害感受器的压力来缓解疼痛。冷水涡流浴可促进血管收缩，减慢血流速度，减慢神经传导速度，提高疼痛阈值。冷热交替涡流浴可使血管交替舒张与收缩，增加组织灌注，改善组织营养，提高血氧浓度，从而促进组织修复。

1. 生理效应

（1）热水浴的生理效应：促进血管舒张，加速血液流动，加快新陈代谢，促进废物清除，增强感觉输入，降低血液黏度，提高疼痛阈值，促进身心放松，增加胶原纤维延展性，加快神经传导速度等。在 36℃ 的水中浸泡可使血管舒张，这降低了外周血管阻力并增加了组织灌注，增加的组织灌注可能有助于消散与局部炎症和疼痛相关的炎性介质。水中运动期间的水温也可能通过作用于局部热受体而在伤害感受中起重要作用。在 38～40℃ 的水中站立 15 分钟可使副交感神经系统活性增加。

（2）冷水浴的生理效应：促进血管收缩，减慢血流速度，增强感觉输入，提高疼痛阈值，减慢神经传导速度，辅助身体散热等。通过减少炎性介质的释放来降低组织代谢，抑制降解酶活性，降低细胞氧需求。

（3）冷热交替浴的生理效应：血管交替舒张与收缩，增强血管平滑肌运动，增强感觉输入，提高疼痛阈值等。

2. 治疗作用

（1）热水浴的治疗作用：消炎，缓解疼痛，促进疲劳恢复，降低肌张力，缓解肌痉挛，减轻挛缩，软化瘢痕并促进组织吸收，镇静催眠，缓解焦虑，改善睡眠质量，促进身心放松，改善心理状态等。40～45℃ 是最佳治疗温度。

（2）冷水浴的治疗作用：控制早期炎症，缓解疼痛，降低肌张力，消除水肿，振奋精神，辅助人体散热，提高兴奋性，促进主动活动等，在脊髓损伤中应用较少，通常为局部应用。冷水浴的最佳治疗效果是通过降低 10～15℃ 组织温度来产生的，15～20 分钟的应用可缓解 1～2 小时疼痛。

（3）冷热交替浴的治疗作用：增强血管适应性，缓解疼痛，消除水肿，促进疲劳恢复，提高机体免疫力等。

（二）机械作用

水流对皮肤有温和的按摩作用。利用水的对流特性，让温度高的水向上升，温度低的水向下沉，水的对流使人体更容易感受到水温的变化，同时也能达到按摩的效果，提高机体的感觉能力。

1. 生理效应

（1）静水压力的生理效应：静水压力促进静脉和淋巴回流，增加回心血量，增加心排血量，降低心率，降低收缩压，增加胸廓扩张阻力，增强感觉输入，产生利尿作用，促进钠离子、钾离子排出等。

（2）浮力的生理效应：浮力可产生"减重"效应、"支托"效应、"缓冲"效应。借助浮力进行支托、辅助或抗阻训练，使水中运动相对而言更为轻松、安全和有效。

（3）黏滞性的生理效应：产生黏滞阻力，抵消惯性动量，增加运动时的能量消耗，产生缓冲效应，延缓动作速度，增加运动的安全性。

（4）表面张力的生理效应：对水与空气的交界面运动提供阻力，减小表面张力，增强清洁效应。

（5）流动性的生理效应：产生清洁效应，带走敷料、碎屑、渗出物等，改善局部卫生，产生微细按摩作用。

（6）气泡的生理效应：气泡破碎时产生微弱的击打力，起到微细按摩作用。气泡的导热性与水不同，产生温差，促进对流。

（7）喷流和涡流的生理效应：水流或水柱冲击，产生机械按摩作用，提供阻力或助力，辅助运动训练，增强感觉输入等。

（8）湍流的生理效应：提供随机的力学扰动，加大运动阻力，增加训练难度，起到微细按摩作用，增强感觉输入等。

2. 治疗作用

（1）静水压力的治疗作用：消除水肿，减少组织液渗出，促进瘢痕组织吸收，对关节、韧带和肌肉产生一定的加压作用，强化心肌和呼吸肌，改善肾功能等。

（2）浮力的治疗作用：辅助进行减重步行训练、肌力训练、平衡及协调性训练、牵张训练、关节活动度训练、跌倒预防训练、敏捷性训练、旋转动作训练和体位转移训练等。

（3）黏滞性的治疗作用：提供速度依赖性阻力，进行抗阻训练，提供安全的缓冲环境，进行跌倒预防训练，给予充分的反应时间，进行运动再学习训练，以较慢的速度达到同等的能量消耗，进行心肺耐力训练等。

（4）表面张力的治疗作用：在水面进行抗阻训练以增强肌力，添加表面活性剂等物质可以增强清洁效应。

（5）流动性的治疗作用：改善伤口微环境，促进创面愈合，用于伤口管理及压疮康复，起到微细按摩作用，放松肌肉。

（6）气泡的治疗作用：加强代谢，缓解疼痛，促进疲劳恢复，促进身心放松等。

（7）涡流和喷流的治疗作用：借助水流进行各类训练，可缓解疼痛，舒缓疲劳，促进感觉恢复等。

（8）湍流的治疗作用：辅助进行肌力增强训练、动态平衡训练、协调训练、运动控制训练、敏捷性训练等，可缓解疼痛、促进感觉恢复等。

（三）渗透作用

据报道，在溶质浓度较高的水中运动具有抗炎、渗透和镇痛作用。研究表明，在水中进行为期2周的每日运动，骨关节炎患者股骨－胫骨关节内侧的伤害感受性阈值增加（即疼痛减轻）。同样，研究表明，纤维肌痛患者在硫池中运动后疼痛评分显著改善，持续时间长达3个月。在开始高渗冷水治疗的8天内，软组织肿胀程度改善。在高渗冷水治疗4周后，组织炎症浸润减少，胶原纤维排列改善。

三、水疗对人体各系统的作用

（一）对骨骼肌肉系统的作用

水疗长期以来被认为对人类有益。水疗是一种常用的治疗方法，主要用于治疗肌肉骨骼损伤，减少或限制有害的代偿性步态异常。水中运动为增加关节活动度、促进正常运动、增加肌肉激活以及降低由原发性关节病变引起的继发性肌肉骨骼损伤的发生率提供了有效的方法。

由于水的浮力作用，浸在水中的身体部分重量减轻，在减重的状态下，关节压力减小，疼痛也少，对下肢力量的要求也降低，有利于进行康复训练。水的浮力减轻解剖结构的承重，从而使具有负荷敏感关节的患者能够在较少创伤和疼痛的情况下进行锻炼。处于瘫痪状态的患者可以在没有正常步态模式辅助的情况下在水中进行负重锻炼或行走，而这些活动需要拐杖的支撑才可以在陆地上进行。浮力的减载作用可以帮助关节炎、韧带不稳定、软骨破坏或其他关节周围结构退化或创伤性疾病的患者更快地康复。许多组织如关节炎研究学会、美国风湿病学院和欧洲抗风湿联盟，都推荐通过水中运动来控制负重关节的骨关节炎症状。其中，浮力是最有助于肥胖患者的，因为陆地上锻炼会给承重关节带来极大的压力。肥胖患者比正常体重的人有更多的低密度皮下脂肪，他们在水中的浮力更大，所以基于水的活动更能减少他们的关节负荷。

早期的研究表明，在水中锻炼比在陆地上进行类似强度和持续时间的锻炼产生较少的体重和脂肪变化。但是最近的研究发现，当在水中或陆地上进行锻炼时，只要锻炼强度、持续时间和频率相似，肥胖患者的体重减轻是相似的。现在建议使用水疗来改善肥胖患者的机体功能，使其更安全和更舒适地减轻体重。肌肉通过抵抗水中阻力来获得或保持力量。水中运动可以增强肌肉骨骼系统疾病、心血管系统疾病和神经系统疾病（如纤维肌痛、关节炎、心力衰竭和多发性硬化症）住院患者的肢体力量，并可以保持健康个体的力量。一般来说，水中训练对力量的影响与陆上训练相似，并不优于陆上训练。如果水流的方向被调整到与患者的运动方向相同，水的阻力也可以用来帮助患者运动。

（二）对心血管系统的作用

水疗可促进全身或肢体局部的血液循环，有利于加快损伤组织的愈合。热水浴通过温度刺激，可以减轻关节炎、风湿和痛风病等的疼痛。加入盐或化学物质可以加强水疗减轻疼痛的作用。冷热交替浴可使血管交替舒张与收缩，增加组织灌注，改善组织营养，提高血氧浓度，从而促进组织修复。

当人直立并浸没在水中时，施加在四肢上的静水压力会使静脉血从四肢远端向近端流动。血液从外周转移到主干血管，然后转移到胸腔和心脏来增强静脉回流。中心静脉压随着浸入胸部的深度增加而增加，直到身体完全吸收。水疗浸入颈部，中心血容量增加约 60%，心脏容量增加约 30%。心脏容量的增加使右心房压增加 14～18mmHg，根据斯塔林定律，右心房压增加使收缩力和心排血量增加。这导致垂直浸入颈部时心排血量比基线增加约 30%。

（三）对皮肤的作用

水疗可以用于外部清洁。水疗可加速开放性伤口的愈合，包括由糖尿病、压力、血管功能不全或骨伤引起的伤口。水疗的清洁特性有助于坏死组织的再水化、软化和清创，并清除外源性伤口碎片。静水压力和温水的热量可改善血液循环。清洁水可以用作清洁剂，因为它可以溶解和软化材料并施加压力。水最常用于清洁完好的皮肤，在康复过程中，其清洁性能最常用于治疗皮下组织暴露的开放性伤口。在这种情况下，水的水合作用和摩擦作用可软化和清除留在伤口或黏附在组织上的碎片。清洗伤口很重要，因为坏死组织或微生物的污染会延迟伤口愈合。

水是一种通用溶剂，可以溶解许多化学成分，但不会与它们产生反应。因此，流过身体或开放性伤口的水将通过溶解化学成分来去除一些污染物或有害物质。虽然加入表面活性剂如洗涤剂会使水溶解疏水性脂肪物质，但表面活性剂通常不用于清洁伤口，因为它们会损害暴露的健康细胞。而其他添加剂，如水溶性抗菌剂或制成盐水的盐分，可溶解在用于清洗伤口的水中。

大多数烧伤中心认为水疗是治疗急性烧伤的重要方法。水疗用于烧伤护理的目的通常与用于其他类型的伤口相同。在治疗早期使用水疗，清创前清洗、软化和疏松坏死组织，可减少细菌负荷。瘢痕康复是烧伤治疗的重要部分，及时进行正确的康复治疗可明显改善烧伤愈合质量，烧伤患者可在不同水温、水静压力及水冲击力的作用下，清除坏死组织和分泌物，保持创面清洁，同时水的浮力有助于肢体的主动和被动运动。水疗不仅用于烧伤的早期治疗，还用于上皮化后的后期恢复。在这些情况下，伤口感染的风险被消除，水被用来提供一个舒适的运动环境、主动活动范围和被动活动范围，以防止挛缩，并促进瘢痕区域活动范围的增加。

（四）对疼痛的作用

水疗通过温度、机械等刺激作用于局部组织，改善局部组织生理环境，减少伤害性刺激对外周伤害感受器的影响。水疗还能促进机体产生镇痛物质，调节自主神经系统，调控疼痛阈值，进而缓解疼痛。

1. 疼痛闸门

涡流浴依靠压力泵产生旋涡式涡流冲击治疗部位，通过振动带来持续机械刺激。Melzack等提出疼痛闸门学说。该学说认为传入神经的粗纤维（A）和细纤维（C）可以将信息传递到T细胞，粗纤维传递触觉、震颤觉、肌肉活动等非痛性信息，细纤维传递痛性信息。粗纤维兴奋使脊髓后角胶质细胞（substantia gelatinosa，SG）起闸门关闭作用，阻止疼痛信息向脊髓后角中第一级中枢传递细胞（T细胞）传递，起镇痛作用。而作用在外周组织上的振动能广泛激活直径最粗的A纤维，减少T细胞输出，封闭疼痛闸门。在疼痛局部或临近部位施加振动等机械刺激，兴奋粗纤维，可以缓解疼痛。

2. 促进镇痛物质产生

Coruzzi 等发现，涡流浴浸浴后可使血浆甲硫氨酸脑啡肽（methionine enkephalin，MENK）浓度增加。MENK 属脑啡肽，而脑啡肽是内源性阿片样物质中特殊的五肽化合物，广泛存在于神经系统，通过与其受体结合降低神经细胞内 cAMP 水平和钙传导，抑制神经传递，起到镇痛作用。

3. 调节自主神经系统

热效应带来的血管扩张，可以提高血流量和血管渗透率，加快局部疼痛介质的代谢和清除；同时增加局部营养和血氧浓度，减少因缺血缺氧导致的疼痛阈值下降。此外，它还能够消除肿胀，可能通过减少对伤害感受器的压力来缓解疼痛。冷水涡流浴可促进血管收缩，减慢血流速度，减慢神经传导速度，提高疼痛阈值。因此，水疗对自主神经系统的调节可能与缓解疼痛有关。

（五）对心理的作用

心理作用似乎主要取决于水温。通常人体浸泡在温水中时是放松的，而浸泡在冷水中时是振奋和充满活力的。温水的中性刺激在临床上可用于为过度刺激或激动的患者提供舒适和平静的环境，冷水的补充作用可促进通常不太活跃或反应迟钝的患者更积极地参与锻炼。水疗还可改善许多患者的生活质量，临床观察到的水疗的心理作用被认为是由中枢过程介导的。

第三节 水疗的治疗技术

水疗包括水中运动（aquatic therapy）、涡流浴（whirlpool）、冷热交替浴（contrast bath）和抽吸脉冲灌洗（pulsed lavage with suction，PLWS）。

一、水中运动

水中运动按照运动与重力的关系分为主动辅助运动（assisted movement）、减重运动（supported movement）、抗阻运动（resisted movement）。主动辅助运动是指肢体或躯干的运动方向与浮力方向相同，利用浮力减轻肢体重量，对主动运动起到辅助作用。相较于陆地上借用治疗师的助力的主动辅助运动，浮力给予的助力更恒定且轻柔，患者主动发力更多，运动速度可由患者自己控制，对患者肌力及耐力的提高效果更好，舒适度更高，患者主动参与度更高，对增强患者自信有极大的帮助。减重运动是指患者漂浮在水面上，借由浮力的支撑完成水平方向的主动运动，与陆地运动相比，去除了支撑物体带来的摩擦力，使患者运动更简单。抗阻运动是指肢体或躯干的运动方向与浮力方向相反，利用浮力增加运动阻力，继而达到提高肌力和耐力的目的；还可以通过提高运动速度，在肢体上绑定浮板等训练辅具，增加与水的接触面积来增加运动阻力，阻力的大小可通过浮板的大小及数量来调整。

水中运动按照训练场地分为治疗池运动、浴槽运动、步行浴设备运动。

（一）治疗池运动

治疗池运动均在较大的水池中完成，故常为全身性的、多关节的、大幅度的运动。治疗池可同时容纳多人进行一对一或小组训练。

1. 固定体位下运动

水中运动训练初始，患者因协调功能下降而难以在水中保持体位的同时完成运动，所以在固定体位下运动是非常重要的。治疗师可借由器械或其他固定装置帮助患者维持体位：①患者仰卧在水中治疗床或治疗托板上；②患者端坐于水中治疗凳上；③患者扶住水池中栏杆或其他固定器材（如平衡杠等）。

2. 借由器械完成训练

水中运动常用器械包括浮板、橡胶手掌及脚掌、游泳圈、平衡杠等，选取不同的训练方式及水位可以完成抗阻或减重运动：水中抛接球运动训练上肢的屈肌和伸肌力量及多关节的协调运动；不完全性脊髓损伤、周围神经损伤等导致下肢肌力下降的患者较难在陆地上完成站立训练、平衡训练、步行训练，可通过浮力减轻体重，扶住平衡杠完成重心转移等站立训练，治疗师制造波浪等干扰患者平衡并嘱患者保持平衡的训练，以及独立的步行训练等；患者因骨折未愈合或疼痛导致无法负重及部分负重，陆地上能完成的训练较少，可先在水中进行站立训练等。

3. 水中协调性训练

游泳是较好的协调运动训练，但同时涉及躯干及四肢的控制，对患者来说难度较高。患者可以先在固定体位进行分解动作的训练，最后在治疗师及浮漂器具的帮助下完成游泳训练。

4. Halliwick 法

Halliwick 法是在 1960 年发展起来的，起初被 McMillan 教授用于教授运动功能障碍的儿童在水中独立运动。它是一个结构化的学习过程，其特点是使患者获得水中独立性，改善运动能力，进而获得游泳技能和平衡控制能力。这种训练方法主要基于十个要点：心理调节、独立运动、横向旋转、矢状面旋转、纵向和组合旋转、浸入水中、静止平衡、湍流滑行、简单前进和基本游泳运动。其主要作用在于训练平衡控制、游泳技能和运动独立性。它对水环境的流体力学条件，比如漂浮性、流动条件、波浪情况等要求较高。患者对呼吸的控制也是一个要素。Halliwick 法包括以水中行走训练作为热身，以及伸展活动上肢和下肢。值得一提的是，Halliwick 法包含复杂的旋转运动，患者完全沉浸在水中，随后需要对重心进行有效控制。患者必须具有控制围绕身体纵轴运动的能力。该法尤其重视旋转运动，且治疗上最重要的是逆向旋转。获得旋转控制能力后，治疗师建议使用湍流和放松式沉浸，以便患者可以继续控制水环境中的身体活动。用手完成的小幅度的游泳动作，如划水，也算是推动身体活动的动作。拥有自动控制躯体的能力十分重要。每个患者只有在独立和安全的情况下完成了该阶段的基本训练后才能进入下一阶段的训练。训练可以根据每个患者的情况进行调整。

5. 水中太极

由 JunKonno 在 20 世纪 90 年代发明的水中太极是一种融合了东西方哲学的水中运动。它将太极的概念与 Shiatsu 和 Watsu 技术相结合，使患者在齐肩深的水中站立训练，结合深呼吸以及上下肢和躯干缓慢且大幅度的运动。水中太极因属于低强度水中运动，患者入水前不需做热身运动。无法在水中保持站立平衡的患者可以佩戴浮力腰带辅助。教授方式有一对一和小组学习两种。全套动作共 21 式，包括翻云覆雨、鲤鱼摆尾、三上三下、三起三落、三开三合、十字手等 6 个双腿支撑、不转移重心的对称性动作，白鹤亮翅、左顾右盼、卷肱式等 3 个双腿支撑、不转移重心的非对称动作，野马分鬃、左右穿掌、搂膝拗步、揽雀尾、单鞭、云手等 6 个双腿支撑、重心转移的非对称动作，以及双峰贯耳、转身搬拦捶、如封似闭、回头望月、左右蹬脚、金鸡独立等 6 个单腿支撑动作。

6. BadRagaz Ring 法

BadRagaz Ring 法是基于本体感受神经肌肉促进技术理念发展而来的。患者平躺在水中（水平位置由环或浮漂支撑在颈部、手臂、骨盆和腿部），治疗师辅助完成强化和松动训练来达到治疗效果。治疗师徒手为患者提供阻力和稳定的基础。患者需要施加主动的反作用力以停止连续运动，并激活被动的反作用力（使用身体的某些部分作为抗衡力来限制连续运动效果），以抵抗阻力并对阻力做出反应，从而保持水面上的平衡。通过该训练来提高肌力、耐力和综合运动能力。

（二）浴槽运动

浴槽运动是指在各种不同形状的金属浴槽内进行水中运动。浴槽又称为哈巴氏槽（hubbard tank），有蝴蝶形、葫芦形等。与治疗池运动的不同之处在于它往往仅供个人使用，且运动方式较为简单。治疗师可仅站于浴槽旁，相对较轻松地辅助或指导患者完成简单的训练。对治疗师来说，无需下水，便于操作也省力。同时因为体积较小，治疗所需水少，具有省水省电的优点。单人治疗也减少了交叉感染的风险。除此之外，浴槽还配有多种可形成气泡浴、涡流浴的附属装置，也能达到改善肌张力，治疗疼痛、感觉功能障碍的作用。

（三）步行浴设备运动

患者除了可以借由平衡杠在水中进行步行训练，也可以借由专门的步行浴设备（图 15-1）完成步行训练。步行浴设备主要依靠水中运动平板带动或配合患者完成步行训练，所以步行浴设备运动又称为水中平板步行训练（underwater treadmill training,

UWTT)。它同时具有减重步行训练和水疗的治疗效果，能改善肌张力，提高下肢运动功能、协调功能和平衡功能。它可用于治疗格林巴利综合征等引起的下肢广泛肌力下降、痉挛性脑瘫等导致的下肢张力增高、偏瘫后遗症等引起的划圈步态，以及用于下肢韧带损伤及骨折的早期步行训练等，也适用于低强度有氧运动者的水中跑步。

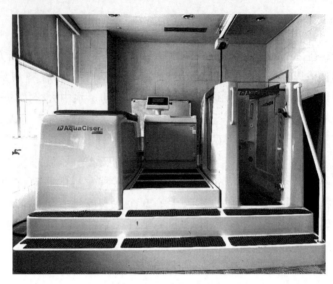

图 15-1　步行浴设备

二、涡流浴

涡流浴属于浸浴式水疗，是将患者全身或局部肢体浸泡于水中，对治疗部位喷射柔和水流，以刺激神经末梢、促进血液循环、减轻肌痉挛。临床上主要将涡流浴用于缓解疼痛，如神经病理性疼痛以及类风湿性关节炎、骨关节炎、肌筋膜炎、术后伤口等导致的疼痛。它使用各种尺寸的封闭的不锈钢罐作为储水箱，水箱中有一个连接的马达，称为涡轮机。它搅动水箱中的水，产生涡流，涡流冲击患者的治疗部位以达到临床治疗效果。较小的设备底部配有轮子，便于移动；较大的设备通常是固定的。涡流浴设备用于单个患者，用后必须排干和清洗。

（一）涡流浴设备的类型

涡流浴设备有多种尺寸和形状，以适应局部或全身（直到颈部）的浸泡治疗。小型涡流浴设备（图 15-2）用于治疗上肢或下肢远端，多为便携式，配有轮子以便于移动。大型涡流浴设备可以容纳整个上肢或下肢，或完全浸没身体。小型涡流浴设备侧面较低，便于进出。在治疗过程中，采用小型涡流浴设备的患者通常长时间取坐位（图15-3）。大型涡流浴设备侧面较高，需要一把椅子或升降机来进出设备，这类患者通常坐在设备侧面横档上的可移动座位上或者高椅子上。有些设备是专门为治疗烧伤患者设计的。这些设备通常更大，需要用升降机转移患者。设备内没有接缝部位，这有助于降低储水箱的清洁难度，并防止消毒的部位感染。

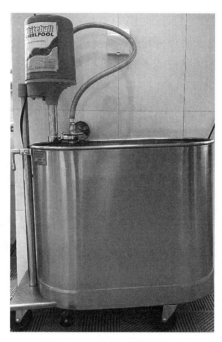

图 15－2　小型涡流浴设备

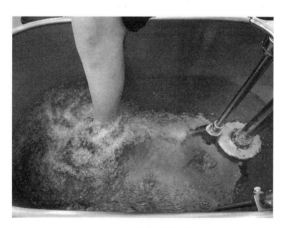

图 15－3　坐位下涡流浴治疗

（二）涡流浴设备的组成

涡流浴设备由储水箱和涡轮机等组成（图 15－4）。涡轮机是个电动马达泵，它的顶部有开关控制马达。涡轮机附有两个或三个管状金属轴，其中一根管子是驱动轴，包含一个装在管子底部外壳中的叶轮。驱动轴底部喷出的水量决定了喷出水的压力，而调节轴顶部附近的节流阀可以控制喷出的水量。另一根管子叫作通气管，它的底部与喷出的水混合的空气量（通气量）可以通过靠近轴顶部的蝶阀来调节。涡流浴储水箱中水的喷射强度，可以通过调节喷射水量和通气量来控制。整个涡轮机组件通常安装在涡流浴储水箱侧面的弹簧可调杆上，涡轮机的高度和左右位置可通过弹簧杆调节，这使得治疗师能够将喷射的水引向治疗部位。部分涡轮机在中间轴的底部有一些小孔，手持式的喷头通过它吸水继而喷水作用于治疗部位。需要注意的是，涡轮机启动时，这个孔必须在水下并确保没有被绷带、缠绕填料或手指、脚趾堵塞。

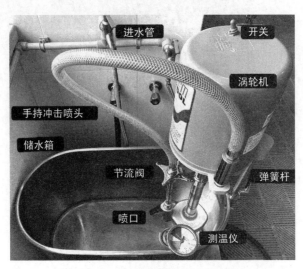

图15-4　涡流浴设备的组成

（三）电气安全

电气安全是所有涡流浴的基本问题，设备的所有电源插座都需要接地故障电路断流器。在进行任何涡流浴治疗之前，应检查设备的功能，并检查涡轮机和连接电线是否损坏，检查可调节杆上的涡轮机附件以确保其牢固。在位置调整过程中，未固定的涡轮机可能会松动，并掉入漩涡槽中，可能出现电击伤。应指示患者不能随意触摸涡轮机及开关。

（四）涡流浴的操作

1. 准备工作

使用前应检查并适当清洁储水箱。设备所在的房间应该有一个舒适的温度，以防患者感冒，湿度应该保持在允许患者与环境进行有效的热交换的程度。设备附近的地板应该保持干燥，最好有防滑地垫，避免患者滑倒。治疗目标确定后，应选择合适的治疗处方，其参数包括水温、治疗时间、治疗部位情况、进出设备的方式及辅助设施等。一般来说，当需要水的热效应时，温度应设在 36～40℃；当需要水的冷效应时，温度应设在 14～26℃。为外周血管疾病或感觉缺失及全身浸没（直到颈部）的患者设定水温时必须谨慎。为外周血管疾病患者选择安全水温时，应确保水温不高于浸入水中肢体皮肤温度的 1℃。心血管疾病或肺部疾病患者的水温不应超过 38℃。涡流浴的治疗时间取决于患者的诊断、治疗目标、身体和精神状况以及耐受性。通常的治疗时间是 20 分钟，目的是改变治疗部位的温度。研究证明 20 分钟足以增加皮肤、肌肉和手脚关节囊的温度，并且持续 20 分钟的湿热疗法会增加血流量，而持续治疗 2 小时对增加20分钟标记处的峰值反应没有实际影响。用于冷水浴治疗的涡流浴需要限制在 10～15 分钟，必须考虑患者对冷水的耐受性及是否有不适感。

治疗部位需评定皮肤温度、肿胀情况、开放性损伤、颜色、感觉和疼痛，并记录评定结果。治疗时需要充分暴露治疗部位，但需穿泳衣或合适的遮盖物以遮住隐私部位。需向患者解释涡流浴的治疗流程和安全操作方法，以减少患者的紧张情绪和保障安全。治疗师应评估安全进出设备的辅助设施如机械升降装置，用以帮助那些无法站立或不能独立进出设备的患者。

患者应根据需要使用衬垫或枕头，以减少身体部位可能对储水箱侧面的压力。在启动设备之前，应先确定并调整喷水方向及力度，开始治疗后根据患者对涡流的耐受性来调整，治疗时不应产生疼痛或加重症状。

为患者提供一个可以启动的警报器，使患者在治疗过程中能及时呼叫。另外，应该格外注意儿童、老年患者和认知障碍患者。接受治疗时，机械升降装置或担架上的患者、坐在高椅上的患者都应使用带子固定以保障安全。

2. 清洗和消毒涡流浴设备

患者皮肤完好时，水中不需要化学添加剂，只需每次使用后排水、清洁和消毒，并在治疗过程中戴手套和护目镜来保护手和眼睛。储水箱、涡轮管和排水管的内表面应首先用清洁剂擦洗，然后用清水彻底冲洗。随后，应在不超过 10 分钟的时间内，将消毒剂涂抹在储水箱和涡轮管的内部（按照标签建议的稀释度），然后彻底冲洗并干燥。

3. 上肢/下肢涡流浴的操作

进行上肢涡流浴时，患者应舒适地坐在储水箱旁边的椅子上，并保持背部支撑，躯干不向前弯曲，手臂放在储水箱中。一条毛巾或其他形式的衬垫应该放在储水箱边缘且垫于手臂下方，以避免压迫循环及淋巴系统和神经。

单纯下肢浸没或浸没到胸部中间高度可以通过使用较深设备或较浅设备来实现。较深设备要求患者能够屈曲髋膝，因为储水箱的长度不允许普通成人的下肢完全伸展，并且限制了在储水箱中的运动范围。但是它的深度允许更大的身体表面积被安全舒适地浸没，包括浸没到胸部中段。较浅设备的深度不够，但有更长的长度，使患者能够完全伸展下肢，并能进行膝关节全范围的训练。当只需下肢的远端部分浸入时，最好使用小型四肢设备。较深设备和较浅设备比小型四肢设备能提供更大的体表沉浸感。如果患者不能安全地转移到设备中，可以使用液压升降椅或机械升降装置。

研究表明，涡流浴治疗后患者上肢及远端的即时围度增加，且增加幅度大于石蜡浸泡疗法，但长期围度没有明显的变化，所以涡流浴可能不是远端上肢或下肢水肿患者的最佳选择。

4. 全身涡流浴的操作

一些较大的涡流浴设备可以让身体浸入直到颈部。水温应该在中性水温到温水浴水温的范围内，以防止患者过冷或过热。必须仔细筛查患者的耐受情况，包括生命体征的评估。心肺疾病以及认知障碍患者无法进行全身涡流浴。治疗后，患者可能会感到头晕，尤其是在水温较高的情况下，可以通过让患者在起身站立前以躺或坐的姿势休息5~10分钟来避免。

三、冷热交替浴

冷热交替浴是将四肢反复交替浸入热水和冷水中，以增加浸入身体部位的血流，而不引起或加重水肿的治疗方法。典型的操作方法：在4~5个循环中，采用固定的时间比，比如在热水浴中为3~4分钟，在冷水浴中为1分钟，热水和冷水交替，引发血管舒张和收缩，产生血管泵送作用。这将增强治疗肢体的局部循环，并在较小程度上增加对侧未治疗肢体的循环。然而，有研究指出，没有发现支持该技术有效性的证据。

Fiscus等研究了4：1（热：冷）交替浴对下肢循环的影响，在20分钟的交替浴中，血流出现波动。然而，作者认为这些变化可能是继发于皮肤循环而非肌内循环的变化。Cote等的研究发现，冷热交替浴会加重急性扭伤后脚踝的水肿。Shih等人的研究比较了热浴与冷浴的时间比对肱动脉平均血流速度的影响。他们发现，在冷热交替浴的第二个周期中，在最初的3分钟热水浴和1分钟冷水浴之后，增加10分钟热水浴会使肱动脉血流速度增加。

但仍需要进行更多的研究来确定冷热交替浴对水肿和血流的影响。Kuligowski等发现，冷热交替浴配合肘关节屈肌的离心收缩，能减缓疼痛且改善肘关节屈曲活动度。有研究显示，冷热交替浴能改善延迟性肌肉酸痛后的动态力量和局部水肿。需要注意的是，继发于糖尿病、动脉硬化性动脉内膜炎或血栓闭塞性脉管炎的小血管疾病患者可能无法耐受冷热交替浴中温度的快速变化，必须仔细监测这些患者的血液循环情况。

四、抽吸脉冲灌洗（PLWS）

PLWS是一种用于冲洗和清创开放性伤口的水疗方法，主要是脉冲灌洗向伤口提供可控的脉冲加压冲洗水流以促进伤口愈合。压力保持在4~15磅/平方英寸，强度取决于伤口中焦痂和坏死组织的数量以及患者的耐受性。在治疗过程中，同时对伤口进行抽吸会在伤口床中产生负压，从而有效地去除冲洗液并促进病原体的清除。在PLWS治疗中最常用的冲洗液是盐水和自来水。一项系统综述发现，使用盐水和使用自来水的伤口愈合效果没有差异。

PLWS适用于动脉功能不全、静脉功能不全、神经性溃疡、压迫性溃疡、小面积烧伤、手术后伤口、感染伤口、筋膜切开术、皮肤移植物部分剥离和创伤引起的伤口的清洗和清创。PLWS可帮助减少伤口中的病原体，并促进肉芽和上皮形成。脊髓损伤伴三期和四期骨盆压迫性溃疡的患者应用每日低压（11磅/平方英寸）脉冲灌洗治疗，对照组只接受假治疗和换药。与对照组相比，治疗组溃疡愈合率更高。有较强的证据表明，PLWS能减少伤口内的病原体数量，这可能是它提高伤口愈合率的主要机制。

在伤口护理方面，PLWS比涡流浴有几个优势。首先，它更便携，可以在床边或家中使用。一项回顾性队列研究发现，在家中使用PLWS可有效清除伤口坏死组织，促进伤口愈合，并且比住院涡流浴治疗或外科清创术成本更低。其次，PLWS比涡流浴花费更短的治疗时间，并且可以用于治疗较小的区域，而不需要将整个肢体置于涡流中。与涡流浴相比，PLWS的另一个主要优势是治疗时肢体可以适当抬高。PLWS通过带有一次性接触口的装置对单个患者进行冲洗治疗，能降低交叉感染的发生率。同时，通过PLWS输送到伤口的压力可以被精确地设定，从而更安全地向伤口输送无损伤的压力。PLWS能够在不产生潜在不良反应的情况下提供涡流浴的治疗益处。缺点是有一次性接触口的治疗成本以及无法治疗大面积的表面伤口，如大面积烧伤。

第四节　水疗的临床应用

一、涡流浴的适应证

（一）肌肉骨骼疾病

涡流浴用于治疗扭伤和拉伤等肌肉骨骼疾病，已经有很长的历史。在手法中或手法前，可以应用热水涡流浴来辅助改善僵硬或疼痛关节的关节活动度及软组织挛缩。骨科手术伤口完全愈合后，涡流的流动性和压力特性有助于去除石膏固定后干燥的鳞状皮肤，软化瘢痕组织，减少疼痛。而热水涡流浴的热效应和浮力特性有助于改善关节和肢体的活动度，减轻慢性关节炎的疼痛。

（二）循环系统疾病

研究显示，38.6℃的涡流浴治疗后，肢体血流量增加了21%；42.5℃的涡流浴治疗后，肢体血流量增加了50%。在没有涡流的水中浸泡的肢体和有涡流的水中浸泡的肢体的血流没有显著差异。因此，血液流动更可能受水温影响。由此，肿胀的肢体不应放置在温水或热水涡流浴中，以免增加组织温度和血压，继而加重炎症和增加外周动脉血流，加重水肿。

冷疗或冷水涡流浴已用于急性或慢性疾病，以减轻水肿。它通过使血管收缩并降低血管渗透性等来抑制组织水肿。然而，涡流浴的治疗体位常为肢体下垂，可能会抑制水肿的减轻。虽然有研究发现，将处于悬空位置的大鼠后肢浸入冷水中可有效抑制水肿的形成，但也有研究指出，将处于悬空位置的人的下肢放入空的涡流箱中20分钟可增加肢体体积。肢体在涡流浴中的主动运动可能有助于抑制水肿的加重。因此，水肿患者需要注意，治疗前后必须测量肢体围度，以密切监控涡流和治疗体位对水肿的影响。

（三）不良心理状况

温水涡流浴对情绪的缓解效果被广泛认可。焦虑患者可以部分或完全沉浸在温水涡流浴中，以促进康复。部分肢体沉浸在冷水涡流浴中可能会刺激昏迷或意识障碍的患者，以促进康复。

二、水中运动的适应证

（一）骨折后遗症

骨折后早期训练时患者常常因为害怕肢体活动或负重时疼痛而回避训练。可以利用水的温度和浮力来缓解疼痛，辅助训练。

（1）下肢骨折：在外固定去除且伤口愈合后，可考虑采用水中运动来改善关节活动度，维持肌肉围度，增强肌力，进行站立步行训练。

1）训练下肢负重：患者垂直站立在水位较深的水中进行站立训练、步行训练等，其目的是在浮力减轻体重对肢体的压力的状态下进行部分负重。步行训练可在平行杠中进行，适应后逐步降低水位减轻浮力，通过这样的方式尝试下肢负重，最终完成水中训练到陆地训练的过渡。

2）改善关节活动度：在固定患者身体位置的情况下，可由治疗师对局部关节进行被动的关节活动度训练，或用漂浮物沿增大关节活动度的方向被动牵拉，在关节活动度的末端可酌情给予进一步的牵拉以增大其关节活动度。

3）提高肌力：下肢主要承担负重功能，所以训练的重点是股四头肌和伸髋肌，肌力较差或骨折早期下肢无法负重的患者可在水中进行肌力训练。患者俯卧在水中治疗床上进行屈膝及伸膝运动，由于伸膝时对抗浮力，故可提高股四头肌肌力。患者仰于水面，头、腰和患足均用漂浮物支持，嘱患者对抗浮力完成伸髋抗阻训练。

（2）上肢骨折：前臂和腕部骨折很少用水中运动治疗，但肱骨骨折常引起肩关节活动障碍，可以在水中进行肩关节主动运动。温水可以减轻软组织的紧张僵硬和疼痛。患者可佩戴肩托入池，采取坐位，水平面淹没肩部最高点。可在椅背上系以固定带固定躯干或由治疗师在患者前方用双手固定其双髋，以对抗浮力保持坐位。早期训练包括肩关节屈、伸、外展的主动辅助训练和抗阻训练。如先在舒适的关节活动度内活动，待内收肌松弛后再逐步加大关节活动度，之后用漂浮物或手握乒乓球拍辅助活动，以加强肩外展肌的肌力，进而再进行抗阻的内旋和外旋运动。

（3）椎体骨折：椎体楔形骨折无脊髓损伤亦无脊柱不稳定的患者，可在水池中进行无痛范围内的活动和加强腰背肌肌力的训练。

（二）骨关节炎

有疼痛等功能障碍，不适宜进行关节置换术患者及手术患者在术前均可进行水中运动治疗。

（1）缓解疼痛和肌痉挛：在水池中轻柔、有节奏地缓慢活动可使痉挛肌肉松弛。患者仰浮于水面，进行缓慢的外展和内收运动，关节活动应在无痛范围内进行，然后逐步增大关节活动度。对髋关节训练而言，可以借助游泳圈训练。游泳圈放置于躯干使之漂浮于水面，治疗师固定健肢，患者做后伸、内收外展、内旋外旋等主动运动。

（2）牵张挛缩的软组织：水中牵拉可使用漂浮物配合持续恒定的力进行被动牵拉，如牵拉屈髋肌时，患者取站立位，扶持池中固定物，保持身体稳定后伸髋关节牵张挛缩的屈肌，并可在小腿下方后部辅加漂浮物，以增强浮力，增加髋关节后伸的活动范围。同理，在牵引髋关节内收肌时，外展髋关节，并在小腿下方外侧辅加漂浮物，增加髋关节外展的活动范围。

（3）提高肌力：水中运动适用于在陆地活动困难或有不适的患者，可使较弱的肌群进行抗浮力训练，引起等长收缩，提高肌力。如需训练伸肌时，让患者仰卧于支托物上，在足下放一游泳圈，让患者后伸下肢，并将其压入水中，圈的浮力若大于患者下压的力量，伸髋肌即产生等长收缩而不产生运动，可提高肌力而不致引起不适。

（4）步行训练：髋、膝骨关节炎的患者，在陆上行走时，由于负重产生疼痛。可借由水的浮力在无痛状态下进行运动训练，通过调节水位的高低使浮力变化，体重可得到不同程度的减轻。患者也可在水中平行杠内进行步行或踏步走训练。

（三）不完全性脊髓损伤

不完全性脊髓损伤患者，可借由水中运动广泛提高肌力，高位脊髓损伤患者可着重训练肩背部分。同时，需注意训练是否加重痉挛。患者身体要用游泳圈或漂浮物稳定地托起，任何突然的姿势改变或他人的撞碰，手心、脚心的触碰均可诱发痉挛。一般认为训练髋部肌肉宜使用膝屈曲位，以免诱发伸肌痉挛。训练躯干活动时，治疗师背靠池边，在患者颈、腰和双足各套一游泳圈支撑，治疗师双手扶住患者双肘或双足加以固定，让患者进行躯干的侧屈、旋转等训练。此外还可让患者在平行杠内完成双手支撑身体动作，以训练肱三头肌、肩胛肌和腹肌。

（四）偏瘫

偏瘫患者可以在缓解张力的状态下进行运动训练，但需注意的是，此类患者在水中难以维持平衡，不正确的用力易出现共同运动等异常模式，所以应加强其平衡能力的训练且较少在训练时使用涡流干扰其平衡。因此，偏瘫患者水中运动应加强平行杠等稳定的辅助设施的使用，早期可在平行杠中进行步态周期的分解动作训练，后期可完成步行训练，同时治疗师予以动作纠正。

（五）肩手综合征

肩手综合征是脑卒中常见并发症，临床处理较为困难，水中运动可以作为临床康复手段加以应用。治疗师可在水池中对患者进行肘、腕、手指的缓慢牵拉，还可利用浮力进行肩部主动、被动或主动辅助运动以提高肩关节的控制能力，进而提高关节稳定性，改善肩脱位的情况，缓解疼痛及肿胀。

（六）小儿脑瘫

小儿喜欢在水中运动，所以脑瘫患儿在水中容易配合训练，以纠正异常运动姿势，提高平衡协调能力，缓解肢体痉挛，提高步行能力等。

（1）对患儿进行关节活动，利用浮力和浮漂等辅助设备做助力或阻力活动。

（2）扶持水池中固定物，进行站立及行走训练，纠正患儿的异常姿势。

（3）水中游泳是一项运动娱乐活动，又是一项患儿易于接受且有效的训练方法，可酌情采用。仰浮位是水中最安全有利的位置，所以首先教会患儿仰泳或仰浮位，教导患儿能从任意位置变为仰浮位，对不会游泳的患儿可配合使用游泳圈保护。注意患儿训练前1小时不应进食，以防止因呕吐造成食物误吸入气管引起窒息。训练中还应防止小儿溺水。

（七）共济失调

水中运动训练可提高患者的运动协调和平衡能力，主要通过增强肌力和耐力，特别是增强肩胛带、骨盆带的控制来实现。BadRagaz 的等张和等长运动模式，可以有效地应用于小脑共济失调患者。感觉性共济失调患者也可使用 BadRagaz 法和 Halliwick 法进行水中运动训练。

（八）帕金森病

帕金森病患者水中运动治疗的目的在于减轻肢体僵硬，促进运动功能恢复，纠正姿势和异常的平衡反应。在水中运动训练时可采用一般技法或 BadRagaz 法。

第五节　处方示例

一、病例摘要

患者，女，42 岁 6 个月，因"双下肢功能障碍 10^+ 年，加重伴腰腿痛 1^+ 月"入院。入院前 10^+ 年，患者无明显诱因出现双下肢乏力，感觉缺失，不能行走，大小便正常，入院治疗，诊断"T_2 脊髓炎"，予以激素治疗后患者症状缓解出院，此后能在平地上行走，不能上楼或上缓坡，无肌萎缩，自感双下肢疼痛不适感、针刺感、麻木感，此后病情平稳，6 年前患者出现左侧肢体乏力加重，伴面瘫（具体部位不详）。5 年前，患者再次出现左侧肢体乏力，伴感觉减退、麻木感。此后患者感左侧肢体运动较右侧差，能行走，生活能自理，入院前 1^+ 月，患者出现双下肢疼痛不适加重，主要在双侧大腿内侧，为针刺样疼痛。

二、专科查体

视：脊柱四肢形态正常。触：C_6/C_7、C_7/C_8、C_8/T_1、L_5/S_1 活动受限，L_5 椎旁肌压痛，L_5/S_1 棘突压痛，双下肢肌力减退，左下肢 1+ 级，右下肢 3 级，双下肢肌张力降低。辅助检查：X 线片环枢椎未见异常。头胸腰部 MRI：L_3/L_5 椎间盘轻度膨出。腰椎退行性变。胸椎 MRI 未见异常。C_3/C_7 椎间盘突出（中央型）。颈椎退行性变。C_5/C_6 椎体相对缘终板炎。

三、评定结果

（1）肌力评定详见表 15-3。

表 15-3　肌力评定

动作	髋		膝		踝	
	屈髋	伸髋	屈膝	伸膝	跖屈	背屈
左	1	1	1	1	1	0
右	3	3	3+	3+	4	5

（2）围度详见表 15-4。

表 15-4　围度（cm）

部位	右	左
髌上 10cm	43.8	42.3
髌下 10cm	33.7	33.4

（3）关节活动度正常。

（4）肌张力降低。

（5）深感觉：右侧正常，左侧明显减退。

（6）改良 Barthel 指数评定量表：60 分（生活基本自理）。

（7）Berg 平衡量表。

1）由坐到站：2 分（尝试几次后能用手支撑站起来）。

2）独立站立：0 分（不能独立站立 30 秒）。

3）独立坐：1 分（能独立坐 10 秒）。

4）由站到坐：3 分（需要用手控制才能慢慢坐下）。

5）床椅转移：3 分（能安全转移，需手支撑）。

6）闭眼站立：0 分（需帮助防止摔倒）。

7）双足并拢站立 0 分。

8）站立位上肢前伸：0 分。

9）站立位从地上拾物：0。

10）转身向后看：0 分。

11）转身一周：0 分。

12）双足交替踏：0 分。

13）双足前后站：0 分。

14）单腿站：0 分。

总分：9 分（0~20，限制轮椅）。

四、治疗处方

该患者左下肢肌力较差，无法在陆地完成主动运动，同时伴有深感觉障碍、平衡功能障碍、神经病理性疼痛等，严重影响了患者的日常生活活动能力及社交和心理。

可选取治疗池运动、水中步行训练、涡流浴进行治疗。

（1）治疗池运动：患者经由天轨悬吊入池，水温 36～38℃。患者取站立位，站于水中平行杠之间，借助浮板的浮力完成单关节的主动运动。以左侧屈髋肌力量训练为例，浮板固定于股四头肌处，嘱患者在屈膝位下完成屈髋运动，一天一次，一次 3 组，每组 20 个。

（2）水中步行训练：患者可在水疗步行浴设备中练习步行能力，水温 36～38℃。用弹力绷带固定脚踝于中立位，防止足下垂。水位于胸骨下角处，步行速度 0.8km/h，步行时间 10 分钟，步行距离 200m，如患者疲劳可中途休息 2～3 分钟后再继续训练。

（3）涡流浴：涡流浴可改善患者的神经病理性疼痛。患者佩戴天轨保护措施，站立于全身涡流浴设备中，涡流冲击力以患者感觉舒适为宜，水温 38～40℃，治疗 20 分钟，治疗部位为双侧大腿内侧的疼痛处。

注意记录患者的运动表现及不适情况，以调整治疗处方。

（何佩珏　林义钧）

主要参考文献

[1] 中国康复医学会康复治疗专业委员会水疗学组. 水疗康复技术专家共识［J］. 中国康复医学杂志，2019，34（7）：756－760.

[2] BARBARA J. Physical Agents Theory and Practice［M］. 3rd ed. Philadelphia：F. A. Davis Company，2014.

[3] JAMES B. Modalities for Therapeutic Intervention［M］. 6th ed. Philadelphia：F. A. Davis Company，2012.

[4] 纪树荣. 运动疗法技术学［M］. 2 版. 北京：华夏出版社，2011.

[5] JITKA V. Acta Neurol Scand［J］. 2021，143：221－241.

[6] 何佩珏，黄敏，王谦，等. 涡流浴缓解疼痛的疗效与机制研究进展［J］. 中国康复理论与实践，2021，27（1）：93－96.

第十六章 压力疗法

第一节 概 述

压力疗法（compression therapy）是指通过对肢体或身体部位进行物理加压，达到预防或治疗疾病目的的一种物理治疗方法。

据记载，压力疗法在伤口和溃疡的治疗中使用了数千年，最早的压力绷带的文献可以追溯到新石器时代。近几个世纪以来，内外科医生常用石膏绷带和敷料等非弹性材料来治疗伤口和溃疡。19 世纪，医生就已经尝试用压力疗法来改善血液循环。19 世纪中期，查尔斯·古德伊尔（Charles Goodyear）发明了一种方法，可以增加绷带的耐久性和弹性；随后，弹性压缩绷带应运而生。1971 年 Silverstein 及 Larson 运用压力衣来减少瘢痕的产生。目前，压力疗法包括固定式加压疗法和间歇性梯度压力治疗，广泛应用于临床。用于治疗的压力可以是固定输出的一个不变的力，如绷带、压力衣等；也可能是间歇性随时间变化的梯度压力，如空气波压力治疗仪。压力疗法主要在预防瘢痕增生、促进截肢后残端塑形以及预防和治疗各种静脉疾病导致的水肿等方面发挥重要作用。

第二节 压力疗法的生理效应和治疗作用

压力作用于机体可以产生治疗作用。不同的治疗设备、治疗方式、治疗参数对机体产生的生理效应及治疗作用均有差异。

一、生理效应

（一）改善循环

1. 改善静脉回流

静脉回流是指体循环静脉管输送血液流回右心房的过程，体循环静脉系统的血容量很大，占血液总量的一半以上，静脉易扩张，又能收缩，因此起着血液储存的作用。

静脉的收缩和舒张可有效地调节回心血量和心排血量，使循环机能能够适应机体在各种生理状态时的需要。静脉回流的基本力量是小静脉（又称外周静脉）与腔静脉或右心房（又称中心静脉）之间的压力差。小静脉压力的升高或腔静脉压力的降低都有利于静脉回流。由于静脉管壁薄，静脉压低，所以静脉回流还受到外力如肌肉收缩的挤压作用、呼吸运动、重力作用等的影响。当上述因素阻碍静脉回流时，机体会出现相应症状。

对下肢施加均匀的外部压力可以使下肢血流动力学发生显著改变。如在压力施加前的深静脉，血管内有缓慢稳定的血液流动，施加压力后，受压区突然增加的压力梯度推动血液向前流动，随后受压区的管腔收缩，有利于静脉排空，防止瘀滞。加速的血流导致管腔顺应性扩张。研究表明，当施加 50mmHg 的外部压力时，加速的血流可使管腔内的峰值流速增加 200％以上。

2. 动脉血流的增加

压力疗法改变下肢血流动力学的作用并不局限于静脉系统。通过静脉容积描记法和热流量热法证明接受间歇性梯度压力治疗（intermittent pneumatic compression，IPC）的受试者静脉压降低，动脉血流量增加。有诸多文献报道 IPC 已用于下肢灌注不足的外周动脉疾病的辅助治疗。1957 年，Yallwood 发现，对小腿周围的充气袖带进行反复充气和放气，可使健康受试者足部的血流平均增加 60％。1959 年，Loane 用三种不同的方法证实了这些发现。1978 年，Gaskell 和 Parott 研究了下肢 IPC 对腿部动脉血流的实际影响。通过研究他们认为，动脉血流的增加是通过降低静脉压，从而增加动静脉压力梯度而产生的。有学者研究发现，静脉−小动脉反射的完整性决定了 IPC 皮肤微血管血流增强的水平。尽管确切的作用机制尚未被证实，但是目前认为 IPC 增加动脉血流的可能机制包括增加动静脉压力梯度、刺激内皮血管扩张、暂停静脉−小动脉反射和刺激侧支动脉生长。

压力疗法用于治疗外周动脉疾病时，需考虑压力对动脉循环的影响。随着外部压力的增加，不仅静脉直径减小，动脉直径也减小。有研究认为，压力高于 60mmHg 可能降低局部动脉灌注。研究表明，较长时间进行压力疗法后皮肤坏死和溃疡发生，可能与隐匿的周围动脉闭塞性疾病有关。重度肢体缺血［踝肱指数（ankle brachial index，ABI）小于 0.5］为压力疗法的禁忌证。

3. 改善淋巴循环

与运动相结合的压力疗法已被证明可以改善淋巴循环。有学者运用近红外（NIR）荧光成像技术来评估 IPC 对淋巴循环的影响，发现其可增加淋巴液流动速度和淋巴管募集。

生成淋巴液的器官是毛细淋巴管。毛细淋巴管的始端为盲端，其管壁由单层内皮细胞构成。毛细淋巴管具有比毛细血管更大的通透性。一些不易经毛细血管通过的物质，如蛋白质、细菌、异物、癌细胞等较易进入淋巴管。毛细淋巴管壁内皮细胞形成的向管内开放的单向活瓣，只允许组织液移向管内，而不能向外返流。因此，随着淋巴液的不断生成，毛细淋巴管内的压力随之增高，形成淋巴管内淋巴液不断前进的推动力。此种推动力是静息状态时淋巴回流的主要力量。

除毛细淋巴管有向管内开放的单向活瓣外，在淋巴管内部也有很多瓣膜，瓣膜指向心脏方向。当淋巴管外的压力改变时，淋巴管内的压力相应改变，从而促使淋巴管内的淋巴液向心流动。淋巴管外动脉的搏动、肌肉的收缩、呼吸运动时胸腔和腹腔内压的改变等，都能改变淋巴管外的压力。在淋巴管外动脉搏动过程中，当血管扩张时，邻近血管的淋巴管的压力增大，管内压也随之增大，由此推动淋巴管内的淋巴液向心流动；当血管收缩时，淋巴管的压力减小，此处管内压低于周围淋巴管处的管内压，从而吸引始端淋巴管内的淋巴液向此处流动。这样，随着淋巴管外动脉的搏动，淋巴管中的淋巴液将节段性地向心推进。在肌肉收缩活动中，随着肌肉收缩，淋巴管被压缩，从而推动淋巴液向心流动。

当在身体部位施加适当压力时，淋巴管外的压力发生改变，有利于淋巴液的流动。同时，压力导致皮肤和皮下组织更接近浅表毛细血管网。这种接触增加了毛细血管的吸收，限制了毛细血管滤过，减少了淋巴负荷。

一项试验表明，局部淋巴回流障碍导致的水肿液会沿着自发形成的组织通道移动。与正常收缩淋巴管不同的是，这些通道缺乏使水肿液流动的推动力，而压力疗法可提供流体移动力，这在一定程度上代替了缺失的淋巴功能，增强了通道形成，有利于水肿液趋向于有正常功能的淋巴部位，有效促进含蛋白的水肿液的排出，延缓纤维化进程。

4. 改善微循环

在身体部位进行压力疗法，压力也向皮下组织和肌群传递。局部组织的压力增加，当组织液压力大于血管内的静水压力时，毛细血管的滤过减少，重吸收增加，使更多的液体参与循环，进而改善微循环。

（二）增加纤溶酶活性

一项临床研究表明，对上肢进行 IPC 可以有效降低下肢静脉血栓的发生率。这说明压力疗法不仅仅具有机械力作用，可引起血流动力学改变，同时也可能激活了纤溶能力或循环的其他生理机制。

当 IPC 应用于下肢时，突然的压力会加速血液流动，加速受压部位血液排空，血容量激增导致其对血管内皮细胞施加压力，流速的增加会对内皮细胞形成剪切应力。有学者在 1989 年和 1996 年证实剪切应力的增加可以刺激组织纤溶酶原激活物（tissue plasminogen activator，TPA）的释放。在动物和细胞培养模型中已显示压力对血管应变和剪切应力引起内皮细胞的一系列生理反应，其结果是增加纤溶酶活性。有研究报道，在内皮细胞接受 $15dynes/cm^2$ 和 $25dynes/cm^2$ 的剪切应力时，TPA 分泌率分别是基础分泌率的 2.1 倍和 3.0 倍。

（三）减少瘢痕受压处血供

压力疗法有控制瘢痕，改善烧伤皮肤外观，并促进瘢痕成熟软化的作用。其作用原理可能是在压力的持续作用下，受压部位血流减少，组织缺氧，使成纤维细胞变性，甚至坏死。压力亦有利于胶原酶破坏胶原纤维。组织学观察表明，采取压力疗法后显著的变化包括瘢痕变薄、表皮细胞层数减少、血管减少、管腔狭窄甚至关闭、内皮细胞出现巨大空泡。可见成纤维细胞减少，粗面内质网减少，线粒体扩张空泡化，胶原纤维明显减少、粗细均匀、排列规则，真皮内弹力纤维数量明显增多。

（四）温热效应

此效应不属于压力疗法的直接作用，属于由压力疗法所产生的间接效应。大多数压力疗法在应用时都可以增加机体表面组织的温度，比如弹力袜、空气波压力治疗仪等，这些治疗设备的材质或套筒有防止热量损失的作用，从而增加局部浅表组织温度。对于瘢痕压力衣来说，其在临床运用的直接作用不是增加体表温度，但有人认为其产生的温热效应可以增加胶原酶活性，分解胶原蛋白，达到控制瘢痕形成的目的。

二、治疗作用

压力疗法作用于身体部位，产生相应治疗效应。实验证明，IPC对偏瘫患者手水肿、手外伤肿胀有良好的治疗作用；对乳腺癌术后患者进行IPC可改善肢体功能，降低患者淋巴水肿发生率及水肿严重程度；对于卧床患者、瘫痪患者、术后患者等深静脉血栓高风险患者，IPC常作为深静脉血栓预防的辅助治疗；截肢患者可用绷带来防止截肢残端的水肿及脂肪组织在残端的堆积，为安装假肢提供良好条件；固定式加压法可以提供一些固定形状来限制新生组织的形状和尺寸，这种类型的加压设备如同第二层皮肤，有弹性加压的作用，同时因为延展性比皮肤差，起到限制组织生长的作用，临床上常用于预防瘢痕增生。

第三节　压力疗法的治疗技术

压力疗法有多种应用设备及治疗方式，临床上需根据患者的体征及治疗目标选择。临床所使用的压力疗法分为固定式加压疗法和间歇性梯度压力治疗。固定式加压疗法可借助绷带或压力衣，间歇性梯度压力治疗由电动气压辅助治疗。固定式加压疗法可用来协助控制因静脉或淋巴系统功能不全导致的水肿，以及截肢后残端塑形，控制瘢痕的形成。间歇性梯度压力治疗可用于预防静脉和淋巴回流障碍所致的水肿，临床上可根据实际治疗目的单独或联合选用治疗方法。

一、绷带加压法

绷带加压法是通过使用绷带进行加压的方法。根据使用材料和方法，绷带加压法分为无弹力绷带加压法、弹力绷带加压法等。其中无弹力绷带常用于伤口的包扎、固定等。弹力绷带除用于人体不同部位的加压包扎和一般创伤包扎外，还可用于因血液循环障碍导致的肢体肿胀的预防及辅助治疗。

（一）无弹力绷带加压法

无弹力绷带可以在腿部肌肉收缩（如走路）时提供较高压力，其压力程度会逐渐下降。无弹性绷带几乎没有延展性，长时间站立水肿加剧或者抬高下肢肿胀减轻时，无弹性绷带不能适应腿部的体积变化。

无弹力绷带加压法常用 Unna's 靴。Unna's 靴于 1885 年由德国皮肤科医生保罗·乌纳（Paul Unna）发明。Unna's 靴是一种由纱布绷带制成的压力敷料，在整个绷带上覆盖一层氧化锌膏、炉甘石洗剂和甘油，固定好后绷带会变硬。Unna's 靴有多种宽度以供不同场景使用。Unna's 靴通常用于烧伤和静脉淤血溃疡。大多数情况下，Unna's 靴会被弹性绷带覆盖，以提供压缩和支撑。

（二）弹力绷带加压法

弹力绷带为含有橡皮筋的纤维织物，可按患者需要做成各种样式。弹力绷带分为高弹力绷带、低弹力绷带或专门的多层绷带系统。高弹力绷带的延展性好，但不能提供足够的压力，它通常用于固定，较少单独用于治疗静脉疾病；多层绷带系统通常是 2~4 层，至少有一个羊毛或棉制面料的衬垫层（通常贴近皮肤）和一个弹力绷带层。

1. 弹力绷带加压技术

弹力绷带用于改善水肿及下肢静脉曲张的辅助治疗，使用不当可出现并发症。临床上常用螺旋形或"8"字形包扎法（图 16-1）。包扎时需注意：①包扎时应从肢体远端开始，逐渐向近心端缠绕。②注意近端压力不应超过远端压力，每圈相互重叠 1/3~1/2，末端避免环形缠绕。③压力绷带应该从脚部开始向小腿上端缠绕，并从远端到近端逐渐降低压力。④开始于跖趾关节的远端，足跟也应该包裹进去，在膝部应该覆盖腓骨头。⑤绷带应该在各个侧面包裹脚部和腿部，有凹陷的位置应该使用填充物或衬垫以平衡压力。⑥足背动脉和腓总神经在皮下浅层走行，绷带施加压力时要注意避免损伤。⑦脚踝应该保持中立位并且成直角，再施以绷带；膝盖应该适当弯曲，防止过伸时腘窝充血。⑧绷带应该靠近腿部滚动展开，避免拉远，否则绷带容易产生褶皱。⑨包扎后应注意观察肢端皮肤色泽、肢体肿胀情况。

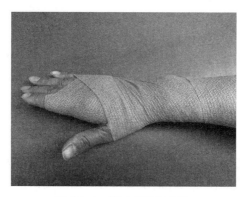

图 16-1　弹力绷带加压法

2. 多层绷带加压技术

多层绷带与 Unna's 靴相比，其优点是可以适应腿部大小的变化，在运动时和休息时都可以保持压迫状态，且最内的吸收层可以减轻溃疡位置的液体透出。多层绷带一般有 4 层。

第 1 层为衬垫层。衬垫层多是没有延展性的棉垫或者羊毛垫，主要起衬垫、缓冲、保护皮肤和组织、吸收渗液的作用。对于一些皮肤脂肪少或者皮肤脆弱的人群，应该使用软性填充物保护绷带边缘、骨性突出等容易出现皮肤坏死的位置，比如胫骨前嵴、跖骨、足背、内踝、外踝及跟腱区域。四肢瘦削的人群的胫骨前嵴很容易受压缺血，有的直到绷带拆除后才发现。处理方法较简单：在该位置垫一条羊毛垫。对于患有外翻畸形的人群，跖骨位置也应该使用额外的衬垫以防压伤。

第 2 层为绉纱层。绉纱绷带是一层薄的绷带，用以固定里面的棉垫或者羊毛垫，使其表面服帖光滑。这一层没有或很少有压缩作用，主要为下一层绷带做准备。

第 3 层为弹力绷带层。该层是两层弹力绷带中的第 1 层，当将绷带以 50% 延展和 50% 重叠并使用"8"字形缠绕法时，可以提供约 17mmHg 的压力。对于有踝部脂质硬化的下肢，可以扩大"8"字形缠绕的范围以增加贴合性。如果患者腿部水肿明显，需要施加更大压力，可以：①增加绷带的延展性大于 50%；②增加绷带重叠率大于 50%；③增加弹力绷带的层数。相反，如果患者四肢消瘦，可以适当减轻压力。弹力绷带的好处是可以根据患者情况调整压力，但是要注意不要将压力降到无效水平。

第 4 层为黏性绷带。最外层的黏性绷带可以提供更高的压力，达到 23mmHg，因此要注意不要过度拉伸。注意在腓总神经的位置不要太紧以免压迫神经。这一层通常含有乳胶成分，为了避免乳胶过敏，应该避免接触皮肤，或使用无乳胶的黏性绷带。如果压力不够，可以使用两层黏性绷带，可以提供高达 40mmHg 的压力。

二、压力衣加压法

压力衣加压法是通过制作压力服饰进行加压的方法，包括成品压力衣加压法、量身定做压力衣加压法等。其主要用来控制水肿、瘢痕组织过度增生，以及预防和治疗静脉曲张。

（一）压力衣分类

量身定做压力衣加压法：利用有一定弹力和张力的尼龙类织物，根据患者需要加压的位置和肢体形态，通过准确测量和计算，制成压力头套、压力上衣、压力臂套、压力手套、压力裤等使用。

1. 压力头套

头面部瘢痕增生是影响烧伤患者容貌和心理的重要因素，因此瘢痕的控制和压力疗法的有效实施是头面部烧伤作业治疗的重要部分。因头面部是人体最不规则的部位，应用弹力绷带难以有效实施压力治疗。量身定做的压力头套可提供有效的压力，是目前最为常用的头部加压方法。

压力头套由左右两片缝合而成，可对头面部提供有效的压力。测量及画纸样比较复杂，但缝制容易。压力头套开始穿戴时间不宜过长，可从每天 8 小时开始，逐渐增加至 12~24 小时。制作时，如需留出眼、口鼻位置，可在相应位置裁出，注意开口尺寸应小于实际尺寸。压力头套需配合压力垫及支架使用，以增加加压效果并预防面部畸形。

2. 压力上衣

躯干烧伤虽不如肢体烧伤和面部烧伤常见，但往往面积较大，需进行加压疗法。躯干大体呈椭圆形，加之软组织丰富，压力疗法效果不如肢体效果好。根据烧伤部位可使用压力上衣或压力背心。

压力上衣由前后两片和袖子组成，压力较难控制到理想范围。由于肩关节活动时影响腋部压力，所以为了控制腋部瘢痕应同时使用"8"字形缠绕法。用于肩部瘢痕时控制衣服拉链应有足够长度以保证肩部有足够的压力。

3. 压力臂套

上肢是较易遭受烧烫伤和其他外伤的部位，上臂和前臂因形状较规则，呈圆柱形，是最易加压的部位，也是压力容易控制且治疗效果较好的部位。压力臂套包括上臂套、前臂套和全臂套。压力臂套由两片组成，制作容易，穿戴方便，压力易于控制。

4. 压力手套

手部烧伤是发生率最高、畸形率最高、对功能影响最大最直接的烧伤，早期处理不当会遗留严重功能障碍。手部烧伤治疗最重要的是预防和治疗水肿、瘢痕增生、挛缩、脱位等并发症。压力疗法是预防和治疗手部肿胀、控制瘢痕增生、预防关节挛缩和脱位最有效的方法，应尽早实施并持续足够长时间。

为方便穿戴，压力手套最好加拉链，且拉链最好放于手掌尺侧以减少对手部活动的影响；可设计为指尖暴露以便观察血运情况；尤其注意指蹼及虎口等易发生瘢痕增生和挛缩部位的加压；通常需配合压力垫和外部橡皮筋使用。

5. 压力裤

压力裤是控制臀部、会阴部和下肢瘢痕常用的压力衣，由两个前片和两个后片缝合而成，制作相对简单。压力裤的制作需注意：会阴部需配合使用压力垫且外加橡皮筋以保证有效的压力；臀部应根据体形进行适当调整，尤其是女性，避免压力导致臀部下垂。

6. 压力腿套

与上肢一样，腿部也是易于进行压力疗法的部位。压力腿套包括大腿套、小腿套和全腿套，主要用于烧伤、外伤或手术所致下肢瘢痕、下肢肿胀、下肢静脉曲张的预防和治疗。

7. 压力袜

足部是肿胀最易发生的部位，也是各种原因所致瘢痕的常见部位，因此，压力袜是最为常用的压力衣之一。压力袜有量身定制型及成品型。

成品型多用于下肢静脉曲张、下肢深静脉瓣膜功能不全、淋巴水肿的治疗。

量身定制型由左右两片或足底部、前部和后部三片组成，测量及缝制容易，但画纸样较为复杂。

市面所售成品型及循序减压弹力袜，可根据治疗目的进行压力和长度的选择。循序减压弹力袜在脚踝部建立最高支撑压力，顺着腿部向上逐渐递减，在小腿肚减到最大压力值的 70%～90%，在大腿处减到最大压力值的 25%～45%，是治疗下肢静脉疾病和淋巴水肿的有效措施之一。

选购弹力袜时需量出穿者腿部的三个主要尺寸（cm）（脚踝周长、小腿肚最大周长及大腿最大周长），以确定合适的号码。

弹力袜的优点为做工良好、外形美观、使用方便及时，主要适合不具备制作压力衣条件的单位使用。缺点为选择少、合身性差，尤其是严重烧伤肢体变形者难以选择合适的压力衣。

（二）注意事项

压力衣为临床上控制瘢痕的常用治疗手段。

1. 设计制作

（1）压力衣应覆盖所有需要加压的瘢痕，至少在瘢痕区域外 5cm 范围。

（2）若瘢痕位于关节附近或跨关节，压力衣应延伸过关节达到足够长度，这样既不妨碍关节运动，又不致压力衣滑脱。

（3）在缝制过程中，应避免太多的接缝。另外，在特定区域加双层及使用尼龙搭扣固定等方法可减少压力衣的牵拉力。

（4）若皮肤对纯合成的弹力纤维材料过敏而不能穿戴，应考虑换用其他方法。

2. 穿戴

（1）未愈合的伤口、皮肤破损有渗出者，在穿压力衣之前，应用敷料覆盖，避免弄脏压力衣。

（2）为了避免瘢痕瘙痒和搔抓后引起皮肤破损等问题，穿压力衣之前可用油膏和止痒霜剂、洗剂擦洗。对于多数人而言，适当的压力可明显减轻瘢痕处瘙痒。

（3）在穿戴压力衣期间可能有水疱发生，特别是新愈合的伤口或跨关节区域，可通过放置衬垫材料进行预防。如果发生了水疱，应保持干净并用非黏性无菌垫盖住。只有在破损后的伤口感染时才停止使用，否则应持续穿戴压力衣。

（4）穿脱时避免过度拉紧压力衣。可借助穿戴辅具，或先在手或脚上套一塑料袋，再穿戴上肢部分或下肢部分会比较容易。

3. 保养

（1）清洗前最好浸泡1小时。

（2）压力衣应采用中性肥皂液于温水中洗漆、漂净，轻轻挤去水分，忌过分拧绞或洗衣机洗涤。

（3）如必须用洗衣机洗，应将压力衣装于洗衣袋内，避免损坏压力衣。

（4）压力衣应于室温下自然风干，切勿用熨斗熨干或直接曝晒于阳光下。

（5）晾干时压力衣应平放而不要挂起。

（6）定期复诊，检查压力衣的压力与治疗效果，当压力衣变松时，应及时行压力衣收紧处理或更换新的压力衣。

三、间歇性梯度压力治疗

间歇性梯度压力治疗（IPC）仪器（图16-2）包含机械泵、充气气囊、连接导管三部分。充气气囊被分割成 n 个独立的小气室，根据不同设置的治疗模式，采用程序控制对包裹于躯干或肢体的充气气囊进行有序的反复充、放气，对治疗部位进行环形按压，形成一定的压力梯度，通过由远端到近端依次充气—膨胀—放气的过程，可将肢体淤积的静脉血及淋巴液推回到有效血液循环，增加静脉回流及有效循环血量，起到促进血液和淋巴的流动及改善微循环的作用，加速肢体组织液回流，有助于预防血栓、肢体水肿，能够直接或间接治疗与血液淋巴循环相关的诸多疾病。IPC参数如下：

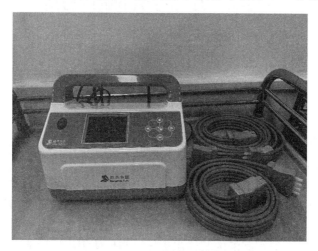

图16-2　间歇性梯度压力治疗仪器

（一）充气时间与放气时间

充气时间是指加压套筒被充气或充气至最大压力的时间。放气时间是指加压套筒被放气或完全放气的总时间。用于水肿、静脉瘀滞性溃疡和深静脉血栓的预防性治疗时，充气时间建议为80~100秒。为使加压后静脉重新充盈，放气时间建议为25~50秒。用于残端消肿，可缩短充气及放气时间，建议充气时间为40~60秒，放气时间为10~

15 秒。通常建议充气：放气时间比例为 3：1。临床可根据患者的具体情况进行调整。

（二）充气压

充气压是指充气时间里压力最大值，以毫米汞柱（mmHg）表示。大多设备压力可调范围为 30~120mmHg。单腔套筒可以提供间歇式加压，多腔套筒可对多腔室提供顺序性加压。有学者建议压力值不应该超过患者的舒张压，否则有损害动脉血液循环的可能。然而，由于身体组织有保护动脉血管免于坍陷的作用，如有需要，临床仍建议采用较高压力达到治疗目的。在压力治疗过程中，需明确是否存在禁忌证，同时观察患者的治疗舒适度及治疗反应。临床常用的压力值为 30~80mmHg。由于上肢静脉压较下肢低，通常建议上肢压力值为 30~60mmHg，下肢压力值为 40~80mmHg。用于残端塑型、外伤性水肿的治疗时，建议用小压力；用于治疗静脉回流不足或淋巴性水肿时，可采用较高的压力值。低于 30mmHg 的压力被认为对循环的影响很小，因此不被建议。

（三）治疗时间

文献建议每次治疗时间 45 分钟至 4 小时不等，建议每天进行 1~2 次治疗。总的来说，治疗频次与治疗总时间设定的原则是以最小的需要且能维持最好的治疗目标来设定。

第四节　压力疗法的临床应用

一、适应证

（一）水肿

组织间隙或体腔内过量的体液潴留称为水肿。通常所称的水肿指组织间隙内的体液增多，体腔内体液增多则称为积液。

正常情况下，组织液由毛细血管的动脉端不断产生，同时一部分组织液又经毛细血管静脉端返回毛细血管内，另一部分组织液则经淋巴管回流入血液循环。因此，组织液的生成处于动态平衡。血浆与组织间液的动态平衡主要受血管内外促使组织间液生成的压力（毛细血管血压、组织间液的胶体渗透压）与促使组织液回流入血的压力（血浆胶体渗透压、组织间液的流体静压）的对比、毛细血管通透性及淋巴液回流的影响。当上述一个或多个因素同时或先后失调时，可导致组织液生成大于回流而积聚于组织间隙，致使静脉回流不足，引起水肿或淋巴性水肿。

静脉回流不足引起的水肿可因静脉瓣膜功能不全、肿瘤压迫静脉、蛋白质摄入不足（长期禁食、胃肠吸收障碍）或丢失过多（肾病综合征等）、渗出性炎症致毛细血管通透性增高等导致。

淋巴管系统是组织液向血液回流的重要辅助系统。淋巴管同血管一样，形成网状交通支分布于全身，正常的淋巴回流不仅能引流组织液，而且还有一定抗水肿能力。淋巴回流具有强大的代偿能力，且淋巴回流增加还可运走组织间液中的蛋白质，使组织液的胶体渗透压降低，以促进组织间液自毛细血管静脉端回流。这些都被视为局部的抗水肿因素。

淋巴液由远端经纤细的淋巴管流回静脉，主要依靠通畅的管道、肌层的收缩和良好的瓣膜功能。当某一局部淋巴回流发生困难时，大量的淋巴液滞留在组织间，富含蛋白质的淋巴液造成组织增生、纤维化，局部便会发生肿胀，皮肤增粗、增厚，这种性质的肿胀称为淋巴水肿。

淋巴水肿可为原发性或继发性。临床上多见继发性淋巴水肿，如恶性肿瘤细胞侵入并阻塞淋巴管，乳腺癌根治术清扫相关淋巴结等导致淋巴回流受阻产生淋巴水肿。由于富含蛋白质，淋巴水肿患者的皮肤和皮下组织增生，皮皱加深，皮肤增厚、变粗糙，并可有棘刺和疣状突起，外观似大象皮肤。晚期患肢肿大明显，表面角化粗糙，呈橡皮样肿。少数可有皮肤裂开、溃疡或出现疣状赘生物。

因静脉回流不足引起的水肿和淋巴水肿是压力疗法的临床适应证。压力疗法可减少毛细血管的滤过，减轻淋巴负担；增加组织间液静水压力，使更多液体重吸收入淋巴系统；有助于将过多的液体转移至身体非受压区域。IPC可加速静脉血流的速度，同时还可模拟肌肉泵的作用，促进静脉排空。

（二）深静脉血栓

深静脉血栓是指血液在深静脉内不正常凝结引起静脉回流障碍疾病，主要由各种原因激活内源性及外源性凝血系统和纤溶过程失衡引起，导致血液在血管内不正常凝结。通常认为血流缓慢、静脉壁损伤和血液高凝状态是血栓形成的三大要素。长途乘坐交通工具、制动、外伤或骨折、手术、妊娠、药物或静脉穿刺、肥胖等是形成静脉血栓的危险因素。

血栓可因形成部位不同有不同的临床表现。血栓形成可致静脉回流障碍造成组织肿胀、疼痛、皮温升高、静脉扩张等，某些部位静脉血栓患者亦可无任何症状。血栓脱落可造成肺动脉栓塞及相应阻塞部位器官功能障碍。有些部位的静脉血栓还会造成组织坏死等严重后果，其中肺栓塞是最严重的并发症。栓子脱落后随着肺循环进入肺动脉及其分支，阻断组织血液供应，从而引起相应的病理反应和临床症状。肺栓塞使血气交换停止，机体进入缺氧的恶性循环，严重威胁患者的生命。

IPC被证实对预防深静脉血栓有效。通过对肢体进行周期性序惯加压，模仿肌肉泵的作用，促进淤血静脉排空，同时预防凝血因子的聚集及在血管内膜黏附。机械挤压也使静脉的内壁受到血液的大力冲刷，从而使相关的内皮细胞发生一系列生理反应，激活纤溶酶的活性，进而起到预防静脉血栓的作用。

（三）静脉瘀积性溃疡

静脉瘀积性溃疡（venous stasis ulcers，VSU）主要因下肢静脉血液淤积而致，多为静脉性疾病进展所致，包括下肢静脉阻塞、下肢瓣膜功能不全、下肢深静脉血栓形成后综合征（venous thromboembolism，VTE）等。1/3~1/2 的 VSU 发生在患者形成深静脉血栓之后，深静脉血栓形成导致溃疡的形成比原发性静脉功能不全发展更快。

压力疗法是治疗 VSU 的标准疗法。需要注意的是，在开始压力疗法前，应彻底评估动脉和静脉循环，以确保压力疗法是安全的。Unna's 靴常用于治疗慢性静脉功能不全引起的溃疡。在患者行走过程中，它提供局部的压力，有利于循环改善，促进溃疡愈合。Unna's 靴不便拆除且是硬质的，会影响患者日常生活。目前有更多患者接受弹力绷带加压法，弹力袜亦可用于治疗 VSU，但弹力袜的穿脱对一些患者来说可能很困难，需防止对皮肤的损伤。

（四）外周动脉疾病

外周动脉疾病（peripheral artery disease，PAD）严重影响患者生活质量。PAD 患者通常出现间歇性跛行，随着时间的推移，病情恶化，会导致肢体严重缺血，甚至截肢。运用 IPC 对缺血肢体从远端到近端加压，促进静脉排空，增加动静脉压力梯度，使动脉流入增加，改善肢体缺血症状。Sultan 等利用 IPC 对 PAD 患者进行每天 6~8 小时、持续 12~24 周的治疗，发现接受治疗的患者在增加平均脚趾血压、增加平均踝部血流量和缓解休息疼痛方面有显著改善。

（五）残端塑形

截肢并非患肢的治疗终点。截肢患者会涉及假肢的安装及之后的康复训练。理想的残端是安装假肢的必备条件。医用弹力绷带对截肢术后患者患肢残端包扎塑形，既可减轻患肢幻痛，又有利于预防或减少残肢肿胀及过多的脂肪组织，促进残肢成熟定型，缩短假肢安装时间。

截肢术后，医生会做适当的包扎以减轻肿胀，伤口愈合后改用弹力绷带。对于截肢患者而言，弹力绷带会伴随其一生。患者在穿戴假肢过程中，也需要弹力绷带包扎残肢，防止其肿胀导致无法穿上假肢。IPC 也可以用于残端塑形。固定式加压疗法配合 IPC，可达到更好的治疗效果。

（六）增生

皮肤由表皮、真皮组成。真皮下为结缔组织和脂肪组织。正常皮肤中，结缔组织中三维网状的胶原纤维与表皮平行排列，皮肤对于下层组织存在一个恒定的压力。在正常情况下，这个压力可以使受损的皮肤恢复到原有状态。当损伤破坏了表皮与真皮时，作用在皮肤下层组织的压力消失，伤口处会出现组织过度增生。

瘢痕是各种创伤后所引起的正常皮肤组织的外观形态和组织病理学改变的统称。机体皮肤遭受创伤、烧伤后不能完全达到组织学再生，而是以结缔组织替代修复，形成瘢痕。任何创伤的愈合均伴有不同程度的瘢痕形成。在组织修复过程中，由于各种全身或局部因素的影响，瘢痕组织过度增生形成增生性瘢痕或瘢痕疙瘩。增生性瘢痕不仅会破坏容貌外观，而且可导致功能障碍，从而影响生活质量，给患者带来极大的心理压力和经济负担。对于成熟的增生性瘢痕，只能靠外科手术才能改善受伤部位的外观和功能。

因此对瘢痕组织过度增生的预防尤其重要。

在瘢痕增生部位穿戴弹力套施行压力疗法，以加速瘢痕的软化和成熟，预防瘢痕增生。从伤口基本愈合开始，即应施行压力疗法。早期采用压力疗法可以控制瘢痕增生，促进瘢痕软化和成熟，预防关节挛缩和畸形。

二、禁忌证

（一）心力衰竭或肺水肿

心力衰竭（heart failure）简称心衰，是指由于心脏的收缩功能和（或）舒张功能发生障碍，不能将静脉回心血量充分排出心脏，导致静脉系统血液淤积，动脉系统血液灌注不足，从而引起心脏循环障碍的症候群。左心衰竭主要引起心源性肺水肿。发生右心衰竭时，流体静脉压增高是心源性水肿的主要发病机制之一，此时重力成为水肿液分布的重要影响因素。其水肿的典型表现是以躯干低垂部位的皮下水肿首发且最显著；在站立和坐位时，以内踝和胫前部为重，严重时可波及多个部位。心力衰竭引起的水肿是对称出现的。

心力衰竭为压力疗法的禁忌证。因为压力疗法有促进静脉回流的作用，使更多的液体回流心脏。而心力衰竭患者的心肌收缩功能下降，无法将回流血充分排出，如此将会增加心脏负担，加重静脉淤血，使静脉压进一步上升，加重水肿，有使病情恶化的风险，同时也有加重肺水肿的风险。

肺水肿（pulmonary edema）是指肺间质有过量的液体积聚和（或）溢入肺泡腔的病理现象。水肿液首先在组织间隙积聚，形成间质性水肿。当肺间质内液体积聚到一定量时，溢入肺泡腔，发展为肺泡水肿。

发生左心衰竭时候，肺毛细血管流体静脉压增高，可致肺水肿。肺水肿是压力疗法的禁忌证，因为压力会增加血管系统内的液体负担及增加肺微血管的压力，有加重病情的风险。

（二）阻塞性静脉或淋巴水肿

当淋巴或静脉完全受压或阻塞导致回流完全受阻时，压力疗法是禁止的。对于完全阻塞导致的静脉或淋巴水肿，压力并不能缓解症状。对于部分受阻患者，压力疗法可能提高周边未被阻塞的管道功能。但是在进行治疗时，需密切监测患者治疗后的反应，以确定治疗的有效性及安全性。

（三）深静脉血栓

临床上常用压力疗法来进行深静脉血栓的预防。然而，已发生深静脉血栓是绝对禁忌证。因为压力疗法可能导致静脉血栓栓子的脱落，使其随着血液循环到达身体某一部位，损害相应器官的血液供应，损害该器官的功能，甚至引起死亡。

（四）严重的外周动脉疾病

严重的外周动脉疾病［踝肱指数（ABI）小于或等于 0.5］是压力疗法的绝对禁忌证。0.5<ABI<0.8 时慎用压力疗法。因为压力可能使相应部位的动脉闭塞，进一步加重该区域缺血，使病情恶化。

（五）急性局部皮肤感染

急性局部皮肤感染可能会因为加压疗法的使用而加重。因为使用加压装备可增加该区域的温度与湿度，有利于微生物的生长。对于慢性皮肤感染，进行 IPC 时需注意在套筒内垫一次性衬垫，避免患者之间的交叉感染。

（六）严重的低蛋白血症

低蛋白血症可导致水肿。当血清中蛋白浓度低于 2gm/dL 时，不应该使用压力疗法。因为压力会使更多的液体回流入血管，进一步降低血清中蛋白浓度，由此造成更为严重的后果。

（七）急性外伤和骨折

急性外伤和骨折是 IPC 的禁忌证。压力疗法有增加出血、加重炎症和影响骨折稳定性及愈合的风险。早期可应用固定式加压法结合休息、冰敷、抬高肢体来减轻疼痛、预防水肿。

（八）感觉障碍或认知障碍

对于有感觉障碍和认知障碍的患者，采用压力疗法时需注意：压力所产生的不适患者无法感知或无法告知。采用压力衣或低强度 IPC 时，需密切观察不良反应，如皮肤颜色异常等。

（九）未控制的高血压

对于没有控制的高血压患者，采用压力疗法时需注意：压力疗法有促进血液循环和增加血管外周阻力的作用，有进一步升高血压的风险。因此，在治疗前及治疗过程中需监测患者的血压，如超过安全范围，治疗应停止。

（十）恶性肿瘤

对于压力疗法是否可用于恶性肿瘤患者的治疗，目前尚存在争议。压力疗法有改善循环的作用，从理论上推测，这可能会增加组织的营养而加快肿瘤生长。有学者建议恶性肿瘤患者不宜使用压力疗法。但目前并无压力疗法引起肿瘤转移或加速肿瘤生长的报道。有专家建议避免在恶性肿瘤局部使用压力疗法。目前临床上常用压力疗法治疗乳腺癌术后引起的肢体淋巴性水肿。

第五节 处方示例

患者，女，50岁，因"右上肢肿胀2^+月，加重9天"就诊。患者诉2^+月前搬家后右上肢出现肿胀，休息后肿胀缓解。9天前患者做家务后再次出现肿胀且伴疼痛，虽休息后仍可缓解，但发作频次明显增加，症状已影响其外出购物及家务劳动。既往史：患者5年前行右侧乳房切除术。患者已入乳腺科门诊排除肿瘤复发。

评定结果：双侧肩关节活动度、肌力、感觉均正常；右上肢皮肤完整，颜色正常；VAS评分：2/10；肩峰下15cm测得左上臂周径为28.2cm，右上臂周径为31.5cm；尺骨鹰嘴下10cm测得左前臂23.4cm，右上臂26.1cm。

临床诊断：淋巴性水肿。

康复诊断：①右上肢肿胀；②右上肢疼痛；③右上肢活动能力下降；④家务劳动、外出购物等参与能力受限。

治疗目标：①改善右上肢水肿，缓解疼痛；②增强其右上肢功能活动；③恢复其家务活动等参与能力。

治疗方案：①康复教育，教会患者右上肢按摩方法及正确活动方法，以促进水肿液的回流。②采用IPC，选择从远端到近端循序加压的方式，充气时间选择80~100秒，放气时间25~40秒，压力值选择30~60mmHg，每天治疗2次，每次治疗时间1小时。③弹力绷带加压治疗，用于IPC之后，以维持IPC的疗效，从远端向近端均匀做螺旋形包扎，每圈相互重叠1/3~1/2，水肿缓解至稳定后可停止弹力绷带加压治疗。

（黄亚琴）

主要参考文献

［1］JAMES W，SUSAN L，THOMAS P，et al. Modalities for therapeutic intervention［M］. 6th ed. Philadelphia：F. A. Davis Company，2016.

［2］ZALESKA M，OLSZEWSKI W L，CAKALA M，et al. Intermittent pneumatic compression enhances formation of edema tissue fluid channels in lymphedema of lower limbs［J］. Lymphatic Research & Biology，2015，13（2）：146—153.

［3］MORAN P S，TELJEUR C，HARRINGTON P，et al. A systematic review of intermittent pneumatic compression for critical limb ischaemia［J］. Vascular Medicine，2015，20（1）：41—50.

［4］SHAO Y，QI K，ZHOU QH，et al. Intermittent pneumatic compression pump for breast cancer-related lymphedema：a systematic review and meta-analysis of randomized controlled trials［J］. Oncologg Research and Treatment，2014，37（4）：170—174.

［5］FELDMAN JL，STOUT N L，WANCHAI A，et al. Intermittent pneumatic compression therapy：a systematic review［J］. Lymphology，2012，45（1）：13—25.

第十七章 牵 引

第一节 概 述

一、定义

牵引（traction）是一种机械力，是通过手法、器械、电动装置产生的外力或者利用患者自身重力作用于人体脊柱或者四肢关节，使关节面发生一定的分离和牵伸关节周围软组织，从而达到治疗目的一种方法。"牵引"一词由拉丁语派生而来，其意味着拉或拖的过程。"分离"指某一关节面垂直地离开另一关节面一定的距离。在脊柱牵引时，脊柱节段处产生的运动往往是分离和滑动的结合。牵引可以引起分离，也可以不引起分离。

目前脊柱牵引的使用在世界各地各不相同，可能是由于对目前证据的不同解释和应用。许多早期研究表明，脊柱牵引比其他保守措施（如热疗、休息和按摩）能更有效地减少背痛和恢复患者活动。同时 Basmajian 等则认为不论是损伤还是退变，或椎间盘突出，只要它们导致颈脊神经根刺激或压迫并产生疼痛症状，则治疗的最佳选择即为颈椎牵引。此外，Cherkin 等纳入的近 1200 份调查问卷结果表明，康复医师认为常规牵引、脊椎松动术和硬膜外类固醇注射治疗坐骨神经痛对急性下腰痛患者有效。Heijiden 等的实验结果显示，牵引治疗组与实验对照组相比，症状缓解、改善的比例 5 周时分别为 64％和 34％，9 周时为 45％与 25％。然而 Cochrane 等根据 2762 名参与者的 32 项随机对照试验得出结论，牵引，无论是单独的还是与其他治疗相结合，对腰痛患者的疼痛强度、功能状况改善和恢复工作几乎没有影响。还有文献研究发现，高质量的证据显示，把牵引作为单一治疗并与安慰组、不治疗组比较，长期疗效和短期疗效没有显著差异。中等质量的证据显示，把牵引作为单一治疗并不会比其他治疗更有效。也有证据显示，在标准治疗中增加牵引并不会产生显著疗效。另外还有中等质量的证据显示，自我牵引比机械式牵引更有效。目前大部分的临床研究其设计并不严谨，牵引的疗效至今没有定论。但是牵引治疗持续被建议使用。同时对于牵引时间、位置、频率、持续时间、拉力、拉力角度和总效应仍存在争议。

总之，脊柱牵引就目前而言仍然是颈、腰疾病患者康复治疗的重要方法之一。其历史回顾和现状分析表明，欲使其更合理、有效地在临床上发挥作用，则有必要在研究方面更多地明确其作用机制，以脊柱解剖、生理、生理力学和相关疾病的病理变化为基础，明确其适应证、禁忌证、不良反应、注意事项和使用的局限性，熟练掌握脊柱牵引操作技术。只有这样，才能在今后的工作中真正地体现脊柱牵引的实用价值。

二、分类

（一）根据部位分类

牵引可分为颈椎牵引、腰椎牵引、胸椎牵引和四肢关节牵引。

（二）根据牵引的体位分类

牵引可分为坐位牵引、卧位牵引和斜位牵引。

（三）根据牵引力来源分类

牵引可分为自我牵引、倒立牵引、重力牵引、悬吊牵引、滑轮－重量牵引、动力牵引和水中牵引。

（四）根据牵引力量大小分类

牵引可分为轻重量牵引、大重量牵引、体重量（体重）牵引。

（五）根据牵引时间长短分类

牵引可分为短时间牵引和长时间牵引。

（六）根据牵引力量的连续性分类

牵引可分为静态性牵引、恒定性牵引和间歇性牵引。

（七）其他一些特殊的牵引形式

牵引可分为徒手牵引、位置牵引和单侧牵引。

第二节　牵引的生理效应和治疗作用

一、生理效应

（一）脊柱机械性拉长

Lawson 等报道，每次脊柱牵引后患者的站立高度可增加 3.43mm，牵引 4 周后，有 2 位患者身高逐渐增加 8mm。Norden 等研究发现脊柱牵引后患者正常站立位身高平均增加 8mm，挺直站立位身高平均增加 11.8mm；同时还认为，在临床上这种牵引技术不仅有益于腰痛患者，而且还可以解决一些体位性疾病问题，特别是由脊柱压缩、强直和弯曲造成的一系列症状。Bridger 等的研究结果表明，牵引可使身长显著增加，25 分钟牵引后身高平均增加 8.94mm。牵引条件下身高的增加是依赖时间的，在牵引过程中的前 15 分钟作用最为显著。上述研究表明脊柱牵引可产生脊柱机械性拉长的生理效应。这种生理效应是由脊柱椎体机械性分离所致，并且这种分离作用是可测量的。其中具体包括：①脊柱两侧肌肉伸展、放松；②相应韧带和小关节囊牵伸；③椎间孔增宽；④脊柱生理曲度变直；⑤脊柱小关节滑动和椎间盘突出症患者突出物缩小。

（二）关节突关节等椎体小关节的松动

脊柱牵引可以产生松动的效果。其中包括关节突关节小关节面的滑动或转动、关节突关节小关节面的分离和关节突关节小关节面的靠近或压缩。当患者处于脊柱屈曲位时，可导致相应脊柱关节面的活动。此时，若同时采用纵向的牵引力量，则可以增强这种滑动的效果，并增加可达到的伸展程度。当患者处于脊柱侧屈位时，可导致相应脊柱凸侧关节突之间的滑动，此时若同时附加一纵向的牵引力量，则可增加在脊柱侧屈凸侧可达到的伸展程度。当患者处于脊柱旋转位时，可导致旋转侧相对上一椎体关节突的分离作用，而对侧则产生压缩效果。利用这一条件可以实现单侧牵引。

（三）放松脊柱肌肉

Hood 等研究牵引治疗后腰部肌肉肌电活动发现，牵引后腰部肌肉肌电活动变慢，腰部肌肉得到放松，同时肌肉紧张导致的疼痛缓解，也进一步增加椎体分离的作用。大量的研究发现脊柱牵引伴随肌肉放松可缓解由肌肉紧张或痉挛造成的疼痛和进一步强化椎体分离作用。影响肌肉放松程度的原因有以下几点。

1. 患者所处的体位

颈椎牵引时，坐位形式较仰卧位形式有更多的颈椎肌肉活动。而且，在实际工作中，也常发现患者非量化地反映颈椎牵引时可感到仰卧位较坐位更为放松一些，并且，在仰卧位时，一旦患者的体位或局部身体被放置妥当，则很少再发生移位。患者也由此会感受到很好的支持和安全感。腰椎牵引时，若将双髋、双膝屈曲，并将双小腿置于一小凳上，即所谓的腰大肌姿势体位，也可很好地放松腰背部肌肉。

2. 脊柱的位置

当颈椎牵引时，应用的牵引角度若趋向颈椎屈曲角度增加，上斜方肌等肌肉的肌电活动可增加；反之，牵引角度较小则导致相应肌肉的较大放松。腰椎牵引时，若采用仰卧位双膝下垫枕的方法，则可使腰椎曲度处于中立位，此时的腰背部肌肉可获得较好的放松。

3. 牵引的时间

间歇性牵引和持续性牵引在一开始均可导致肌电活动的增加，但 7 分钟后，肌电活动可恢复至近乎休息的水平。Harris 的有关研究结果表明，20～25 分钟的牵引时间对肌肉放松是必要的。

4. 牵引的力量

在颈椎牵引时，欲使肌肉放松，所需的牵引力量可能要低于机械分离所需的牵引力量。同样，在腰椎牵引时，也并非一定需要 25％体重的牵引力量才可有肌肉放松的效果。

（四）改善循环

牵引有助于局部的血液循环，特别是有助于改善由充血造成的循环血流不畅的现象，也可以缓解位于椎间孔处硬脊膜、血管和脊神经根的压力。改善血液循环还有助于降低局部有害的炎性刺激物的浓度。椎体椎间隙的分离作用可暂时增大椎间孔径，避免造成脊神经根损害的刺激或压迫。作用于关节突关节之间关节囊的张力或造成关节突关节小关节面的分离作用可调节小关节之间的协调程度来减轻疼痛。牵拉软组织的机械伸展力量可使脊柱相应节段的活动增加，故可减轻因活动受限或软组织损伤导致的肌肉紧张性疼痛。神经生理方面的假说认为，牵引可刺激局部的机械性感受器，在脊髓脑干水平阻止疼痛感受伤害刺激的传递。牵引造成的反射性肌肉紧张抑制可减轻由肌肉紧张产生的不适感。

二、治疗作用

（一）缓解组织压迫

研究发现，在颈椎牵引中椎间隙可增大，最大的节段通常为 C_6～C_7，其次为 C_4～C_5。增大椎间隙，使椎间盘产生负压促进突出物的回纳复位，缓解椎间盘向周围突出的压力，同时后纵韧带紧张产生向前的推力，改变突出物或者骨赘与周围组织的相对位置关系，缓解神经根的受压。椎间盘复位的可能机制包括椎间盘碎片的瞬间回吸，椎间盘内负压回吸脱位的椎间盘或拉紧的椎间盘后侧韧带向推后移的椎间盘物质。许多研究者也认为背痛和相关症状的缓解与牵引造成的椎间盘复位相关。27～55kg 的腰椎牵引力可以减少椎间盘脱出，使椎间盘物质回缩，减小椎间盘突出，增加脊椎通道的空间，扩大脊神经根通过的椎孔，同时改善椎间盘损伤造成的不适症状。也有研究显示，施加 30％～60％体重的牵引力进行牵引，直腿抬高试验的角度增加；而施加 10％体重的牵引力，直腿抬高试验的角度无明显变化。椎间盘突出侵入大部分脊椎通道和膨出的椎间盘已经钙化的患者，在给予牵引后症状通常不会有明显改善。

Andreson 等的研究指出以下牵引方式并不会降低椎间盘内压：一位治疗师固定患者骨盆，另一位治疗师固定上臂进行徒手牵引。Lundgren 和 Eldevikl 也发现患者用自己的手臂进行自我牵引，即牵引力由手臂力量控制，影像结果显示腰椎的椎间盘外观并无变化。

也有研究表明牵引可以牵拉黄韧带，改善黄韧带的血液循环，增加椎间盘和黄韧带之间的间隙以及侧隐窝的容积，神经通道变宽，使神经根避开突出物的挤压。上颈段不如下颈段那样容易分离。椎间隙分离最大的部位是后部，且随着屈曲的角度增大而加大。这种机械性效应通常仅发生在牵引的最初几分钟，并不随着牵引时间的延长而进一步增大。研究发现，颈椎牵引还可以使椎间隙累计延伸 1cm，可以伸张被扭曲的椎动脉，使血液循环流畅，改善临床症状。

Crue 等发现由于在颈椎从 10°伸展位至 20°屈曲位的运动过程中，$C_5 \sim C_6$ 椎间孔的垂直径可增加 1.5mm，故在颈椎屈曲位用较小的牵引力量就可以很容易地获得缓解根性疼痛的效果。牵引可以扩大椎间孔，使椎间孔中的神经根和动、静脉受到的压迫得以缓解，并使神经根和关节囊之间的粘连得到松解，改善临床症状。

（二）纠正关节突关节的紊乱和恢复脊柱的正常序列

颈腰椎退变椎间盘突出和外伤等会继发小关节倾斜、不稳、半脱位和滑膜嵌顿等，轴向牵引可以使小关节产生滑动，关节间隙加宽，牵伸关节囊和关节周围肌肉，恢复小关节的正常对位关系，调整错位关节、椎体滑脱和恢复正常的生理曲度等。研究也显示，牵引可以让关节突关节产生适度的分离，减轻关节突关节受力负荷或神经根在椎间孔受到的压迫而产生的相关不适症状。因此牵引可降低源自关节受伤、炎症或神经根压迫的疼痛。一项研究显示，健康者和下背痛患者在重力牵引下，可造成第二腰椎到第一骶椎大约 3cm 的关节突关节分离，为了产生关节突关节分离的效果，牵引的力量必须足以拉长周围的软组织。较小的牵引力只会增加软组织的张力或者延展周围的软组织。腰椎关节突关节比颈椎的关节突关节有更多的软组织包绕，需要更大的牵引力来分离。腰椎关节突关节的分离需要 50%体重的牵引力，大约 7%体重的牵引力足以造成颈椎关节突关节的分离。相同的牵引力在健康人的脊柱上会比在椎间盘退变患者产生更多的分离。牵引在脊柱外伤的早期制动中有固定和复位的作用，恢复脊柱的正常序列。

（三）放松肌肉和缓解疼痛

疼痛可以使病变周围肌痉挛和紧张，关节活动受限。牵引可以缓解肌肉紧张和痉挛，使肌肉放松和舒张。同时牵引可通过降低位于颈脊神经根处的机械压力而缓解疼痛。特别是有节律的间歇牵引可改善血流、减少肌纤维粘连，并且可刺激关节和肌肉感觉神经，通过闸门学说抑制疼痛的传递。解除肌痉挛的机制可能是通过对受累肌肉伸展性的扩张而打破疼痛-痉挛-疼痛周期。这种作用可能伴随着最佳牵引力量的发现而获得。也有研究表示脊柱牵引可以放松椎旁肌肉，可能是因为疼痛敏感结构受压减少所致，或者通过间歇性牵引对机械性感受器产生震动刺激而阻断疼痛的传导，使疼痛减少。疼痛减少可以减轻肌痉挛。静态性牵引可以透过持续数秒的肌肉牵拉造成单突触反应降低而使肌肉放松。而间歇性牵引引发的微量肌张力变化会刺激高尔基腱器，抑制 α 运动神经活化而使肌肉放松。

第三节　牵引的治疗技术

　　牵引技术有很多种。近代牵引技术有机械式牵引、自我牵引和徒手牵引等。过去也有倒立式牵引和针对特定目的设计的专用自主牵引床牵引及低重量的长时间持续性牵引。

　　倒立式牵引是将患者以头朝下的姿势摆位于仪器上，利用患者上半身的体重来进行腰椎牵引。这种牵引方式在过去较为流行，然而考虑高血压患者使用的副作用，现在大多数的倒立式牵引已经不常用了。倒立式牵引会明显增加无心血管疾病和高血压病史患者的收缩压和舒张压。因此这种牵引被认为可能会增加血压控制不良患者发生脑卒中和心肌梗死的风险。

　　自主牵引床牵引是自我牵引的一种形式，患者躺在特殊设计的牵引床上并可以自我控制牵引床移动的距离。这种牵引床流行了几年，但现在已经没有生产这样的牵引床了。

　　机械式牵引可以用在腰椎或者颈椎，有许多不同摆位姿势，依据所需要治疗脊柱的特定位置或结构可以选择不同的固定带。机械式牵引包括电动式牵引、门墙式牵引以及其他居家式牵引。电动式牵引可以根据不同的牵引力以持续性或者间歇性的方式进行。在静态性牵引时，整个过程给予相等的牵引力，而间歇性牵引时，每隔数秒牵引力即在两个设定的重量之中交替改变。间隙式牵引会在设定的最大牵引力停留数秒，然后力量随之降低。

　　机械式牵引的优点：力量和时间可以被良好地控制，能清楚分级及再一次重新设定相同的力量和时间。一旦启动，临床人员不需要整个牵引过程都陪在患者旁边。电动式牵引有持续性牵引和间歇性牵引的功能。电动式牵引可以对腰椎或颈椎进行静态或者间歇性牵引，精密准确地控制牵引力，并允许在多种姿势下进行。较新的电脑牵引可以精确控制牵引力输出的速度，储存临床人员或患者专用的参数设定，以及探测每个患者牵引时的疼痛程度和位置。

　　机械式牵引的缺点：电动式牵引昂贵，设定耗时间，缺乏患者控制或者参与度。某些患者会难以忍受固定带对行动的限制。牵引到大范围的脊柱区域而非单一脊柱，可能会使正常或者过度松弛的关节产生过度活动。

　　静态性牵引或恒定牵引是应用稳定的力量并保持持续时间间隔的牵引方法。

　　（1）连续或延长牵引：这是应用稳定（或静态）牵引力量保持数小时至数天（一般24小时以上）的牵引方法，主要应用于卧位牵引，特别是住院患者的卧位牵引。如此长的牵引时间意味着牵引力量相对较小，否则患者不能忍受。这种牵引方法对分离椎体结构，特别是腰椎，是无效的。换而言之，患者不能在这样长的时间内耐受可导致椎体分离的牵引力量。因此，其基本作用为制动。其目的为在患者完全保持卧床休息的同时通过恒定的牵引降低由肌肉或其他软组织对脊柱产生的压力。

　　（2）持续性牵引：这是应用稳定（或静态）牵引力量保持数分钟至数小时（一般为

0.5 小时左右）的牵引方法，主要应用于门诊患者。其牵引力量大于连续性牵引的牵引力量，同时患者也可以忍受。这种牵引用于分离脊柱椎体结构是有用的。而且，在持续性牵引过程中，伴随着一定时间、一定牵引力量，患者的脊柱肌肉逐渐放松。这一方法一度在欧洲国家应用较为广泛，较多来自欧洲国家的文献描述了持续性牵引的各种应用。通过持续性牵引，可达到肌肉放松、软组织伸展和骨性关节面分离的目的。

（3）间歇性牵引：这是一种牵引力量根据设定的时间节律性施加或放松的牵引方法。在牵引过程中，先是以一定的牵引力量牵拉一定的时间，然后撤除该牵引力量，放松一定的时间，如此周期反复，直至牵引结束。牵引总的时间与持续性牵引基本相同，但患者可忍受较持续性牵引更大的牵引力量。在施加牵引力量时，受牵引的脊柱节段可发生相应的椎间隙增宽等生理效应；在牵引力量放松时，受牵引的脊柱节段的肌肉活动程度相应降低。

静态性、持续性牵引与间歇性牵引的生理效应可能略有差别：

（1）静态性、持续性稳定牵引的效应：一般牵引力量不大，患者可以耐受较长时间，从而对病变部位有一种伸展制动的疗效。特别是对处于疼痛性痉挛的肌肉，这种牵引方法可能使其处于一种"生理休息"的放松状态。对于小关节、椎间盘、连接韧带和肌肉的急性损伤具有一定的镇痛作用，可使受牵引的脊柱节段每一椎间隙获得相同的增宽，从而缓解突出的椎间盘对脊神经根的刺激或压迫，并有助于脊神经根部炎性水肿的消散。

（2）间歇性牵引的效应：易于促进血液循环，特别是关节连接面、脊髓神经节、肌肉、肌腱和韧带处的血液循环。对于椎间盘可产生节律性的负压"吮吸"作用，有助于椎间盘营养、损伤的椎间盘恢复。对脊柱周围的肌腱、肌肉、韧带进行周期性"牵拉—放松"，产生类似伸展性"生理运动"和"按摩"的作用，有助于恢复上述组织结构的弹性和柔韧性。间歇性牵引所产生的分离和活动的合成效果可能会使椎间孔处脊神经根的粘连获得松解，在心理上诱发有益的辅助作用，并可能由此增强姿势和本体感受方面的能力。

当选择脊柱牵引时，患者体位、牵引力、治疗时间与频率、治疗参数的效果、疾病的严重程度以及患者对先前治疗的反应都是必须考虑的因素。每种牵引的使用指导原则以及优缺点都需考虑。临床工作者完全了解牵引治疗的使用原理，当患者无法承受标准的治疗姿势或当该设计无法取得时，牵引可以被适当修改或者调整患者的状况。

不管选择任何种牵引形式，临床工作者必须判断患者现有的症状和问题是否可以通过牵引治疗而有所改善，同时也必须判断这个患者的症状和问题是否是牵引治疗的禁忌证。牵引可以施用在腰椎或者颈椎，然而某些牵引只能用在特定部位，而某些牵引经过修改可以施用在其他部位。

牵引治疗需要个体化。Sharkar 曾对 154 名康复医师提供的 4908 例颈椎牵引处方进行了调查。结果表明，132 名康复医师认为最常见的颈椎牵引指征为伴有根性症状的椎间孔受累者。110 名康复医师采用间歇性牵引，33 名康复医师采用持续性牵引；7 名康复医师采用仰卧位牵引，63 名康复医师采用坐位牵引；76 名康复医师采用 3 次/周的频度，60 名康复医师采用 1 次/天的频度；95 名康复医师采用颈椎屈曲 15°～20°；牵引力量则变化最大。由此说明颈椎牵引的具体应用方法变化较大。这一结果一方面反映了脊柱牵引各自不一的牵引方法，另一方面表明脊柱牵引似乎应该注重个体特点。因为患者自身的体格构成、病理改变等不同，牵引治疗的目的也有所不同。所以，针对某一个患者的牵引可能会随之发生变化。拘泥于某种常规或规范处方可能是不可取的。相反，从不断的实践中找到针对某一种疾病，甚至某一患者的牵引力量、牵引时间、牵引体位、牵引模式、牵引频度等因素的最佳组合可能是最为理想的。这种最佳组合也应该由解剖学、生物力学等理论所支持，且与脊柱牵引的生理效应相吻合。此外，谭维溢在比较国内外牵引力量时指出国内外在这一方面的差异。这一差异的原因迄今不清楚，但有必要了解这种差异产生的原因，以便更为恰当地使用。

牵引方法的选择是根据牵引目的来决定的。

（1）椎体分离采用持续性牵引、间歇性牵引、徒手牵引和位置性自我牵引均可达到这一目的。

（2）软组织伸展可采用连续性牵引、持续性牵引、徒手牵引、位置性牵引和间歇性自我牵引。

（3）骨骼肌放松可采用连续性牵引、持续性牵引、间歇性牵引、徒手牵引、位置性牵引和自我牵引（注意：有时效果不是迅速的）。

（4）关节的活动可采用间歇性牵引和徒手牵引。

（5）对制动和休息仅有连续性牵引可达到这一目的。

（6）对由水肿、椎间盘突出、炎症或痉挛导致椎间孔狭窄的暂时缓解，可采用持续性牵引、间歇性牵引、徒手牵引、位置性牵引和自我牵引。

一、颈椎牵引

（一）坐位牵引

1. 患者体位

患者取坐位，椅子高度以患者坐位双脚平放地面为宜，用枕颌套托住下颌和枕部，枕颌套松紧程度以患者舒适为准。根据牵引目的调整牵引角度，使颈椎处于中立位（图17-1）。

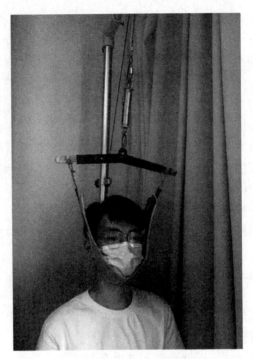

图 17-1　颈椎处于中立位

2. 牵引角度

牵引角度指牵引力作用方向，即沿身体纵轴的牵引力与重锤之间的夹角。力学研究发现，牵引角度的大小直接与牵引力的位置相关，角度越小，最大应力越靠近颈椎上颈段，随着牵引角度的增大而下移。

（1）颈椎前屈位牵引：前屈 $0°\sim10°$，最大应力作用于 $C_4\sim C_5$。$10°\sim15°$ 最大应力作用用于 $C_5\sim C_6$，使其椎间孔和椎间隙产生最大分离。$20°\sim25°$ 最大应力作用于 $C_6\sim C_7$。$25°\sim30°$ 最大应力作用于 $C_7\sim T_1$。屈曲 $24°$ 是保持牵引时颈椎生理曲度变直而不出现反弓的最大角度。屈曲位颈椎牵引不适用寰枕关节和寰枢关节，欲在这一水平获得分离的最佳角度是使正常颈椎前凸保留的中立位或 $0°$ 位。在治疗小关节面功能障碍时，颈椎应处于屈曲位，目的是使受累的小关节囊处于最大的松弛状态，可使关节面获得较好的分离。椎间孔损害的治疗应使患者处于使椎间孔最大限度打开的位置，即屈曲、向非受累侧侧弯并向受累侧旋转。牵引角度需要根据患者治疗后的反应调整。

（2）颈椎中立位牵引：颈椎前屈 $0°$，可以使颈部肌肉获得较好的放松，使颈椎的生理弧度消失或者变直，使扭曲的椎动脉舒展和伸直，改善椎动脉循环。椎间盘功能障碍的治疗最好使患者颈椎处于中立位。这一位置脊柱的韧带是松弛的，容易产生椎体间的分离作用。牵引角度仍需要根据患者治疗后的反应调整。

（3）颈椎后伸位牵引：后伸位（$5°\sim10°$）牵引可改善寰枢关节半脱位和颈椎生理屈曲变直或者反弓。一般不提倡后伸拉颈椎牵引，因为这种情况不仅不使椎间隙增大，而且还使椎间关节面间隙增大而椎间隙减少，这极可能使椎节不稳或椎基底动脉供血不足，使患者发生意外的危险性增加。牵引角度仍需要根据患者治疗后的反应调整。

（4）椅子位置变化：当患者有双侧症状时常选择中立位，当有单侧症状时，可以把椅子向健侧移动，移动的位置仍需要根据患者治疗后的反应调整。

3. 牵引重量

临床研究一般认为，在无摩擦力的环境下进行颈椎牵引时，近似患者体重7%的牵引力量可使颈椎椎体产生分离。牵引力量可以从3~6kg开始，根据患者治疗反应调整，可逐渐增加至10kg，最大不能超过20kg。Colachis等的研究结果显示，针对寰枕关节和寰枢关节分离的牵引力量应更小一些，一般认为在3.73kg左右。牵引重量的选择仍需要根据患者治疗后的反应调整。

4. 牵引时间

人们普遍认为颈椎牵引的机械性效应发生在牵引的最初几分钟，故选择10~30分钟的牵引时间较为适宜。每次牵引前10分钟，应力随时间增加，使椎体间隙产生有效分离，15分钟应力达到最大值，30分钟达到饱和（即使时间增加，椎间隙分离也不再增加）。而且颈椎牵引时间与颈椎牵引力量之间存在着密切的关系，即牵引力量较大时则牵引时间略短些；反之，则稍长一些。但若是针对颈椎椎间盘突出症的颈椎牵引，则牵引时间在5~10分钟较为合适。牵引时间的选择仍需要根据患者治疗后的反应调整。

（二）卧位牵引

1. 患者体位

患者取仰卧位，颈部垫一个枕头，将患者头颈置于颈椎前屈20°~30°的舒适角度，固定好枕颌套，调整牵引角度，使颈部保持正常生理弧度或者自然舒适的角度进行牵引。当有单侧症状时，可以把头向健侧移动，移动的位置仍需要根据患者治疗后的反应调整。

2. 牵引重量

持续性牵引重量为体重的5%~10%，牵引重量可以从3~6kg开始，根据患者治疗反应调整，可逐渐增加至10kg，最大不能超过20kg，10~30分钟的牵引时间较为适宜。牵引时间和重量的选择仍需要根据患者治疗后的反应调整。

连续性牵引重量从2~3kg开始，逐渐增加至4~5kg，牵引时间为6小时/天以上，每2小时休息10~15分钟，牵引2~3天或者症状缓解后，可以逐渐减量至2~3kg，并缩短时间。对于重症或者颈椎脱位患者，可以达到24小时。

（三）电动式牵引

电动式牵引由电动装置提供牵引力，有持续性牵引和间歇性牵引两种模式。

1. 患者体位

患者取仰卧位，颈部垫一个枕头，将患者头颈置于颈椎前屈 20°~30°的舒适角度，固定好枕颌套，调整牵引角度，使颈部保持正常生理弧度或者自然舒适的角度进行牵引。当有单侧症状时，可以把头向健侧移动，移动的位置仍需要根据患者治疗后的反应调整。

2. 持续性牵引重量和时间

重量为体重的 5%~10%，牵引重量可以从 3~6kg 开始，逐渐增加到 10kg，最大不能超过 20kg，10~30 分钟的牵引时间较为适宜。牵引时间和重量的选择仍需要根据患者治疗后的反应调整。

3. 间歇性牵引重量和时间

重量可以从 5kg 左右开始，根据患者治疗后的反应调整，逐渐增加到 10kg，最大不能超过 20kg，牵引时间和间歇时间一般是牵引 2 分钟，放松 1 分钟。10~30 分钟的牵引时间较为适宜。

（四）徒手牵引

徒手牵引指治疗师用手对患者颈椎进行牵引的一种方法，分为坐位牵引和卧位牵引（图 17-2）。患者取坐位或者仰卧位，治疗师用一侧手托住患者下颌部；另一侧手固定患者颈部，同时牵引患者的颈部，找到患者症状改善的角度和重量。重量最大不能超过 20kg。10~30 分钟的牵引时间较为适宜。

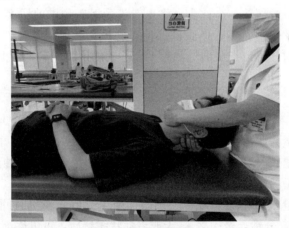

图 17-2 卧位牵引

（五）自我牵引

患者取坐位或躺下，将双手十指交叉后放于后枕部，尺侧端置于枕下和乳突处，然后双手逐渐向头顶方向用力，给头部进行提拉运动，持续 5~10 秒，连续 3~4 次。或可同时将头部置于屈曲、伸展、侧屈或旋转的位置。自我牵引是借助双手向上的力量达到治疗目的的一种方法，可用于症状明显时患者临时缓解症状。但椎管狭窄尤其是伴有黄韧带肥厚者不宜采用，否则会加重病情。

二、腰椎牵引

（一）骨盆带牵引

1. 患者体位

患者取仰卧位，用垫子让患者屈髋屈膝 90°，骨盆牵引带固定患者双侧髂前上棘处，牵引带两端连接牵引绳分别通过安装在足端床头的滑轮装置悬挂重量。

2. 牵引重量

由于人体仰卧位时身体与床的摩擦系数为 0.5，而 L_3 以下的身体重量为体重的 50%，故腰椎牵引力量至少达 25% 体重才可克服牵引时的摩擦力，但这只是克服摩擦力的最小牵引力量。通常首次牵引重量大于 25% 体重，适应后逐渐增加牵引重量，常用的牵引重量范围为 20~60kg。最大重量一般不超过患者体重。牵引重量仍需根据患者治疗后的反应调整。

3. 牵引时间

通常每次牵引时间以 20~40 分钟为宜，平均 30 分钟。牵引时间仍需根据患者治疗后的反应调整。

（二）电动骨盆牵引

电动骨盆牵引（图 17-3）由电动装置提供牵引力。

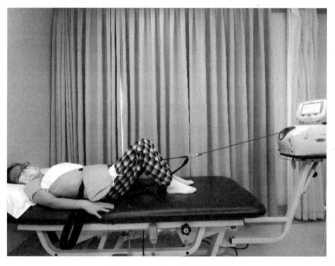

图 17-3　电动骨盆牵引

1. 患者体位

患者取仰卧位，使患者腰椎处于伸直状态，即保持生理前凸的重要位置。Reilly 等的研究结果表明，随着髋关节屈曲角度从 0°逐渐增大到 90°，椎间隙后部的分离程度逐渐增大，尤以 $L_4 \sim L_5$、$L_5 \sim S_1$ 最为明显，而椎间隙前部则没有同步改变，从而认为欲达到最大限度的椎间隙后部分离，须使双髋关节在牵引时屈曲 90°。此外，当应用一小凳置于双膝下时，不仅改变了双髋关节屈曲的角度，也使腰大肌放松、腰椎变平，故将此称为腰大肌姿势体位。

2. 牵引重量

牵引重量的范围是患者可以接受的范围。通常首次牵引重量大于 25％体重，适应后逐渐增加牵引重量，常用的牵引重量范围为 20～60kg。

3. 牵引时间

（1）持续性牵引：20～30 分钟的牵引时间较为适宜，减轻效果不维持者可酌情增加牵引时间。需要根据患者治疗后的反应调整最佳时间和重量，每日 1～2 次，3～4 周为 1 个疗程。

（2）间歇性牵引：牵引过程中，牵引力按设定的时间节律性施加或放松，周期性反复多次进行，直至牵引治疗结束。牵引重量一般为 40～60kg，牵引 1 分钟，放松 30 秒。每日 1～2 次，需要根据患者治疗后的反应调整最佳时间和重量。

（三）徒手牵引

腰椎徒手牵引不像颈椎徒手牵引一样易于进行。因为此时牵拉的力量首先必须要克服 L_3 以下 1/2 体重相关的摩擦力。患者仰卧于治疗床，最好是应用滑动的牵引床，以使摩擦力最小。治疗师的施力方式根据患者双髋和双下肢位置的变化而定。患者双下肢伸直、腰椎伸展时，治疗师施力牵拉患者踝部。患者双下肢悬挂于治疗师双肩，然后治疗师用双臂绕于患者双下肢施力。治疗师应用一绕于自身骨盆的环形皮带助力。当徒手牵引用于检查患者对牵引的耐受情况时，应注意改变患者腰椎屈曲、伸展或侧屈的程度以寻找适合患者腰椎徒手牵引的最舒适体位，同时还应注意患者的反应。在腰椎徒手牵引治疗过程中，根据如前所述选择使患者症状最轻的腰椎位置。治疗师应该用其自身体重有效地产生牵引力量。当欲采用大剂量牵引力量时，患者胸椎应予以固定。这时可以在患者胸廓捆绑反向的牵引带，并在治疗床头系紧；或者由另一位治疗师立于治疗床床头侧，抓握患者双臂以固定患者。在腰椎徒手牵引临床应用方面，Paris 等用徒手牵引治疗腰椎间盘突出症患者，其主要的技术是应用突然的、单侧方向的猛推，采用各种徒手牵引技术以达到脊柱松动的目的。

第四节　牵引的临床应用

一、适应证

（一）椎间盘膨出或突出

许多临床研究指出，脊柱牵引可以减缓因为椎间盘膨出或者突出而造成的症状。一项随机对照实验发现，腰椎牵引可以改善腰椎间盘突出患者的症状，并减少影像学测量出的椎间盘突出。症状减轻的主要机制是椎间盘突出的减少与脊神经根压迫的减轻。当椎间盘突出后立即给予牵引治疗能改善患者症状，在椎间盘受伤后立刻给予牵引最为有效。

脊柱牵引不仅可以减少椎间盘的突出，也可以降低椎间盘进一步突出的概率。然而，也有许多研究表示脊柱牵引对椎间盘受伤患者并没有显著的临床疗效。缺乏正面效果的原因可能与各研究中患者椎间盘突出的严重程度不同、牵引力量不同、实验样本太少而无法检测到治疗效果有关。虽然治疗效果尚无定论，脊柱牵引仍是目前最普遍用来治疗患者椎间盘突出和合并或不合并辐射性神经症状的背部或者颈部疼痛的一种方法。

通过脊柱牵引来改善椎间盘突出症状，可能随着患者恢复以前的活动而失去疗效，所以建议患者搭配其他治疗或者减少脊柱的压力，以避免症状快速复发。

这样的治疗通过运动或者穿戴护腰来稳定腰椎、自我牵引及小心且渐进式恢复往常活动。运动和关节松动术也能维持牵引的疗效。

（二）神经根卡压

牵引可以帮助缓解因脊神经根卡压而造成的症状，特别是这些症状刚发生时。牵引通常被建议为脊神经根卡压患者的治疗选项。脊神经根卡压产生的原因可能是椎间盘突出、韧带膨大、骨刺、椎间孔狭窄、脊神经根肿大或者脊柱滑脱。若施加足够的牵引力，脊神经根通过的椎间孔可能因此暂时增大，进而减少神经根的压力。举例来说，当颈部侧弯及旋转到同侧时，同侧椎间孔变窄使得颈神经根被卡压，同侧上臂有明显的疼痛，此时给予牵引力可以因为增大椎间孔空间和减少患侧神经的压力而有效减少上臂的疼痛。

有些研究报告显示，使用牵引来治疗疼痛和其他与神经根卡压有关的神经症状有良好的效果。然而也有研究认为无法证明牵引组较安慰组有更好的疗效。虽然现有的数据无法指出哪些患者可以从脊柱牵引得到助益，但通常在临床上，对于脊柱承重增加会使症状恶化及减轻脊柱负荷时症状会减轻的患者施以牵引应更有疗效。同时建议有放射性神经症状或者感觉异常的患者可以考虑接受牵引治疗。

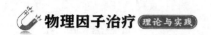

（三）关节活动受限

因为纵向的脊柱牵引会滑动和分离脊柱关节突关节，拉伸关节突关节周围的软组织，所以其被认为可以改善关节活动受限造成的不适症状。然而，若单一节段的关节活动受限，脊柱牵引就不是最好的治疗方式。牵引给予多关节松动力量而非单一关节，这种非特定单一关节松动的方式可能对单脊柱关节活动不良和其连接脊椎活动受限的患者是有害的。因为牵引产生的力量可能造成活动度过大的节段更加松动，而活动度小的关节因未被松动而没有产生效果。在应用牵引时，调整脊柱的弯曲角度会使得牵引力集中在特定节段而产生松动效果。例如，腰椎以较弯曲的角度摆位会将牵拉力集中在上腰椎和下胸椎，腰椎以正中或者伸直姿势摆位会将力量集中在下腰部。同样，将颈椎摆位于屈曲位会将牵引力集中在下颈部，而中立位和后伸位会将牵引力集中在上颈部。

（四）亚急性关节炎

牵引已经被建议用来减轻亚急性关节炎相关的疼痛和功能限制。牵引力量可以减少发炎关节表面的压力，而间歇性牵引会使关节产生滑动，阻断脊髓层面的疼痛传导。牵引也可以帮助维持正常关节液体交换以减少由慢性炎症造成的关节肿胀。脊柱牵引也可以安全地用于亚急性或者慢性关节炎，但是在刚受伤的急性炎症期必须避免间歇性牵引，因为重复的牵引动作会造成进一步的受伤或者炎症的扩大，此时静态性牵引是最佳的选择。

（五）脊柱旁肌痉挛

连续性牵引或者低强度间歇性牵引都可以帮助减少脊柱旁肌痉挛。如前所述，这个效应可能来自疼痛的减少和中断"疼痛－僵直－疼痛"循环。α运动神经活化被抑制使单突触反应下降。高强度的脊柱牵引可减少潜在的疼痛。

二、禁忌证

牵引在某些情况下是禁忌使用或者需要特别小心的。为了减少产生不良反应的可能性，刚开始使用牵引治疗时必须使用较小的牵引力，而患者对治疗的反应也要仔细监测。如果患者牵引后有不适反应，如症状加重、外周化或进展到其他情况（如从疼痛到麻木或无力），治疗方法就必须重新评估和改变；如果患者的症状和体征在3~5次牵引治疗后没有改善，也建议重新评估或改变治疗方法。

（一）不稳定的骨折或脊柱手术早期

不稳定的骨折或脊柱手术早期，任何形式的牵引都不能使用，应该考虑直接用其他物理因子治疗方法，间歇性牵引或者连续性牵引均可能干扰损伤后的组织愈合。

（二）关节过度松动或者不稳定

高强度的牵引不可以用于过度松动或不稳定的关节，因为可能会进一步加重该部位的活动度。因此，在使用牵引治疗前建议先评估该部位的关节活动度。关节过度松动可能是由骨折、关节脱位或手术造成的，也可能是由损伤、孕期组织松弛、姿势不良或者先天因素造成的。类风湿性关节炎、唐氏综合征常因为寰椎横韧带退化，产生关节过度松动和不稳定现象。所以该类患者除非确定寰椎横韧带完整或 $C_1 \sim C_2$ 关节是稳定的，否则不建议使用颈椎牵引。

当某几节脊柱关节呈现活动度不足且相连的关节松弛时，建议在活动度不足的脊柱关节给予徒手牵引而非机械式牵引，因为徒手牵引可以更精准地松动特定一节的脊柱。

（三）症状外周化

当牵引过程中或牵引后症状外周化时，牵引应该停止或者调整治疗方式。通常脊髓症状从中央位置变化到周边，表示神经功能恶化和压迫加重。可以通过减轻牵引力或改变患者姿势来调整。当症状不再外周化时，牵引才可以继续进行。

（四）高血压控制不良

一项研究发现对 40 位没有高血压病史的患者给予 10 分钟、10％体重的颈椎牵引后，会增加血压（收缩压增加 9mmHg，舒张压增加 5mmHg）和心率（每分钟增加 7 次），虽然这些轻微增加的血压对健康人不会造成影响，但是建议医务人员在进行颈椎牵引前，评估患者的心血管情况以避免高血压控制不良患者的不良反应。对安静休息时血压高于 140/90mmHg 的患者，在进行颈椎牵引后必须再次测量血压和心率。若牵引后收缩压或舒张压增加超过 10mmHg，或心率增加超过 10 次/分钟，应该停止牵引治疗。

三、注意事项

当脊柱的结构整体性受到影响时，如肿瘤、感染、类风湿性关节炎、严重的骨质疏松或长期服用类固醇药物等，使用牵引必须谨慎。这些状况下，脊柱可能不能承受牵引力量而造成损伤。

机械式腰椎牵引所使用的绑带对于孕妇或者裂孔疝气患者可能造成过多的腹部压力，也会对股动脉受损患者造成更多的腹股沟压力。腹股沟压力可以通过调整绑带位置来避免，如将绑带下缘固定在股骨三角的上缘。同时也要考虑骨盆绑带或者胸廓绑带可能会对骨质疏松患者造成过多的骨盆或者肋骨压力。胸廓绑带还会限制呼吸，建议有心脏或肺部疾病的患者进行腰椎牵引时要格外小心。

为脑血管病变患者进行颈椎牵引时要特别注意，尤其是椎动脉测试呈现阳性的患者，绑带的位置不良可能进一步影响大脑循环，对于此类患者绑带的固定位置必须远离颈动脉。

当椎间盘纤维环破裂且髓核碎片已经与椎间盘主体分离时，牵引治疗意义不大。

部分患者无法承受牵引时需要持续仰卧或俯卧姿势。这样的限制可能由脊柱或者其他临床问题导致，如反流性食管炎。对于此类情况，使用药物可以让患者承受治疗姿势，也可以尝试腰椎牵引时将腰枕放在腹部、颈椎牵引采用坐位等方案。

有颞颌关节问题或者类似病史的患者，建议使用牵拉压力施加在枕骨的绑带，因为牵拉压力在枕骨与下颌骨的绑带会加剧之前的颞颌关节问题。

四、不良反应

虽然目前还没有讨论牵引不良反应的系统性研究，但是一些个案报告指出，以超过50％体重的牵拉力进行腰椎牵引或颈椎牵引会使患者的症状加重。这些个案报告结果与发现至少50％体重的牵拉力才能使腰椎椎体分离的研究结果相违背。考虑到一开始给予高强度牵引会发生疼痛加剧的可能性，因此通常建议牵引力在一开始治疗时应保持较低强度，并且逐渐增加直到达到最大治疗效果。

有报告指出因为放射性颈椎症状接受间歇性牵引的患者，治疗后出现腰椎放射性神经症状，其中33％的患者在X线摄影中显示有腰椎退行性改变，另外83％的患者有脊柱骨性关节炎的表现。颈椎牵引后发生腰椎神经根病变的可能原因是牵引轴向张力顺着脊髓硬膜由颈椎传导至腰椎神经根，且有潜在脊椎结构性异常和退行性变化的患者神经根移动被限制，造成过度的张力施加在神经根上而诱发腰椎放射性症状。

第五节　处方示例

患者，男，42岁，因为诊断右侧 L_5/S_1 神经根病变转介到物理因子治疗，自诉坐姿超过20分钟，右侧腰部有持续性的轻到中度疼痛，并放射到右侧臀部和大腿外侧（VAS评分：6/10~7/10），步行或平卧略减轻，患者无麻木感、针刺感，无下肢无力。6周前，患者因弯腰劳作一整日，次日晨起出现明显的腰部及右下肢疼痛，并放射至右侧小腿，且无法站立。患者既往有类似情况，多在卧床休息数天和服用阿司匹林后可完全缓解。2周前，患者首次因腰腿痛就诊，遵医嘱服用非甾体类镇痛药和肌肉松弛剂，患者症状逐渐改善至目前的程度，后续不再改变。患者自6周前开始无法工作，1周前MRI示右侧 L_5/S_1 轻度椎间盘突出。

活动度检查：腰椎前屈和右侧屈50％活动范围受限，伴有右侧下背部和下肢疼痛，左侧屈能减轻疼痛；右侧SLR试验35°（+），左侧（−）；触诊示右侧 L_5/S_1 僵硬和压痛，无节段松动。其余测试未见异常。

临床诊断：椎间盘突出症。

康复诊断：①关节活动度受限；②神经肌肉控制障碍。

治疗目标：①减轻疼痛；②回归工作。

治疗计划：采用电动骨盆牵引，患者取仰卧位，屈髋屈膝90°，间歇性牵引。首次牵引重量大于25％体重，牵引1分钟，放松30秒，牵引时间30分钟。考虑为右侧 L_5/S_1 腰椎间盘突出压迫神经根，腰椎牵引可以降低椎间盘内压，改善因脊神经根卡压而造成的症状。因患者是下腰段椎间盘突出，采用仰卧、屈髋屈膝90°体位。症状处于缓解期，采用间歇性牵引。

（姜俊良　欧毅）

主要参考文献

［1］燕铁斌. 物理治疗学［M］. 3 版. 北京：人民卫生出版社，2018.

［2］HUANG F，ZHAO S Y，DAI L，et al. Tuina for cervical vertigo：a systematic review and meta-analysis of randomized controlled trials［J］. Complementary Ther Clin Pract，2020（39）：101－115.

［3］HUAYING Z，DEHAN L，HAMID G H，et al. Identification of Chinese herbal medicines with electronic nose technology：applications and challenges［J］. Sensors，2017，17（5）：1073－1076.

［4］KASHOO F，ALQAHTANI M. Physical therapy in cervicogenic dizziness［J］. Saudi Journal of Biological Health Sciences，2020，9（1）：1－6.

［5］LI L，NAI M，GAO G，et al. Comparison among measures to prevent intrauterine adhesions after artificial abortion［J］. Journal of Central South University，2016，41（9）：975－978.